PRÉCIS DES MANIPULATIONS

DE PHARMACIE

AF411143

8 T 22 / 47 . A

DANS LA MÊME COLLECTION

Beille, professeur agrégé à la Faculté de Bordeaux. — **Précis de botanique pharmaceutique**, 2 vol. in-18, 1348 fig. et 15 planches en coul., 1909 . . . . **20 fr.**

Coutant, greffier à la Cour de Cassation. — **Précis de législation de la Pharmacie**, in-18, 1902 . . . . **6 fr.**

Crolas et Moreau. — **Précis de pharmacie chimique**, 2ᵉ édition, revue par le Dʳ Moreau, professeur à la Faculté de Lyon, in-18, 1908 . . . . **6 fr.**

Denigès, professeur à la Faculté de Bordeaux. — **Chimie analytique**, 3ᵉ édition, 1908, 148 fig. . . . . **10 fr.**

Fonzes-Diacon, professeur agrégé à l'École Supérieure de pharmacie de Montpellier. — **Toxicologie**, in-18, cart., 1912. **7 fr.**

Gérard. — **Précis de pharmacie galénique**, in-18, 2ᵉ édition, 1910 . . . . **7 fr.**

Imbert, professeur à l'École Supérieure de pharmacie de Montpellier. — **Précis de Chimie organique**, in-18, 1908 . . **12 fr.**

Jadin, professeur à la Faculté de Montpellier. — **Hydrologie et Minéralogie**, in-18, 1899, 50 fig . . . . **6 fr.**

Planchon, professeur à l'École Supérieure de pharmacie de Montpellier. — **Précis de Matière médicale**, 2 volumes in-18, 1904-1906, 484 fig. . . . . **15 fr.**

Roux et Rochaix. — **Technique bactérioscopique**, in-12, cart., 1911, avec 118 fig. et 1 planche en couleur . . . . . . **7 fr.**

Sambuc, professeur agrégé à la Faculté de Lyon. — **Précis de Chimie minérale**, in-18, 1900, 104 fig . . . . **10 fr.**

Sigalas, professeur à la Faculté de Bordeaux. — **Précis de Physique appliquée à la pharmacie**, in-18 . . . . **8 fr.**

Verdun, professeur à la Faculté de Lille. — **Précis de Zoologie médicale**, in-18, 1910, 463 fig. . . . . **7 fr.**

BIBLIOTHÈQUE DE L'ÉTUDIANT EN PHARMACIE

PUBLIÉE SOUS LA DIRECTION DU Dr HUGOUNENQ

Doyen de la Faculté de Médecine de Lyon.

PRÉCIS DES MANIPULATIONS
DE PHARMACIE

PAR

E. GÉRARD

Professeur à la Faculté de Médecine
et de Pharmacie de Lille.

Deuxième édition, revue et augmentée

PARIS

A. MALOINE, ÉDITEUR

25-27, RUE DE L'ÉCOLE-DE-MÉDECINE, 25-27

1912

PRÉFACE

DE LA PREMIÈRE ÉDITION

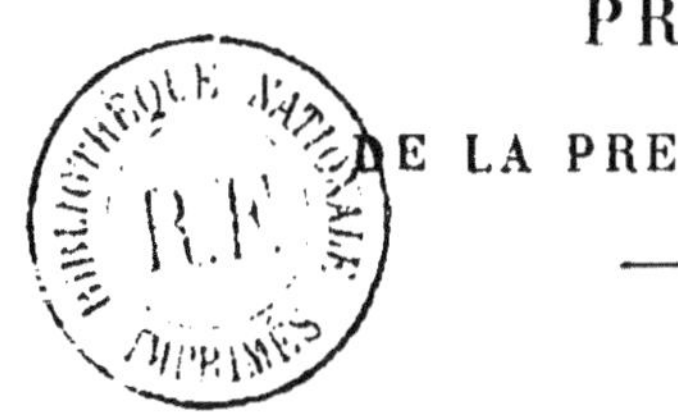
BIBLIOTHÈQUE NATIONALE R.F. IMPRIMÉS

Dans la plupart des Écoles de pharmacie et des Facultés mixtes, les étudiants en pharmacie sont exercés à l'essai des médicaments. Pendant les quelques années que j'ai dirigé ces travaux pratiques, j'ai reconnu la nécessité de rassembler les procédés employés pour contrôler la pureté des médicaments et pour déceler les falsifications dont ils peuvent être l'objet : ces procédés sont généralement particuliers et sortent du cadre ordinaire des traités de chimie analytique.

Le *Précis de manipulations de pharmacie* comprend quatre grandes divisions :

1° **Essai des médicaments d'origine animale et végétale**. — Je n'ai pas eu la prétention, dans cette première partie, de passer en revue toutes les substances animales et végétales que le pharmacien emploie pour la confection des médicaments, mais seulement celles qui, à cause de leur importance, de leur activité physiologique, ou des méthodes spéciales d'analyse qu'elles exigent, doivent toujours être soumises à un examen attentif.

2° Essai des médicaments galéniques. — Dans ce chapitre, nous avons essayé de montrer combien il était facile, pour la plupart des préparations officinales, de les identifier et de se rendre compte le plus souvent de leur valeur thérapeutique par le dosage de leurs principes actifs.

2° Essai des médicaments métalloïdiques et minéraux.

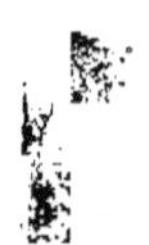

4° Essai des médicaments organiques. — Cette dernière division est la plus importante, en raison du nombre toujours croissant des produits que la chimie organique fournit à l'art de guérir. Il est inutile de dire que, parmi la multitude de ces composés organiques, nous avons pris seulement ceux qui semblent avoir acquis une place définitive dans la thérapeutique.

Pour chaque médicament, nous avons relaté les constantes physiques des substances minérales et organiques, les réactions particulières qui permettent d'identifier les substances ou les préparations, puis nous avons abordé l'essai proprement dit qui comprend

la recherche des impuretés provenant d'une préparation défectueuse ou d'un défaut de purification, et enfin
les sophistications possibles.

Chaque fois que l'occasion s'est présentée, nous
avons donné les méthode d'analyse quantitative, dans
le but soit de doser les principes actifs des matières
animales ou végétales, soit de déterminer le titrage
d'un produit chimique. Nous avons systématiquement
écarté tout procédé qui ne puisse être facilement mis
en pratique.

En publiant ce *Précis de manipulations de pharmacie*, nous espérons être utile d'abord aux étudiants
en pharmacie en essayant d'aplanir les difficultés qu'ils
rencontrent dans l'essai des médicaments et ensuite
aux pharmaciens qui pourront trouver dans cet ouvrage
les éléments nécessaires pour s'assurer de la pureté
des produits qu'ils demandent à l'industrie.

E. GÉRARD.

Lille, 20 juin 1902.

PRÉFACE
DE LA SECONDE ÉDITION

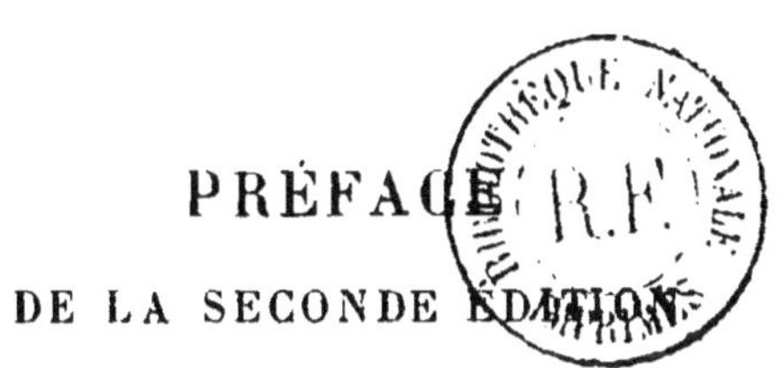

Cette seconde édition des *Manipulations de pharmacie* a été complètement revisée et mise au courant des travaux parus depuis 1902 ; l'apparition du Codex de 1908 a nécessité, tout en conservant le plan adopté pour la première édition, une modification assez considérable des divers sujets traités.

Nous avons toujours tenu à donner, pour l'examen des médicaments, des procédés analytiques à la fois simples et précis qui seront utilement mis en pratique concurremment avec les méthodes d'essai indiquées au Codex, estimant que, surtout dans les cas d'expertises, il est bon de contrôler, par différents moyens, les résultats obtenus.

Inutile d'ajouter que nous n'avions pas à donner, dans notre ouvrage, les essais prescrits au Codex et pour lesquels nous avons eu soin de renvoyer le lecteur à notre Pharmacopée.

Ernest GÉRARD.

1er Octobre 1911.

PREMIÈRE PARTIE

ESSAI DES MÉDICAMENTS
D'ORIGINE ANIMALE ET VÉGÉTALE

ESSAI DES CANTHARIDES

Les cantharides renferment, comme principe actif, de la cantharidine en partie à l'état libre, en partie à l'état de sel magnésien. L'essai comportera, par suite, le dosage de la cantharidine totale, de la cantharidine libre et de la cantharidine combinée.

a) **Dosage de la cantharidine totale.** — On broie 20 grammes de cantharides dans 25 c. c. du mélange suivant :

Acide acétique cristallisable.	1	volume
Alcool rectifié	2	—
Chloroforme	3	—

La masse est recouverte pendant une heure, puis abandonnée à l'évaporation spontanée, ou chauffée très légèrement. La masse sèche est alors extraite au chloroforme bouillant dans un tube de Soxhlet. Après épuisement, la solution chloroformique est mélangée avec un peu d'eau dans un séparateur, et l'acide acétique est neutralisé presque complètement à la potasse caustique. On agite bien le mélange, on sépare la couche chloroformique et on l'évapore. Le résidu ainsi obtenu est lavé à l'éther de pétrole qui élimine la graisse en même temps qu'un peu de cantharidine. Il reste des cristaux de cantharidine brute qu'on sèche et qu'on lave soigneusement à l'alcool absolu jusqu'à décoloration. L'alcool de lavage est évaporé et le résidu mis à part.

La cantharidine entraînée par l'éther de pétrole est récupérée de la manière suivante : On ajoute au liquide 20 c. c. de potasse caustique à 10 p. 100 et l'on chauffe jusqu'à saponification de la graisse. La solution de savon est alors placée dans un séparateur; on la recouvre d'une couche d'éther de pétrole et l'on acidule par l'acide chlorhydrique. Les corps gras montent à la surface et se dissolvent dans l'éther de pétrole; quant à la cantharidine, elle reste dans la solution aqueuse que l'on sépare rapidement et que l'on agite avec du chloroforme. Le résidu provenant des lavages alcooliques est réuni à cette solution chloroformique, et on lave le tout avec de l'eau de chaux contenant un excès d'hydrate de chaux en suspension. Enfin, on détermine la séparation du chloroforme par addition de sel marin en solution aqueuse.

La solution aqueuse qui contient la cantharidine à l'état de sel calcique soluble est filtrée, acidifiée par l'acide chlorhydrique et agitée avec du chloroforme. Par évaporation de la liqueur chloroformique, on obtient des cristaux de cantharidine pure que l'on ajoute à ceux de la séparation. On pèse ces cristaux après les avoir séchés dans un exsiccateur (H.-G. GREENISH et E. WILSON).

b) **Dosage de la cantharidine libre**. — On la dose par une méthode analogue à la précédente, en supprimant simplement le traitement préliminaire à l'acide acétique.

c) **Dosage de la cantharidine combinée**. — On la calcule par différence entre la cantharidine totale et la cantharidine libre.

Les cantharides en poudre pour l'emploi médical doivent contenir une quantité minima de 0 gr. 40 de cantharidine totale p. 100.

PROCÉDÉ DU CODEX (voir ce vol., p. 123). — En principe la

méthode du Codex, pour le dosage de la cantharidine totale, consiste à épuiser les cantharides en poudre au moyen d'une macération à 60°-65° suivie d'une lixiviation, par de la benzine après addition d'un peu d'acide chlorhydrique officinal. Le résidu de distillation de la benzine est débarrassé des corps gras par l'éther de pétrole. Les cristaux séchés à 60-65° sont pesés.

ESSAI DU MIEL

Les falsifications du miel sont assez fréquentes : elles consistent principalement dans l'addition d'eau, de sirop de glucose, de sirop de sucre, de substances amylacées, de gélatine, de matières minérales.

L'essai du miel comprendra par suite les opérations suivantes :

1° **Examen microscopique.** — On dissout 20 grammes de miel dans l'eau, on filtre, on lave et on examine au microscope à un faible grossissement le résidu laissé sur le filtre. Ce résidu ne doit pas renfermer de débris d'organes d'abeilles, mais seulement quelques grains de pollen ou quelques particules de cire qui se rencontrent dans presque tous les miels, ou des cristaux de glucose.

2° **Dosage de l'eau.** — On dissout 10 grammes de miel dans l'eau de façon à ce que la solution occupe un volume de 50 c. c. ; on prélève 5 c. c. de cette solution (ce qui correspond à 1 gramme de miel) qu'on verse dans une capsule plate renfermant du sable siliceux; le tout étant taré, on évapore au bain-marie en consistance sirupeuse et on dessèche à l'étuve pendant seize heures.

Le miel ne doit pas renfermer plus de 20 p. 100 d'eau.

3° **Dosage des cendres.** — On pèse 5 grammes de miel

dans une capsule de platine tarée, on carbonise avec beaucoup de soin au-dessus d'un bec Bunsen et on épuise, après refroidissement, le charbon par de l'eau bouillante. Après quoi, on incinère le résidu, on remet la solution aqueuse dans la capsule, on évapore à sec au bain-marie et on porte au rouge sombre. On procède à la pesée après séjour de la capsule dans un exsiccateur.

Le miel doit donner de 0 gr. 25 à 0 gr. 35 p. 100 de cendres.

4° **Recherche du sirop de glucose.** — Le glucose commercial contient toujours de la dextrine, tandis que le miel pur n'en renferme pas. Dès lors, on dissout une partie de miel dans deux parties d'eau et on décolore la solution en la chauffant pendant cinq minutes avec 2 p. 100 de charbon animal. On met 10 c. c. de liquide décoloré dans un tube à essai et on verse au-dessus de l'alcool absolu. Si, à la zone de contact, il se manifeste un trouble, celui-ci indique la présence de la dextrine et par conséquent celle du glucose.

Le sirop de glucose commercial renferme aussi d'une façon constante du sulfate de chaux, aussi une solution aqueuse au 1/5° de miel sophistiqué avec le glucose précipitera par l'oxalate d'ammoniaque et par le chlorure de baryum ; les miels purs ne se troublent pas par ces deux réactifs.

5° **Dosage du sucre de canne.** — Les miels purs renferment toujours une certaine proportion de saccharose, mais cette proportion, dans les miels même les plus récents, ne dépasse jamais 16 p. 100.

L'addition frauduleuse de saccharose ne pourra être décelée qu'autant que l'on fera le dosage de ce sucre. Pour cela, on dose par la liqueur de Fehling la proportion de sucre interverti se trouvant dans une quantité déterminée de miel ; on intervertit ensuite le saccharose et on procède à un nouveau titrage du sucre interverti total. La différence entre les deux dosages est due au sucre interverti provenant du saccharose.

En pratique, on opère de la façon suivante ; on fait une solution aqueuse de miel à 2 p. 100. On prélève 50 c. c. de liquide dans lequel on dose directement le sucre interverti par la liqueur de Fehling. On procède ensuite à l'interversion des 50 autres c. c. que l'on fait bouillir pendant un quart d'heure avec 1 c. c. d'acide sulfurique au $1/10^{mo}$, puis on effectue sur cette nouvelle liqueur, saturée par la soude. le dosage du sucre interverti total ; soit p le poids du sucre interverti trouvé avant l'inversion et P celui du sucre réducteur après inversion, la différence $P - p$ est le poids du sucre interverti résultant de l'interversion du saccharose.

Comme 342 grammes de saccharose donnent 360 grammes de sucre interverti (342 étant le poids moléculaire du saccharose et 360 celui du sucre interverti, mélange équimoléculaire de glucose et de lévulose), il faudra donc multiplier la différence en sucre interverti trouvé par le rapport $\frac{342}{360} = 0{,}95$; ou $(P - p) \times 0{,}95$ donnera la quantité de saccharose contenue dans les 50 c. c. de solution de miel à 2 p. 100.

6° Recherche des substances amylacées. — Pour déceler dans le miel l'addition des substances amylacées, il suffit de faire bouillir 10 grammes de miel dans 30 grammes d'eau et, après refroidissement, d'ajouter à la liqueur quelques gouttes de teinture d'iode qui donneront une coloration bleue d'iodure d'amidon.

7° Recherche de la gélatine. — On traite 10 grammes

de miel pour 100 c. c. d'alcool à 80°, la gélatine se précipite. On la recueille sur un filtre, on la lave à l'alcool. On
prélève une partie du précipité que l'on introduit dans un
tube à essai, on chauffe quelques instants pour le dessécher, on ajoute ensuite un peu de chaux vive et on chauffe
à nouveau sur un bec Bunsen ; la gélatine donnera un dégagement d'ammoniaque bleuissant le papier tournesol bleu
et humide. Une autre partie du précipité alcoolique, redissous dans l'eau, est insolubilisée par une solution de tannin,
autre caractère important de la gélatine.

8° **Recherche des substances minérales**. — Les substances minérales ajoutées frauduleusement au miel vien-
dront augmenter la proportion des cendres qui, nous
l'avons vu précédemment, ne doit pas dépasser 0 gr. 25 à
0 gr. 35 p. 100.

L'examen analytique des cendres renseignera l'analyste
sur la nature des substances minérales ajoutées.

Le Codex de 1908 ajoute que le miel ne devra renfermer
que de minimes traces de chlorures, de sulfates et de chaux
(voir ce vol., p. 420).

ESSAI DES BULBES ET DES SEMENCES
DE COLCHIQUE

Dosage de la colchicine. — La colchicine diffère des autres alcaloïdes par les particularités suivantes, importantes à connaître pour en opérer le dosage :

1º Elle est enlevée de ses solutions acides par simple agitation avec le chloroforme ;

2º Elle est très soluble dans l'eau ;

3º Elle est précipitée par le réactif de MAYER, seulement en liqueur fortement acide.

De plus, la solution aqueuse de colchicine se décompose facilement par l'action des acides minéraux même dilués.

1º PROCÉDÉ DE L. SCHULZE. — Pour doser la colchicine, L. SCHULZE opère de la façon suivante :

On traite 100 grammes de la substance pulvérisée (semences ou bulbes) par 100 c. c. du mélange suivant :

Éther	250	centimètres cubes
Chloroforme	100	—
Alcool à 95º	25	—
Ammoniaque.	10	—

(Ce liquide composé est connu sous le nom de *mélange de Prollius*). On laisse macérer pendant douze heures, en agitant de temps en temps. On décante 50 c. c. de liquide clair qu'on évapore au bain-marie, presque jusqu'à siccité.

Le résidu de l'évaporation est mélangé avec 10 c. c. d'éther et 5 c. c. d'acide sulfurique à 2,5 p. 100, on agite à l'air jusqu'à ce que l'éther soit volatilisé. La liqueur acide est filtrée, le résidu insoluble est de nouveau traité par un peu d'éther et 2 c. c. d'acide sulfurique dilué ; après évaporation de l'éther faite comme précédemment, on filtre la liqueur acide. Après avoir lavé le filtre avec un peu d'eau acide, on ajoute les eaux de lavage aux deux solutions acides et le tout est agité pendant deux minutes avec 15 c. c. de chloroforme. On laisse déposer, on décante la liqueur chloroformée et on renouvelle à deux reprises ce traitement en employant chaque fois 10 c. c. de chloroforme. On s'assure en dernier lieu, que le liquide aqueux ne renferme plus d'alcaloïde en le traitant par le réactif de MAYER ; si ce dernier donne un trouble ou un précipité, on épuise à nouveau les liqueurs acides par le chloroforme.

Les solutions chloroformiques sont évaporées à siccité, le résidu est redissous dans un peu d'alcool dilué, on évapore et on dessèche jusqu'à poids constant. Ce résidu est constitué par de la colchicine presque pure.

2° PROCÉDÉ A.-B. LYONS. — Le procédé de A.-B. LYONS est aussi simple que le précédent et a l'avantage de donner un alcaloïde très pur dont la proportion est également déterminée par la pesée.

Voici comment on pratique ce dosage :

Dans un petit vase de Bohême, on fait macérer, pendant six heures, 25 grammes de bulbes ou de semences de colchique pulvérisées avec 15 c. c. de sous-acétate de plomb et 80 c. c. d'eau chaude, en maintenant la température vers 50° ; on fait ensuite passer le mélange dans un percolateur et on laisse écouler le liquide très lentement, puis on ajoute de l'eau par portions de 20 c. c. jusqu'à ce que l'on ait recueilli 250 c. c. de liquide ; la liqueur est agitée ensuite avec 5 grammes de phosphate de sodium, ou plus, si cela est nécessaire de façon à assurer la précipitation du plomb.

Sur un volume de liquide de 100 c. c. correspondant à 10 grammes de la drogue, on fait des épuisements successifs par 25, 20 et 15 c. c. de chloroforme. Puis, toutes les liqueurs chloroformiques sont réunies et évaporées. Le résidu obtenu, constitué par la colchicine, est maintenu à l'étuve à 100° jusqu'à poids constant.

ESSAI DE L'IPÉCA

Dosage de l'émétine par la méthode de C. Keller. — Tout d'abord, on fait dessécher 20 grammes environ de poudre d'ipéca dans un exsiccateur renfermant de l'acide sulfurique ou de la chaux vive. On pèse exactement 12 grammes de cette poudre desséchée que l'on met dans un flacon sec et taré de 200 c. c. de capacité, on ajoute 90 grammes d'éther pur et 30 grammes de chloroforme. Au bout de cinq minutes, on verse dans le flacon 10 c. c. d'ammoniaque à 10 p. 100 et, pendant une demi-heure, on agite fréquemment et vivement le mélange. On ajoute alors 10 c. c. d'eau et on agite de nouveau pendant deux à trois minutes. On décante 100 c. c. de solution éthéro-chloroformique claire que l'on agite à trois reprises dans un entonnoir à séparation avec de l'acide chlorhydrique à 1 p. 100, en employant successivement 25, 15 et 10 c. c. Ces 100 c. c. de liqueur éthéro-chloroformique correspondent donc à 10 grammes de poudre d'ipéca. La solution aqueuse acide, versée dans un entonnoir à séparation, est alcalinisée par de l'ammoniaque, puis agitée à deux reprises avec 50 grammes d'un mélange de deux parties d'éther et de trois parties de chloroforme. On décante complètement la solution éthéro-chloroformique que l'on filtre dans un petit ballon taré, on évapore au-dessus d'un bain-marie préalablement chauffé et dont on écarte la flamme. On dessèche ensuite à 100° et on pèse. La différence de poids du ballon donne la proportion d'émétine renfermée dans 10 grammes de poudre.

On peut vérifier le résultat pondéral par un titrage alcaloïdimétrique. A cet effet, le résidu d'émétine contenu dans le ballon est dissous par 20 c. c. d'acide chlorhydrique normal au 1/10°, on agite et on détermine l'excès d'acide chlorhydrique non combiné à l'alcaloïde au moyen d'une solution décinormale de soude et en se servant comme indicateur d'une solution alcoolique au 1 10° d'hématoxyline. Le terme de la réaction est indiqué par le passage de la teinte rose clair primitive à la teinte rose violacé.

Le nombre de centimètres cubes employé dans cette opération retranché des 20 c. c. d'acide chlorhydrique primitivement ajoutés donne le nombre de centimètres cubes d'acide chlorhydrique normal au 1/10° combiné à l'émétine. Il suffit de multiplier ce chiffre par 0,0254 pour obtenir la proportion d'émétine contenue dans 10 grammes de poudre d'ipéca.

La quantité d'émétine dans la racine d'ipéca varie entre 2 et 3 p. 100.

ESSAI DES FEUILLES DE JABORANDI

Dosage de la pilocarpine. — Les feuilles de jaborandi sont pulvérisées en poudre demi-fine, on en prélève 15 grammes que l'on fait macérer avec 150 grammes de chloroforme additionnés de 15 grammes d'ammoniaque.

Pendant la durée de la macération, qui est d'environ une demi-heure, on a le soin d'agiter fréquemment. Le mélange est ensuite jeté sur un filtre sans plis disposé sur un entonnoir recouvert d'une glace de verre.

Si le chloroforme tarde à filtrer, on verse doucement au-dessus du filtre de l'eau qui facilite la filtration. Lorsqu'on a obtenu un peu plus de 100 grammes de filtrat, on les agite avec 1 c. c. d'eau et on abandonne le tout au repos jusqu'à ce que la poudre fine que le filtre n'a pu retenir ait été séparée et entraînée par l'eau et que le liquide sous-jacent soit parfaitement limpide. On pèse très exactement 100 grammes de la liqueur chloroformique (correspondant à 10 grammes de poudre de jaborandi) et on les agite à trois reprises différentes successivement avec 30, 20 et 10 c. c. d'acide chlorhydrique à 1 p. 100. La solution acide est à son tour agitée avec 20 c. c. d'éther pour enlever la chlorophylle, les matières grasses et résineuses. On décante la solution aqueuse que l'on alcalinise avec l'ammoniaque et on l'épuise, en trois fois, par agitations successives avec 30, 20 et 10 c. c. de chloroforme. Les liqueurs chloroformiques réunies sont distillées et le résidu est évaporé et desséché. Le poids du résidu donne la proportion de pilocarpine.

On peut vérifier le résultat pondéral par un titrage alcaloïdimétrique avec une solution au N/100 d'acide chlorhydrique : 1 c. c. de cette solution acide correspond à 0,00208 de pilocarpine (G. FROMME).

ESSAI DES TUBERCULES DE JALAP

On a remarqué depuis plusieurs années que la proportion de résine contenue dans le jalap diminue de plus en plus ; ce fait tient à ce que certains tubercules sont partiellement épuisés de leur résine dans un but frauduleux avant d'être livrés au commerce.

Le jalap doit renfermer un minimum de 7 p. 100 de résine.

Dosage de la résine. — On agite 1 gramme de jalap pulvérisé avec 20 c. c. d'alcool amylique. Après plusieurs heures de contact, on verse le mélange dans un petit entonnoir dont la douille est garnie d'un tampon de coton et on épuise à nouveau le jalap avec 5 c. c. d'alcool amylique. Les liqueurs filtrées sont recueillies et lavées à plusieurs reprises avec de l'eau chauffée à 50° jusqu'à ce que les eaux de lavage soient incolores. La solution amylique est évaporée dans une petite capsule tarée contenant 10 c. c. d'eau distillée, on dessèche finalement au bain-marie et on pèse (ALCOKH).

L'addition d'eau distillée à la solution résineuse a pour but d'éviter les projections.

Dans le procédé de dosage du Codex 1908 (Voir ce volume, p. 305), on emploie l'alcool à 90°, comme liquide d'épuisement et les substances résineuses obtenues après évaporation du liquide alcoolique sont lavées à l'eau bouillante, desséchées et pesées.

ESSAI DES NOIX DE COLA

L'essai des noix de Cola consiste dans le dosage de la caféine. Desvignes a publié une modification du procédé indiqué par le Codex (voir ce volume, p. 168) et qui est d'une pratique beaucoup plus facile. Ce travail a été effectué sur l'initiative du Comité disciplinaire de la chambre syndicale des Pharmaciens de la Seine. Voici la technique de ce procédé :

On prend 15 grammes de cola finement pulvérisée et préalablement desséchée à 100° et on mélange avec 10 grammes de magnésie calcinée : on ajoute peu à peu une quantité suffisante d'eau distillée pour obtenir un mélange demi-liquide. On abandonne le tout à une dessiccation spontanée dans un endroit où règne une température de 20-25° en ayant soin de remuer fréquemment pour mettre à l'air les parties encore humides.

Lorsque le mélange est parfaitement sec, on le recueille avec soin et on l'introduit dans une ampoule à décantation munie d'un robinet. On le tasse convenablement et on verse à la surface 30 c. c. de chloroforme sec, le robinet étant ouvert pour permettre au liquide de descendre et d'imbiber toute la masse. Après un contact de trois à quatre heures, on laisse écouler goutte à goutte et très lentement le chloroforme en le recueillant dans un verre de Bohême ou mieux dans un petit ballon taré de 150 c. c. Lorsque tou le liquide à peine coloré s'est écoulé, on continue l'épuisement en employant 20 c. c. de chloroforme à la fois et jusqu'à concurrence de 100 à 120 c. c. de dissolvant. Si une goutte de chloroforme évaporée sur une lame de verre ne donne qu'un résidu appréciable, l'épuisement est terminé ; dans le cas contraire (et c'est ce qui se passe lorsque l'écoulement a été trop rapide) on emploie une nouvelle quantité de chloroforme. Il ne reste ensuite qu'à évaporer doucement le chloroforme soit à l'air libre, soit par distillation. Le verre de Bohême ou le ballon bien desséchés à l'étuve sont pesés après refroidissement. L'augmentation de poids donne la caféine contenue dans 15 grammes de la poudre de Cola desséchée à 100°. On traduit le résultat pour 100 grammes.

ESSAI DE L'OPIUM

Dosage de la morphine. — L'opium est coupé en tranches minces, desséché dans une étuve chauffée à 40°; on pulvérise et on passe au tamis de soie nº 30. Cette poudre est ensuite desséchée à 60°. Elle renferme encore environ 4 pour 100 d'eau qu'elle perd par dessiccation à 100°. La poudre d'opium, desséchée à 60°, doit renfermer au minimum 10 pour 100 de morphine. Pour le titrage de la morphine, on peut avoir recours à l'un des procédés suivants :

1º Procédé de E. Dieterich-Helfenberg. — On triture soigneusement dans un mortier 6 grammes d'opium avec 6 grammes d'eau ; le mélange est introduit dans un matras taré et le mortier est lavé avec de petites quantités d'eau et on ajoute de l'eau en quantité suffisante pour obtenir un poids total de 54 grammes. On laisse en contact pendant un quart d'heure à une heure à la température de 15° et en inclinant le matras de façon à agiter sans secouer fréquemment. On filtre à travers un filtre à plis de 10 centimètres de diamètre. On prélève exactement 42 grammes du liquide filtré auxquels on ajoute 2 c. c. de solution normale d'ammoniaque (soit 17 grammes AzH³ pour 1.000 c. c.). On imprime au matras un mouvement giratoire sans l'agiter violemment. Cette opération a pour but de séparer la narcotine ; on filtre rapidement à travers un filtre de 10 centimètres de diamètre au-dessus d'un petit matras exactement

taré et on recueille 36 grammes de filtrat correspondant à
4 grammes d'opium. On ajoute à ce liquide 10 grammes
d'éther, on mélange par inclinaison du matras, puis on
verse 4 c. c. d'ammoniaque en solution normale, on mélange
et on laisse le tout au repos pendant cinq à six heures. On
décante la solution éthérée que l'on filtre à travers un filtre
de 8 centimètres de diamètre, on ajoute 10 grammes d'éther
à la solution aqueuse d'opium restée dans le matras, ou
agite doucement et on décante la nouvelle liqueur éthérée
que l'on verse sur le même filtre ; lorsqu'il est entièrement
écoulé, on verse le liquide aqueux, sans détacher les cristaux de morphine qui restent attachés aux parois du matras,
et on lave ce dernier à deux reprises différentes par 5 c. c.
d'eau saturée d'éther. On dessèche alors le matras et le
filtre à 100°, on fait repasser dans le matras, au moyen d'un
pinceau, les cristaux, généralement en petit nombre, qui se
sont rassemblés sur le filtre ; on dessèche de nouveau jusqu'à ce que le poids reste constant. On laisse refroidir dans
un exsiccateur et l'on pèse.

On peut aussi dissoudre les cristaux de morphine dans
25 c. c. d'acide chlorhydrique décinormal ; on filtre la
solution dans un matras jaugé de 100 c.c. et on fait passer
de l'eau sur le filtre, jusqu'à ce que l'on obtienne le volume
de 100 c. c. On prend une quantité déterminée de la liqueur
et on titre l'excès d'acide au moyen de la solution au
1/100° normale de potasse, en se servant de l'iodéosine [1]
comme indicateur. On ajoute 20 c.c. de la solution éthérée
d'iodéosine et, dès que l'acide est saturé et qu'il y a un
léger excès de potasse dans la liqueur, le colorant passe
dans le liquide aqueux précédemment incolore et le colore
en rose rouge.

---

(1) On emploie l'iodéosine en solution éthérée dan la proportion de 0 gr. 002 pour un litre d'éther.

Chaque centimètre d'acide au 1,100ᵉ normal, employé à la saturation des alcaloïdes, correspond à 0 gr. 00285 de morphine anhydre ou à 0 gr. 00303 de morphine monohydratée.

Dans ce dosage, il reste en solution 0,4 à 0,5 p. 100 de morphine. Au besoin on peut ajouter cette quantité comme correction.

Suivant DIETERICH, on peut opérer plus rapidement et avec une égale précision en employant, au lieu d'éther, de l'éther acétique bien neutre et rectifié après un contact de quelques heures avec du carbonate de potasse sec et le mélange peut, sans inconvénient, être agité fortement. Ainsi on mélange 36 grammes du liquide obtenu, comme il est dit précédemment et correspondant à 4 grammes d'opium, avec 10 grammes d'éther acétique placés dans un petit matras taré ; on ajoute 4 c.c. d'ammoniaque en solution normale ; on bouche et on agite fortement pendant 10 minutes. Au bout de ce temps, on ajoute encore 10 grammes d'éther acétique ; on incline le matras pour détruire l'émulsion qui se forme à la limite de séparation des liquides. La couche éthérée décantée aussi complètement que possible est versée sur un filtre de 8 centimètres de diamètre ; on ajoute 10 grammes d'éther acétique au résidu aqueux, on agite modérément par inclinaison et on décante à nouveau aussi complètement que possible sur le filtre. On ajoute alors le contenu du matras sans détacher les cristaux de morphine qui y sont fixés ; on lave à deux reprises différentes avec de l'eau saturée d'éther acétique et le dosage est terminé comme il est dit plus haut. La morphine obtenue est la morphine anhydre.

2º PROCÉDÉ G. LOOF. — La principale difficulté à laquelle on se heurte dans l'essai pondéral de l'opium consiste dans la présence de matières résineuses qui viennent troubler la précipitation de la morphine et qui rendent difficile la séparation de l'alcaloïde à l'état pur. G. Loof a trouvé dans le salicylate de soude un excellent moyen de précipitation des matières résineuses et d'obtention rapide de la morphine à l'état pur, dans l'opération du dosage.

En effet, si l'on additionne de salicylate de soude une solution d'extrait d'opium, les matières résineuses et une partie de la narcotine se précipitent. Si on ajoute à la solution filtrée un peu d'éther et d'ammoniaque, on obtient, après agitation pendant dix minutes, un précipité blanc de morphine qui n'adhère pas aux parois du vase et se laisse facilement entraîner sur un filtre par une petite quantité d'eau. Après dessiccation sur le filtre, le reste de la narcotine est éliminé par le lavage avec la benzine.

En conséquence, le dosage de la morphine dans l'opium s'effectue de la façon suivante : 6 grammes d'opium finement pulvérisé sont triturés avec 6 grammes d'eau. On fait passer le mélange dans un ballon taré ; on rince le mortier et on étend avec de l'eau distillée, de façon à avoir 54 grammes de liquide ; on bouche ; on agite pendant un quart d'heure et on filtre sur un filtre sans plis ; on prend 42 grammes de filtrat ; on y ajoute 1 gramme de salicylate de soude et 1 gramme d'eau et on agite jusqu'à ce que le précipité se soit rassemblé en une boule compacte ; on filtre ; 36 grammes de filtrat sont additionnés de 4 grammes d'éther et 1 gramme d'ammoniaque et agités fortement pendant dix minutes ; la morphine est précipitée ; on jette sur un filtre taré et on rince à deux reprises le ballon avec 5 grammes d'eau qui servent pour le lavage de la morphine ; après dessiccation, on lave avec de la benzine ; finalement on dessèche et on pèse.

3° PROCÉDÉ E. LÉGER. — Le procédé de E. Léger, qui est une modification de celui de G. Loof, est, avec la méthode du

Codex de 1908, celui qui donne les résultats les plus satisfaisants et qui, en particulier, donne, dans le dosage, la morphine la plus pure.

Voici comment ce procédé est effectué :

Dans un flacon à émeri à large ouverture de 100 c.c., on introduit 6 grammes de poudre d'opium préparée selon les indications du Codex et séchée à 60°, puis 48 c.c. d'une solution aqueuse de salicylate de sodium à 2 p. 100. On agite le tout énergiquement pendant 5 minutes. On laisse en repos pendant une heure en agitant fréquemment le mélange. Le tout est jeté sur une toile. On passe avec expression et on filtre le liquide sur un filtre à plis de 14 centimètres de diamètre et placé dans un entonnoir recouvert d'une lame de verre. Quand l'écoulement est terminé, on introduit, dans un flacon à l'émeri à large ouverture de 60 c.c. et bien sec, 36 c.c. de liquide filtré exactement mesurés auxquels on ajoute 4 c.c. d'éther et 1 gramme d'ammoniaque officinale mesuré à l'aide d'un compte-gouttes (soit XXV gouttes d'ammoniaque officinale de D = 0,925), On agite énergiquement pendant dix minutes et on abandonne pendant vingt-quatre heures au repos. Au bout de ce temps, la morphine s'est déposée blanche et non adhérente aux parois du flacon. Alors, dans un entonnoir à longue tige de 4 à 5 centimètres de diamètre, on place l'un dans l'autre deux filtres exactement de même poids, filtres formés de disques de papier pliés en quatre et disposés de façon que la surface du filtre intérieur où le papier est triple se superpose à la surface du filtre extérieur où le papier est simple.

L'ensemble des deux papiers étant mouillé régulièrement avec de l'eau distillée, on décante sur ce filtre le liquide limpide d'où la morphine a été précipitée.

Sur la morphine restée dans le flacon, on verse 8 c. c. d'eau distillée, on agite et on jette le tout sur le filtre. On recueille à part le liquide provenant de cette seconde filtration. En le versant à nouveau dans le flacon et agitant on fait passer toute la morphine sur le filtre. On bouche la douille de l'entonnoir avec un bout de tube de caoutchouc garni d'une pince à vis, on remplit le filtre d'eau distillée, on laisse en contact cinq minutes après lesquelles on fait écouler le liquide en desserrant la vis. En recommençant deux autres fois la même manipulation avec deux nouvelles doses d'eau distillée, la morphine et les filtres sont parfaitement lavés.

L'entonnoir muni des deux filtres est porté dans une étuve chauffée à 100°. Lorsque la dessiccation est complète, les cristaux sont lavés sur le filtre avec 24 c. c. de benzine employés en trois fois. On reporte l'entonnoir et les filtres dans l'étuve à 100° et on achève la dessiccation.

On sépare le filtre intérieur du filtre extérieur et on pèse en se servant de ce dernier pour équilibrer le premier qui contient la morphine.

On doit obtenir au moins 0 gr. 450 et au plus 0 gr. 495 de morphine correspondant à une teneur voisine de 10 à 11 p. 100 de l'opium desséché à 60°.

4° PROCÉDÉ DU CODEX DE 1908. — Le Codex de 1908 (voir ce volume, p. 439) a adopté avec quelques modifications, pour l'essai de l'opium, la méthode de dosage de la morphine, dite *méthode à la chaux*, étudiée par la Commission de matière médicale de la Société de pharmacie.

ESSAI DES QUINQUINAS

D'après notre pharmacopée, le quinquina rouge officinal doit renfermer au minimum 50 grammes d'alcaloïdes totaux par kilogramme, dont au moins 15 grammes de sulfate de quinine à 8 molécules d'eau.

Le quinquina jaune doit renfermer au moins 30 grammes de sulfate de quinine à 8 molécules d'eau par kilogramme d'écorce.

Dans un rapport présenté au IV⁰ Congrès international de chimie appliquée, sur l'unification des méthodes d'analyse des quinquinas, L. PORTES propose :

1⁰ De doser les alcaloïdes totaux, et la quinine à l'état de sulfate de quinine, par les méthodes de PROLLIUS et de CARLES, modifiées par PETIT et par PORTES ;

2⁰ De doser séparément les alcaloïdes principaux des quinquinas par le procédé de VRIJ modifié par HIELBIG, OUDEMANS et JUNGFLEISCH.

Nous rapportons textuellement la marche de ces différents dosages.

a **Dosage des alcaloïdes totaux.** — Prendre 40 grammes de quinquina très finement pulvérisé ; les traiter par 40 c. c. d'ammoniaque (D. = 0,960), et 160 c. c. d'alcool à 90⁰ dans un flacon de 1.500 c. c., en agitant de temps en temps, pendant une heure.

Ajouter alors au mélange 800 c. c. d'éther (D. = 0,724),

agiter et laisser macérer pendant six heures en agitant de temps en temps.

Prélever 800 c. c. de ce mélange limpide, l'agiter vivement à plusieurs reprises dans une boule à décantation avec 125 c. c. d'acide sulfurique au 1/20°; décanter cet acide et renouveler l'opération avec de l'acide sulfurique au 1 20°, mais en en employant bien moins, jusqu'à ce que celui-ci ne soit plus fluorescent et que quelques gouttes, mises dans un verre de montre, ne donnent plus de précipité avec les réactifs des alcaloïdes.

Réunir tout l'acide décanté, l'abandonner pendant quelque temps dans une capsule, afin d'éliminer tout l'éther qui aurait pu être entraîné, évaporer ensuite au bain-marie pour en chasser tout l'alcool. Laisser refroidir et, finalement, amener le volume à 400 c. c.

Précipiter alors 200 c. c. de cette solution par de la soude étendue au 1 20°, jusqu'à réaction nettement alcaline.

Recueillir le précipité sur un filtre taré, le laver, sécher à 100°, peser et multiplier par 6,25.

Le poids ainsi obtenu indiquera la quantité d'alcaloïdes totaux pour cent parties de quinquina.

b) **Dosage de la quinine à l'état de sulfate de quinine.** — Dans une boule à décantation, alcaliniser les 200 c. c. restants de la solution sulfurique par de l'ammoniaque (D. = 0,920) en ayant soin de verser peu à peu cette ammoniaque et en refroidissant même le mélange, afin d'éviter toute élévation de température.

L'affusion terminée, agiter le liquide et le précipité avec de l'éther, décanter et filtrer. Recommencer l'opération deux fois avec de plus petites quantités d'éther, puis réunir toutes les liqueurs éthérées.

Mettre dans un endroit froid et filtrer au besoin.

Évaporer ces liqueurs à la température la plus basse possible.

Épuiser le résidu par l'acide sulfurique au 1/20ᵉ ; neutraliser à chaud d'abord par de l'ammoniaque au 1/5°, puis à la fin goutte à goutte, par de l'ammoniaque au 1/20ᵉ, et laisser cristalliser par refroidissement.

Au bout de vingt-quatre heures, recueillir les cristaux sur un très petit filtre ; les laver d'abord avec le liquide filtré, puis avec quelques gouttes d'eau distillée ; les dessécher à 100° et peser.

Le poids ainsi obtenu, multiplié par 6,25, donnera la quantité de sulfate anhydre contenu dans 100 grammes de quinquina. Et ce résultat, multiplié par 0,168, fournira un nombre qui, ajouté au poids de sulfate de quinine anhydre, représentera exactement la proportion de sulfate de quinine correspondant à 100 grammes de quinquina.

c) **Dosage des principaux alcaloïdes du quinquina.** — Par dosage des principaux alcaloïdes du quinquina, on entend la détermination pondérale des alcaloïdes les plus importants : quinine, quinidine, cinchonine et cinchonidine. Cette opération comprend les traitements suivants : Extraire les alcaloïdes totaux d'un poids connu de quinquina, les sécher, les peser et en prendre 2 grammes. Dissoudre dans quelques gouttes d'acide acétique, le moins possible, ajouter de l'eau pour faire 30 c. c. et ajouter à cette solution un poids de sel de Seignette égal à la moitié du poids des alcaloïdes ; après avoir dissous ce sel dans très peu d'eau, frotter énergiquement le verre avec un agitateur, pour provoquer la cristallisation des tartrates de quinine et de cinchonidine, insolubles dans l'eau froide. Après vingt-quatre heures de repos, recueillir les cristaux sur un filtre taré après dessiccation à 100° ; laver les cristaux avec une trentaine de centimètres cubes d'eau froide. Sécher à une douce chaleur d'abord, puis à 110° et peser ; soit P, le poids obtenu.

Prélever 0 gr. 40 de ces tartrates, les dissoudre dans de l'eau additionnée de 3 c. c. d'acide chlorhydrique normal, compléter 20 c. c. et déterminer le pouvoir rotatoire α.

La formule $115,8\,X + 131,3\,(100 - X) = 100\,\alpha$ fournit le poids du tartrate de quinine et, par différence, celui du tartrate de cinchonidine contenu dans 100 parties du mélange des deux tartrates. On rapporte ce poids à P augmenté de la petite quantité des deux tartrates qu'ont pu dissoudre les 30 c. c. d'eau de lavage en se basant sur ce que, à la température de 15°, 1 c. c. d'eau dissout 0 gr. 000764 de tartrate de quinine et 0 gr. 000414 de tartrate de cinchonidine, et l'on a ainsi la quantité exacte de tartrate de quinine et de tartrate de cinchonidine, d'où il est facile de déduire le poids de quinine et de cinchonidine.

On évapore alors les liqueurs filtrées d'où ont été précipités les tartrates ; on les réduit à 20 c. c. et on ajoute 0 gr. 75 d'iodure de potassium dissous dans fort peu d'eau. On laisse en repos pendant quelques heures et on recueille sur un filtre l'iodhydrate de quinine cristallisé. On lave avec un peu d'eau, on sèche et on pèse. Chaque gramme d'iodhydrate représente 0 gr. 7168 de quinidine.

Les eaux-mères sont ramenées à 20 c. c. ; on les additionne d'un excès d'ammoniaque et de 20 c. c. de chloroforme et on évapore.

Le résidu, épuisé par de l'alcool à 40° jusqu'à décoloration, laisse comme résidu la cinchonine que l'on sèche à 110° et que l'on pèse. On ajoute ensuite au poids trouvé autant de fois 0 gr. 000202 qu'on a employé de centimètres cubes d'alcool à 40°.

Enfin, les eaux-mères alcooliques évaporées laissent comme résidu les bases amorphes augmentées des autres alcaloïdes qui ont pu se dissoudre dans les solvants et qui ont fait l'objet de correction. On en tient compte.

PROCÉDÉ DU CODEX (voir ce volume, p. 574). — Ce procédé est long et assez délicat dans sa technique ; pour le dosage des alcaloïdes totaux, nous lui préférons celui de la Pharmacopée belge que nous tenons à reproduire.

PROCÉDÉ DE LA PHARMACOPÉE BELGE. — On dessèche la poudre de quinquina à 100° et on en prélève 12 grammes que l'on met dans un matras de 200 c. c. avec 180 grammes de chloroforme et 10 c. c. d'ammoniaque à 17 p. 100[1] ; on laisse en contact pendant trois heures, en agitant fréquemment et vivement. On ajoute 3 grammes de poudre de gomme adragante et 20 c. c. d'eau ; on agite énergiquement et on imprime ensuite un mouvement giratoire, pour faciliter l'agglomération des poudres et la séparation du chloroforme : on laisse déposer pendant une heure, on filtre rapidement sur un filtre sec que l'on recouvre soigneusement ; on recueille dans un petit matras 150 grammes de solution chloroformique ; on distille le chloroforme et l'on dessèche le résidu.

Ce résidu est redissous dans 20 c. c. de chloroforme, la solution est versée dans un entonnoir à décantation ; on rince à deux reprises le petit matras au moyen de 5 c. c· de chloroforme et une troisième fois au moyen de 60 c. c. d'éther. Ces liquides sont versés également dans l'entonnoir à décantation ; on y ajoute 25 c. c. de solution décinormale d'acide chlorhydrique, on agite vivement à différentes reprises et on laisse déposer ; on filtre le liquide

____

(1) On prépare l'ammoniaque à 17 p. 100 en prenant 84 cm³ 5 d'ammoniaque officinale à 20,18 p. 100 et on y ajoute 15 cm³ 5 d'eau distillée.

aqueux acide sur un filtre mouillé d'eau, on lave à trois reprises, chaque fois avec 10 c. c. d'eau, la solution éthéro-chloroformique d'abord, le filtre ensuite. On ajoute au liquide aqueux de l'eau pour en amener le volume à 100 c. c. ; on prélève 50 c. c. de cette liqueur, on y ajoute 1 c. c. de solution alcoolique d'hématoxyline, puis, en agitant la solution déci-normale de soude, jusqu'au moment où le mélange, jaune d'abord, acquiert par agitation, une coloration violet-bleuâtre.

Le nombre de centimètres cubes de solution alcaline est soustrait de 12,5 ; la différence multipliée par 0,0309, représente la quantité d'alcaloïdes contenue dans 5 grammes de poudre de quinquina ; en multipliant ce produit par 20, on obtiendra la richesse p. 100.

Gilkinet fait très justement remarquer qu'il faut s'assurer, après l'addition des 25 c. c. d'acide chlorhydrique déci-normal, que la liqueur est bien acide, car, avec certains quinquinas riches en alcaloïdes totaux, cet auteur a observé qu'il fallait parfois ajouter jusqu'à 40 c. c. d'acide déci-normal pour obtenir une solution acide.

ESSAI DU SEMEN-CONTRA

Dosage de la santonine. — Procédé J. Katz. — On épuise pendant deux heures au moyen de l'éther, dans l'appareil de Soxhlet, 10 grammes de semen-contra en poudre grossière[1]. On distille pour retirer l'éther.

Il reste de 1 gr. 50 à 2 grammes d'un extrait vert foncé et résineux. On le met dans un ballon, on ajoute une solution de 5 grammes d'hydrate de baryte cristallisé dans 100 c. c. d'eau, on relie à un réfrigérant à reflux et on fait bouillir pendant un quart d'heure à une demi-heure. Après refroidissement et sans filtration préalable, on fait passer dans la liqueur un courant d'acide carbonique jusqu'à ce qu'elle rougisse le papier de tournesol. Cette liqueur est alors filtrée aussitôt, à la trompe de préférence, pour séparer le carbonate de baryte formé. On lave le filtre à deux reprises avec 20 c. c. d'eau. La liqueur jaune pâle ainsi obtenue est évaporée au bain-marie à 20 c. c. environ. On y ajoute 10 c. c. d'acide chlorhydrique à 12,5 p. 100 et on évapore de nouveau à la température du bain-marie pendant deux minutes, pas davantage. Au bout de ce délai, après refroidissement, on introduit la liqueur acide dans une ampoule à

(1) Thæter préconise de mélanger à la poudre fine de semen-contra un peu d'amiante ; on obtient ainsi une masse lâche que l'éther épuise mieux et il recommande de substituer le lait de chaux à la solution d'hydrate de baryte qui favorise la dissolution d'une notable proportion de résine.

décantation. Les cristaux de santonine restés dans la capsule sont dissous dans 20 c. c. de chloroforme. On verse cette solution dans l'ampoule et on agite bien. Après séparation, on filtre la solution chloroformique à travers un filtre imbibé de chloroforme, puis on lave la capsule, l'ampoule et le filtre avec 20 c. c. de chloroforme chaque fois.

Le chloroforme est distillé et le résidu est soumis à l'ébullition pendant dix minutes avec 50 c. c. d'alcool à 15 p. 100 dans un ballon muni d'un réfrigérant à reflux. On filtre à chaud dans une petite capsule tarée, on lave deux fois le récipient et le filtre avec 10 c. c. d'alcool bouillant à 15 p. 100. La capsule, recouverte d'un verre de montre, est alors abandonnée pendant vingt-quatre heures dans un endroit frais.

Au bout de ce temps, on pèse la capsule et son contenu, on filtre sur un filtre taré de 9 centimètres de diamètre, sans se préoccuper des particules résineuses qui troublent le filtrat, puis on lave la capsule et le filtre avec 10 c. c. d'alcool à 15 p. 100 : on n'en tiendra pas compte dans la correction indiquée plus loin. Le filtre est ensuite desséché dans la capsule et pesé.

On obtient ainsi un poids déterminé de santonine légèrement colorée en jaune, poids auquel il faut ajouter 0 gr. 006 de produit par 10 grammes de filtrat obtenu, pour compenser la perte de santonine dissoute par l'alcool.

ESSAI DES FEUILLES DE BELLADONE, DE STRAMOINE ET DE JUSQUIAME

Dosage de l'atropine. — On prend 10 grammes de feuilles finement pulvérisées et séchées sur la chaux vive jusqu'à constance de poids ; on les introduit dans une fiole avec 90 grammes d'éther et 30 grammes de chloroforme ; on agite vivement et on ajoute 10 c. c. de solution de soude à 10 p. 100. On maintient en contact pendant trois heures avec agitations répétées et violentes. On additionne ensuite le mélange d'une quantité d'eau suffisante (10 c. c. environ) pour que la poudre de feuilles se rassemble et que la solution éthéro-chloroformique s'éclaircisse complètement. On laisse reposer une heure, on filtre 60 grammes de liquide éthéro-chloroformique, représentant 5 grammes de feuilles, sur un filtre sec et bien couvert. On reçoit dans un petit matras et on distille à peu près à moitié.

La solution restée dans le matras est fortement colorée en vert ; on l'introduit dans un entonnoir à robinet, on lave le matras trois fois avec 5 c. c. d'éther et on agite les liqueurs éthérées réunies avec 10 c. c. d'acide chlorhydrique normal au 1/100ᵉ. Après complet éclaircissement, on filtre le liquide acide sur un petit filtre mouillé et on reçoit dans un flacon de 200 c. c. On agite encore trois fois la solution éthéro-chloroformique avec 10 c. c. d'eau, on jette cette eau sur le même filtre, on lave celui-ci et on étend la liqueur aqueuse à 100 c. c. Cette liqueur est recouverte d'une couche d'éther de 1 centimètre d'épaisseur et on ajoute cinq gouttes d'iodéosine en solution alcoolique à 1/500°. On fait alors tomber une solution de potasse normale au 1/100°, en agitant à chaque addition, jusqu'à ce que la liqueur aqueuse se soit colorée en rouge pâle.

Pour le titrage de l'acide chlorhydrique non combiné, il y a avantage à ajouter tout d'abord 1 c. c. de solution de potasse normale au 1/100° à la fois, en agitant à chaque addition et poursuivant l'opération jusqu'à ce que la liqueur aqueuse, examinée sur un fond blanc, se montre nettement rouge pâle. On ajoute alors au mélange 1 c. c. d'acide chlorhydrique normal au 1/100° et on agite. Naturellement, la liqueur se décolore et on refait un titrage en ajoutant cette fois la potasse normale au 1/100° par dixième de centimètre cube seulement. On poursuit jusqu'à apparition du terme de la réaction, c'est-à-dire coloration rouge pâle de la portion aqueuse.

Si l'on retranche le nombre de centimètres cubes de potasse normale au 1/100° employés de 11 c. c. (quantité d'acide chlorhydrique normal au 1/100° utilisé), la différence donne le nombre de centimètres cubes de solution normale au 1/100° nécessaires à la saturation des alcaloïdes contenus dans 5 grammes de feuilles sèches de belladone, de stramoine ou de jusquiame. Ce nombre, multiplié par 0 gr. 00289, donne la proportion d'atropine ou d'hyosciamine qui a le même poids moléculaire que l'atropine, contenue dans cette quantité de feuilles (KELLER et SCHMIDT).

Les feuilles de belladone sauvage renferment environ	0 gr. 40 p. 100 d'atropine.
Les feuilles de stramoine renferment environ	0 gr. 40 p. 100 d'atropine.
Les feuilles de jusquiame renferment environ	0 gr. 25 à 0 gr. 30 p. 100 d'hyosciamine.

ESSAI DE LA VANILLE

Dans le commerce, la vanille est quelquefois privée d'une partie ou même de la totalité de la vanilline par un épuisement à l'alcool. Il est donc indispensable pour estimer la valeur de cette substance de déterminer la proportion de vanilline qu'elle renferme.

Dosage de la vanilline. — 1° MÉTHODE DE TIEMANN et HAARMANN.

On prend un flacon d'un litre et demi environ, bouché à l'émeri, dans lequel on met 50 grammes de vanille coupée en morceaux ; on agite pendant quelques instants, puis on laisse déposer pendant quelques heures. On décante ensuite la liqueur éthérée. On renouvelle l'épuisement à l'éther à deux reprises différentes en employant chaque fois un litre de dissolvant. Toutes les liqueurs éthérées sont réunies, distillées de façon à obtenir un volume de 200 c. c. auxquels on ajoute 200 c. c. d'un mélange à parties égales d'eau et de solution saturée de bisulfite de soude. On agite pendant un quart d'heure environ, on laisse reposer dans une ampoule à robinet, on sépare la couche aqueuse et on agite à nouveau la liqueur éthérée avec 100 c. c. du mélange de bisulfite. Les liqueurs bisulfitiques sont réunies, agitées avec 200 c. c. d'éther pur qui enlève certaines impuretés ; et on les décompose par un léger excès d'acide sulfurique dilué au 1/5°. La liqueur est débarrassée de l'acide sulfureux par un courant d'hydrogène, puis reprise à trois reprises différentes par 500 c. c. d'éther qui dissout la vanilline. On distille les solutions éthérées réunies que l'on réduit au volume de 15 à 20 c. c. et on transvase dans un verre de montre taré, puis abandonné au-dessus de l'acide sulfurique. Le résidu ainsi desséché, constitué par la vanilline cristallisée, est pesé.

La vanille renferme suivant son origine des proportions variables de vanilline. Une bonne vanille commerciale doit contenir au moins 2 p. 100 de vanilline.

2° MÉTHODE DE W. BUSSE. — On triture un poids déterminé de vanille avec du sable lavé, et on épuise le mélange par de l'éther sec dans un tube de SOXHLET. Les liqueurs éthérées sont recueillies et distillées au bain-marie et l'extrait obtenu est agité avec une solution aqueuse de bisulfite de soude. Le liquide aqueux décanté est traité par de l'acide sulfurique pour séparer la vanilline, on chasse l'anhydride sulfureux par un courant d'acide carbonique.

La solution acide est ensuite traitée avec de l'éther qui dissout la vanilline. On décante la liqueur éthérée que l'on évapore et on pèse le résidu constitué par la vanilline.

DEUXIÈME PARTIE

ESSAI DES MÉDICAMENTS GALÉNIQUES

ESSAI DES PRÉPARATIONS D'ACONIT

Dosage de l'aconitine. — Le procédé de dosage le plus pratique pour les préparations d'aconit repose sur la précipitation des alcaloïdes par l'acide silico-tungstique à l'état de sels insolubles, parfaitement définis, très stables et répondant à la formule générale :

$$12\ TuO^3,\ SiO^2,\ 2\ H^2O + 4\ Alcal. + nH^2O$$

Le silico-tungstate d'alcaloïde est recueilli, lavé et desséché, puis calciné. On obtient comme résidu un mélange d'acides tungstique et silicique $12\ TuO^3 + SiO^2$ anhydres correspondant à quatre molécules d'alcaloïde (G. BERTRAND).

D'après ECALLE, quand on effectue la précipitation d'une quantité connue d'aconitine cristallisée en solution dans l'acide azotique étendu, la formule de BERTRAND donne des chiffres trop élevés. Il n'en est plus de même quand on lui substitue la formule suivante :

$$12\ TuO^3,\ SiO^2.\ 2\ H^2O + 3^1{}_2\ Alcal. + nH^2O$$

Dans ces conditions, si on admet pour l'aconitine la formule de FREUND $C^{34}H^{47}AzO^{11} = 645$, on voit que $12\ TuO^3 + SiO^2$, dont le poids moléculaire est de 2.844, précipitent $3^1{}_2\ C^{34}H^{47}AzO^{11}$, dont le poids moléculaire est de 2.257; par suite, une partie des acides tungstique et silicique précipitera $\dfrac{2257}{2844}$ soit 0,793 d'aconitine.

Le réactif de précipitation se prépare en dissolvant 5 gr. d'acide silico-tungstique cristallisé 12 TuO³, SiO², 2 H²O ou la même quantité de son sel de sodium dans 100 c. c. d'eau distillée.

a) **Dosage de l'aconitine dans la teinture ou l'alcoolature d'aconit**. — On prend 125 grammes de teinture ou d'alcoolature d'aconit, on fait évaporer au bain-marie jusqu'à disparition de toute trace d'alcool et on ajoute 6 à 7 c. c. d'acide azotique au 1,10e. Le mélange est ensuite introduit dans une ampoule à robinet d'une contenance de 250 c. c. environ et additionné de 3 à 4 c. c. d'ammoniaque pure et de 100 c. c. d'éther sulfurique officinal de D. = 0,72. On agite fortement à plusieurs reprises et on laisse reposer. La solution éthérée est recueillie dans une seconde ampoule d'une contenance de 750 c. c. environ. On continue l'épuisement de la liqueur primitive jusqu'à ce que quelques gouttes de la solution éthérée, versées sur un verre de montre, ne donnent plus après évaporation trace de précipité avec le réactif de Mayer [1]. Les diverses quantités d'éther employées sont réunies dans la grande ampoule et agitées à leur tour avec 6 à 7 c. c. d'acide azotique au 1,10e additionné de 12 à 15 c. c. d'eau distillée.

La solution acide est soutirée et remplacée par de l'eau distillée. On renouvelle cette opération jusqu'à ce que l'eau de lavage ne donne plus de réaction acide. Toutes les solutions étant recueillies, on chauffe bien doucement le vase à précipité qui les contient afin de faire évaporer l'éther qui se trouve dissous dans l'eau distillée. On laisse refroidir et on précipite l'alcaloïde par une solution aqueuse d'acide silico-tungstique cristallisé à 5 p. 100, environ 7 à 8 c. c.,

---

(1) Ce réactif s'obtient en dissolvant 13 gr. 546 de bichlorure de mercure et 48 gr. 80 d'iodure de potassium dans une quantité suffisante d'eau distillée pour faire un litre.

en présence d'un excès d'acide azotique au 1/10°, environ 12 à 15 c. c., on chauffe le tout à feu nu et jusqu'à commencement d'ébullition. On laisse refroidir et, après au moins vingt-quatre heures de repos, on recueille le précipité sur un filtre, après s'être assuré que la solution ne précipite plus par addition d'une nouvelle quantité de solution d'acide silico-tungstique.

On lave le précipité et le filtre à l'eau distillée jusqu'à ce que les eaux de lavage n'indiquent plus trace d'acidité. On fait sécher le filtre à l'étuve ou simplement à l'air libre et on le calcine dans un creuset de porcelaine préalablement lavé. On laisse refroidir le creuset avant d'effectuer la pesée.

Le poids trouvé des acides tungstique et silicique anhydres, multiplié par 0,793, donnera la quantité d'aconitine contenue dans la prise d'essai de la préparation examinée.

b) **Dosage de l'aconitine dans l'extrait de feuilles d'aconit.** — On prend 5 grammes d'extrait que l'on délaie dans environ 25 c. c. d'eau distillée, on y ajoute 6 à 7 c. c. d'acide azotique au 1/10°. Le mélange, introduit dans l'ampoule à robinet, est traité par l'ammoniaque et épuisé par l'éther. On continue les traitements et on termine le dosage comme précédemment.

Le Codex de 1908 (voir ce volume, p. 255) a adopté le procédé d'ECALLE pour le dosage des alcaloïdes dans l'extrait et aussi dans la teinture d'aconit.

ESSAI DES PRÉPARATIONS
OFFICINALES DE MOUTARDE

Le principe actif des préparations de moutarde est l'essence de moutarde constituée par de l'isosulfocyanate d'allyle ou allylsénevol, provenant du dédoublement du myronate de potasse par la myrosine en présence de l'eau.

L'essai des préparations de moutarde consiste à doser l'isosulfocyanate d'allyle qu'elles renferment.

Dosage de l'isosulfocyanate d'allyle. — Ce dosage est basé sur la formation de la thiosinamine de formule

$$CS\begin{cases} AzH.C^3H^5 \\ AzH^2 \end{cases}$$

qui prend naissance lorsqu'on met en présence l'isosulfocyanate d'allyle $C^3H^5 - Az = C = S$, l'ammoniaque et l'alcool.

1° Dosage dans la poudre de moutarde. — On met dans un ballon 5 grammes de moutarde en poudre avec 5 c. c. d'eau, on agite et, au bout de dix minutes, on ajoute 5 c. c. d'alcool. On relie le ballon à un réfrigérant de Liebig et on distille 20 à 25 c. c. de liquide dans un ballon jaugé de 100 c. c. contenant 10 c. c. d'ammoniaque à 10 p. 100. On complète le volume à 100 c. c. et on ajoute au mélange un excès de nitrate d'argent : le soufre de la thiosinamine est transformé en sulfure d'argent. Le distillat est laissé en contact avec le nitrate d'argent pendant douze heures ; au bout de ce temps, on recueille sur un filtre taré le précipité de sulfure d'argent. Pendant la dessiccation du sulfure d'argent, il y a toujours dégagement d'hydrogène sulfuré et, par suite, perte de soufre ; aussi, pour éviter cette cause d'erreur, on lave le sulfure d'argent d'abord à l'eau, puis à l'alcool et enfin à l'éther ; la dessiccation, dans ces conditions, se fait ainsi très rapidement et sans perte. On pèse à nouveau le filtre : le poids du sulfure d'argent trouvé, multiplé par 0,431, donne le poids d'essence contenue dans l'essai (E et K. DIETERICH).

Une poudre de moutarde de bonne qualité renferme en moyenne 1 p. 100 d'iosulfocyanate d'allyle. Le Codex de 1908 mentionne, comme titre minimum, 0,70 p. 100.

2° Dosage dans l'essence. — On pèse dans un petit ballon 2 grammes d'essence de moutarde, 3 grammes d'alcool à 10 p. 100, on laisse en contact pendant une heure ; on ajoute ensuite un excès d'azotate d'argent et on termine le dosage comme précédemment.

3° Dosage dans le papier moutarde ou sinapisme. — On prélève quatre ou cinq feuilles de papier moutarde et comme le papier sur lequel la poudre est fixée contient fréquemment du chlore ou des acides qui pourraient fausser les résultats, on enlève par grattage la poudre de moutarde adhérente et on procède à l'essai comme pour la farine de moutarde.

Le dosage, prescrit par le Codex de 1908, est basé sur le même principe que celui que nous venons de décrire ; mais, en plus de certaines particularités dans la technique, on observe que la proportion d'allylsénevol est déterminée par un dosage volumétrique, au moyen de la méthode cyano-argentimétrique, de la solution d'azotate d'argent titrée qui se trouve en excès après réaction pour la production de la thiosinamine.

3.

ESSAI DES PRÉPARATIONS DE NOIX VOMIQUE

L'essai des préparations galéniques à base de noix vomique comprend le dosage des alcaloïdes totaux, strychnine et brucine, contenus dans la poudre, l'extrait et la teinture de noix vomique. Ce dosage peut s'effectuer d'une façon précise et rapide par le procédé HOLST et BECKURTS.

a) **Essai de la poudre de noix vomique**. — On épuise 10 grammes de noix vomiques pulvérisées par un mélange de 75 parties de chloroforme et de 25 parties d'alcool ammoniacal (alcool, 1 partie ; ammoniaque à 10 p. 100, 1 partie). On distille la solution pour retirer le chloroforme, puis on chauffe le liquide restant de façon à chasser les dernières traces d'alcool. Le résidu est repris par un mélange de 5 c. c. d'eau, 5 c. c. d'ammoniaque à 10 p. 100 et 5 c. c. d'alcool, après quoi la solution est agitée dans un entonnoir à séparation, une première fois avec 20 c. c., une deuxième fois avec 10 c. c. du même liquide, et une troisième fois encore avec 10 c. c. de chloroforme. Les liqueurs chloroformiques sont distillées et le résidu chauffé dans une capsule au bain-marie jusqu'à élimination complète de l'ammoniaque. On reprend par 15 c. c. d'acide chlorhydrique normal au 1/10ᵉ, on fait digérer cinq minutes au bain-marie, on filtre, on lave avec de l'eau chaude tant que l'eau de lavage présente une réaction acide et, enfin, on dose l'excès d'acide avec une solution de soude normale au $1/100^o$ en se servant de cochenille comme indicateur. En retranchant le nombre de centimètres cubes de lessive de soude employés de 150, on a le nombre de centimètres cubes d'acide chlorhydrique normal au $1/100^o$ nécessaire pour saturer les alcaloïdes renfermés dans 10 grammes de noix vomique; 1 c. c. d'acide chlorhydrique normal au $1/100^o$ correspond à 0 gr. 00364 d'alcaloïde, si l'on admet que la strychnine et la brucine se trouvent en proportions égales dans la noix vomique.

b) **Essai de l'extrait et de la teinture de noix vomique.** — 2 grammes d'extrait finement broyé sont agités dans un entonnoir à séparation avec 10 c. c. d'ammoniaque additionnée d'un volume égal d'eau et 10 c. c. d'alcool jusqu'à ce que la solution soit complète. On ajoute 20 c. c. de chloroforme, on agite à plusieurs reprises, et après une demi-heure de repos, on sépare la solution chloroformique. On recommence deux fois le traitement par le chloroforme, mais en employant seulement 10 c. c. de chloroforme chaque fois. Le résidu de la distillation des liquides chloroformiques rassemblés est d'abord chauffé au bain-marie jusqu'à l'expulsion de l'ammoniaque; puis, après un repos de quelques minutes, traité à chaud par 15 c. c. d'acide chlorhydrique normal au $1/10^e$. On filtre, on lave et on continue le dosage ainsi qu'il a été dit précédemment.

Pour le dosage des alcaloïdes de la teinture, il convient d'employer 50 grammes de teinture. On chasse l'alcool par évaporation et on opère sur le résidu comme on le fait sur l'extrait.

D'après le Codex de 1908, la poudre de noix vomique doit renfermer 2,5 p. 100 d'alcaloïdes totaux, l'extrait doit être ramené au titre de 16 p. 100 d'alcaloïdes (voir Codex p. 278) et la teinture, obtenue avec l'extrait titré ; doit contenir 0 gr. 25 d'alcaloïdes totaux pour 100. Notre pharmacopée (voir p. 437 et 277) donne les techniques de dosage des alcaloïdes dans ces différentes préparations.

ESSAI DES PRÉPARATIONS
DE STROPHANTUS

Dosage de la strophantine. — Le dosage de la strophantine est basé sur ce fait que ce glycoside est hydrolysé,
sous l'influence des acides dilués, en donnant de la strophantidine que l'on peut facilement séparer grâce à sa solubilité dans le chloroforme.

a) **Essai de la teinture de strophantus**. — On prend
50 c. c. de teinture que l'on additionne d'un égal volume
d'eau ; on évapore au bain-marie jusqu'à ce que toute trace
d'alcool ait complètement disparu. La liqueur aqueuse est
filtrée, puis on la met à digérer au bain-marie pendant
une heure avec 5 c. c. d'acide sulfurique au 1.10° : le
glucoside s'hydrolyse et il se produit un dépôt floconneux
de strophantidine. Après refroidissement, le liquide trouble
est agité trois fois successivement avec de petites quantités
de chloroforme. Les liqueurs chloroformiques décantées sont
évaporées au bain-marie, il reste un résidu de strophantidine
que l'on dessèche à une température ne dépassant pas 65°
(JOHN BARCLAY).

Sachant qu'un gramme de strophantine donne 0,365 de
strophantidine, l'équation suivante, dans laquelle P représente le poids de la strophantidine, donne le poids x de stro-

phantine contenue dans les 50 c. c. de la teinture examinée :

$$x = \frac{P}{0,365}$$

Caractérisation de la strophantine dans la teinture. — On évapore à siccité quelques centimètres cubes de teinture additionnée d'une goutte de perchlorure de fer, et on arrose le résidu de V gouttes d'acide sulfurique concentré. Il se produit une coloration brun-rouge qui, par affusion de quelques gouttes d'eau, passe au brun-violet et donne un précipité vert par addition d'une plus grande quantité d'eau (W. Dulière).

b) **Essai de l'extrait de strophantus**. — On triture avec du sable lavé 1 gramme d'extrait alcoolique de strophantus et le mélange est épuisé par l'eau tiède ; on filtre la solution et on la met à digérer, à la température du bain-marie, avec 5 c. c. d'acide sulfurique au 1/10°. Le liquide trouble est ensuite agité avec le chloroforme et le titrage est terminé comme précédemment.

ESSAI DE LA LIMONADE GAZEUSE

La limonade gazeuse se prépare, suivant les indications du Codex, avec de l'eau gazeuse et du sirop de limon (sirop d'acide citrique aromatisé avec de l'alcoolature de citron).

Caractérisation de l'acide citrique. — On précipite 50 c. c. de la limonade à examiner par du sous-acétate de plomb, le précipité plombique est recueilli sur un filtre, lavé à l'eau et mis en suspension dans l'eau distillée et on fait passer un courant d'hydrogène sulfuré jusqu'à saturation. La liqueur filtrée est concentrée par évaporation au bain-marie et soumise, pour l'identification de l'acide citrique, à la réaction de DENIGÈS. A cet effet, la solution acide est chauffée à l'ébullition avec un quart ou un cinquième de son volume d'hypobromite de soude (lessive de soude 50 c. c., eau 100 c. c., brome 5 c. c.), puis on ajoute goutte à goutte au mélange chaud de l'acide acétique jusqu'à coloration faiblement rougeâtre, on refroidit le tube, dans lequel on effectue la réaction, dans l'eau froide et on obtient un trouble blanc se résolvant, s'il est abondant en gouttelettes de bromoforme. Sous l'influence de l'hypobromite de soude et de la soude en excès, l'acide citrique se transforme en produits cétoniques et ceux-ci en bromoforme.

Essai. — Dans le commerce, on trouve souvent des limonades édulcorées avec de la *saccharine* qui remplace une partie ou la totalité du sucre. Certaines de ces boissons contiennent de la *saponine* qui fournit une mousse persistante recherchée par le consommateur (FREHSE). De plus, on substitue le plus fréquemment, dans les limonades commerciales, l'*acide tartrique* à l'acide citrique.

Pour rechercher la saccharine dans la limonade gazeuse, BLAREZ opère de la façon suivante : on met dans un ballon 50 c.c. de limonade que l'on additionne de 2 ou 3 gouttes de solution de carbonate de soude. On fait bouillir jusqu'à consistance sirupeuse et on additionne le résidu de quelques gouttes d'acide chlorhydrique jusqu'à réaction acide. On verse dans le ballon 20 c. c. d'éther, on bouche et on agite. Après repos, on décante l'éther qui a dissous la saccharine et on fait évaporer. Le produit de l'évaporation doit avoir une saveur sucrée si la limonade contient de la saccharine. On place ensuite dans la capsule une pastille de potasse caustique pure avec deux ou trois gouttes d'eau distillée et la matière est mise dans un petit creuset d'argent que l'on chauffe, pendant une dizaine de minutes, au bec Bunsen, en interposant une toile métallique entre le fond de la capsule et la flamme ; la température ainsi obtenue est suffisante pour décomposer la saccharine, sans détruire le salicylate de potasse formé. On remarque après le départ de l'eau, si la limonade contient de la saccharine, un dégagement de petites bulles gazeuses qui ne sont autre chose que de l'ammoniaque que l'on caractérise en ce qu'elles brunissent un morceau de papier à filtre imbibé de réactif de Nessler.

On laisse refroidir le creuset que l'on remplit d'eau distillée aux trois quarts ; on ajoute de l'acide chlorhydrique goutte à goutte jusqu'à réaction acide. Le contenu du creuset est transvasé dans un tube à essai. On ajoute un volume égal de benzine cristallisable ; on agite et on laisse reposer. La benzine est décantée dans un autre tube dans lequel on ajoute deux ou trois gouttes d'une solution de perchlorure de fer ; s'il y a de l'acide salicylique, l'eau, qui gagne le fond, est colorée en violet. Enfin, dans le tube dans lequel on a fait l'épuisement par la benzine et qui contient la solution aqueuse du produit chauffé, on verse quelques gouttes de chlorure de baryum pour rechercher la présence du sulfate.

Ces trois réactions, c'est-à-dire le dégagement de l'ammoniaque, la formation d'acide salicylique et de sulfate, sont, avec la saveur sucrée du résidu de l'évaporation de l'épuisement par l'éther, caractéristiques de la saccharine.

Une limonade additionnée de saponine peut se reconnaître à première vue ; il suffit de prendre 150 à 200 c. c. de limonade que l'on chauffe au bain-marie pour faciliter le départ de l'acide carbonique. Si la limonade renferme de la saponine, on obtiendra, après une simple secousse de la boisson refroidie et placée dans une bouteille, une mousse persistante qui ne se produit pas avec les limonades ordinaires.

La recherche chimique de la saponine s'est rendue difficile par la présence du sucre et de l'acide citrique. Néanmoins le procédé suivant peut être applicable : On évapore 500 c. c. de limonade et on reprend la masse pâteuse par de l'éther acétique ; celui-ci, filtré et évaporé, laisse un résidu qui donne avec l'acide sulfurique concentré la belle coloration rouge violacée due à la saponine. On peut au préalable soumettre une partie du résidu de l'évaporation à l'ébullition avec l'acide chlorhydrique étendu, ce qui donne un précipité de sapogénine avec production d'une odeur analogue à celle du bois de cèdre. Ces réactions, avec formation de la mousse persistante, précédemment indiquée, peuvent suffire à caractériser la saponine (FREHSE).

Pour reconnaître les limonades acidulées par l'acide tartrique, on précipite 250 c. c. de la boisson gazeuse par du sous-acétate de plomb ; le précipité plombique est recueilli sur un filtre, puis lavé et mis en suspension dans l'eau distillée. On fait passer un courant d'hydrogène sulfuré jusqu'à saturation. La liqueur filtrée, renfermant l'acide libre, est concentrée au bain-marie et soumise à la réaction de Moehler, modifiée par Denigès : On met dans un tube 2 à 3 c. c. d'acide sulfurique, 3 à 4 gouttes de solution aqueuse de résorcine à 2 p. 100 et on ajoute 1 goutte de la liqueur concentrée. Il se développe dans le cas de l'acide tartrique une belle coloration rose violacé.

La substitution des acides citrique et tartrique par des *acides minéraux* est exclusivement rare ; du reste, ces derniers se reconnaîtront facilement en traitant quelques centimètres cubes de limonade par une solution aqueuse de rouge Congo qui vire au bleu azur, ou par une solution aqueuse de violet de méthyle qui passe au bleu.

ESSAI DE LA SOLUTION COMMERCIALE D'ALDÉHYDE FORMIQUE

Caractérisation. — Le formol de commerce est une solution aqueuse renfermant par litre de 35 à 40 p. 100 d'aldéhyde formique. Le soluté officinal doit titrer 35 p. 100. C'est un liquide transparent et incolore, à odeur piquante et à saveur caustique ; il est neutre ou très légèrement acide, miscible en toute proportion dans l'eau et l'alcool, mais insoluble dans l'éther. La solution d'aldéhyde formique mélangée avec de l'ammoniaque et une solution de nitrate d'argent laisse déposer peu à peu de l'argent réduit. El'e réduit également la liqueur de Fehling.

2 c. c. de formol mélangés d'un égal volume d'une solution de potasse et additionnés de 0 gr. 50 de résorcine donnent à l'ébullition une coloration jaune qui devient peu à peu rouge.

Deux gouttes de solution de formaldéhyde, ajoutées à 5 c. c. d'acide sulfurique pur contenant un peu d'acide salicylique, donnent une coloration rouge foncé permanente et qui se développe immédiatement.

1 c. c. de solution de formol, évaporé à siccité au bain-marie, après addition de 5 c. c. d'eau ammoniacale, forme un résidu blanc cristallin, lequel, humecté d'acide sulfurique et chauffé, développe l'odeur piquante de la solution originelle (G.-E. Smith).

Voir les autres réactions indiquées par le Codex de 1908 (ce volume, p. 304).

Essai. — La solution d'aldéhyde formique peut contenir de l'*acide formique*, de l'*acétone* ou des *sels alcalins*. Son essai comprendra donc les opérations suivantes :

10 c. c. de la solution de formol ne doivent pas exiger plus de 0 c. c. 25 de solution normale de potasse pour leur neutralisation ; si cette condition est remplie, le produit ne renferme pas plus de 0,10 p. 100 d'acide formique.

Pour la recherche de l'acétone, on prend 1 c. c. de la solution d'aldéhyde formique qu'on mélange avec 10 c. c. de solution d'iode dans l'iodure de potassium et on ajoute de la potasse pure jusqu'à décoloration. En présence de l'acétone, on observera un précipité jaune clair d'iodoforme que l'on pourra caractériser plus sûrement en agitant la liqueur avec de l'éther qui dissout l'iodoforme. Par évaporation de la couche éthérée décantée, on obtiendra un résidu constitué par des cristaux d'iodoforme.

Pour déceler les sels alcalins, il suffit de diluer la solution d'aldéhyde formique de 4 fois son volume d'eau, le liquide sera soumis à l'action du nitrate d'argent pour reconnaître les chlorures et de l'azotate de baryte pour les sulfates.

Titrage de la solution d'aldéhyde. — La solution commerciale doit contenir de 35 à 40 p. 100 d'aldéhyde formique.

Le dosage de l'aldéhyde formique est basé sur sa transformation en hexaméthylènetétramine par un léger excès d'ammoniaque. La réaction est la suivante :

$$6CH^2O + 4AzH^3 = (CH^2)^6Az^4 + 6H^2O$$

En principe, on fait agir un volume donné de solution normale de potasse sur une solution aqueuse de chlorhydrate d'ammoniaque, il se dégage une quantité équimoléculaire d'ammoniaque qui réagit sur l'aldéhyde formique pour opérer sa transformation en hexaméthylènetétramine ; on détermine ensuite l'excès d'ammoniaque non combinée au moyen d'une liqueur acide normale, on connaît par suite la quantité de potasse consommée pour mettre en liberté l'ammoniaque nécessaire à la réaction.

Pour réaliser ce dosage, on dissout 2 grammes de chlorhydrate d'ammoniaque pur et neutre dans 25 c. c. d'eau que l'on introduit dans un flacon fermant hermétiquement. On ajoute 2 gr. 25 de la solution d'aldéhyde formique à titrer, puis on verse à l'aide d'une burette graduée 25 c. c. d'une solution normale de potasse. On ferme aussitôt le flacon et on laisse en contact pendant environ une demi-heure. On ajoute ensuite au mélange quelques gouttes d'acide rosolique et on détermine l'excès d'ammoniaque avec une solution normale d'acide sulfurique. Le nombre de centimètres cubes employés pour saturer l'ammoniaque retranché de 25 donne le nombre de centimètres cubes de potasse consommée. Chaque centimètre cube de potasse, utilisée pour la réaction, correspond à 0,50 p. 100 d'aldéhyde formique (Smith).

Le Codex de 1908 titre la solution officinale d'aldéhyde formique par un procédé qui est une application de la méthode de Blank et Finkenbeiner ; on transforme l'aldéhyde formique en acide formique par l'action de l'eau oxygénée agissant en présence d'un excès d'une solution titrée de soude et on détermine la soude restée libre, non combinée à l'acide formique et on en déduit la proportion de formaldéhyde.

(Voir le Codex 1908, p. 305.)

ESSAI DE L'ALCOOL CAMPHRÉ

Caractérisation. — Liquide limpide, mobile, incolore, d'une odeur et d'une saveur prononcées de camphre.

Si on chauffe dans une capsule et au bain-marie quelques centimètres cubes d'alcool camphré, l'alcool s'évapore et en continuant l'action de la chaleur le camphre se volatilise. L'addition d'un grand excès d'eau à l'alcool camphré en précipite le camphre ; celui-ci recueilli sur un filtre, essoré et trituré avec de l'hydrate de chloral, du thymol ou du menthol, donne un mélange liquide.

Essai. — On substitue quelquefois frauduleusement *l'alcool dénaturé au méthylène* à l'alcool éthylique qui doit exclusivement être employé à la préparation ; souvent aussi la proportion de camphre est inférieure à celle qui est indiquée par le Codex : l'alcool camphré doit renfermer 100 grammes de camphre pour 900 grammes d'alcool à 90° ; il faut donc s'assurer de sa teneur en camphre par le dosage de ce composé.

a) **Recherche de l'alcool dénaturé**. — Le méthylène, employé à la dénaturation des alcools, contient toujours une forte proportion d'acétone et c'est sur la recherche de ce produit que l'on se base pour caractériser l'alcool dénaturé. FERDINAND JEAN indique les trois procédés suivants qui, en se contrôlant mutuellement, peuvent être employés à cette recherche :

1° 50 c. c. d'alcool camphré suspect sont étendus de 150 c. c. d'eau ; on filtre pour séparer le camphre précipité et on distille le liquide filtré. On recueille la partie passant au-dessous de 70°, et on l'agite, dans une boule à séparation, avec son volume d'eau et d'éther. On soutire la solution aqueuse ; on lave trois ou quatre fois l'éther avec de l'eau distillée, de façon à séparer tout l'alcool. L'éther est alors additionné de 10 c. c. de soude bi-normale et de 5 c. c. de solution d'iode bi-normale ; on agite ; puis, on lave à l'eau distillée jusqu'à neutralité.

La solution éthérée est ensuite transvasée dans une capsule de verre et abandonnée à l'évaporation sur l'acide sulfurique. Si l'alcool camphré contient de l'alcool dénaturé, il se forme de l'iodoforme qui cristallise et se dépose, avec un peu de camphre, sous forme de cristaux jaunes, faciles à caractériser, tandis que l'alcool pur ne donne qu'un léger dépôt blanc de camphre.

2° Dans un tube à essai, on fait dissoudre, dans 10 c. c. d'alcool camphré, 0 gr. 70 à 0 gr. 80 de soude à l'alcool, et on sature le tout par un courant d'acide sulfureux. On agite énergiquement à plusieurs reprises, en secouant le tube et on abandonne au repos pendant une heure.

Avec l'alcool camphré préparé avec de l'alcool pur on n'obtient, dans ces conditions, qu'un petit dépôt de bisulfite de soude ; on observe au contraire, avec l'alcool dénaturé, une abondante cristallisation qui envahit presque toute la solution, au point de la solidifier en partie.

On recueille ces cristaux sur le filtre ; on les lave à l'alcool froid jusqu'à ce que les eaux de lavage ne contiennent plus d'acide sulfureux ; puis on les dissout dans l'alcool bouillant et on filtre pour séparer le bisulfite de soude. Par le refroidissement, la solution alcoolique laisse déposer de petits cristaux blancs, brillants, lourds, en forme de tables rhomboédriques, qu'on n'obtient pas lorsqu'on opère sur un alcool camphré pur.

3° Dans le troisième procédé, on cherche à produire la dichloracétone ; pour cela, on sature l'alcool camphré par un courant de chlore ; puis on l'additionne d'un peu de monosulfure de sodium ; on filtre et l'on verse dans la solution filtrée quelques gouttes d'acétate de plomb.

Si l'alcool camphré contient de l'alcool dénaturé, l'acétate de plomb produit un précipité rouge ; si l'alcool est pur, il se forme un précipité blanc pur.

b) **Dosage du camphre. Dosage polarimétrique.** — L'alcool camphré, examiné au polarimètre dans un tube de 20 centimètres, doit donner une déviation à droite voisine de 6°30, à la température de 15° (Codex 1908). Or, C. Vallée a cherché à déterminer à quelle teneur en camphre correspond cette déviation en appliquant la formule classique :

$$(1) \qquad \alpha_D = \frac{\alpha \times 100}{l\, d\, p}$$

dans laquelle

α représente la rotation observée (les minutes étant transformées en fractions décimales de degrés) ;
100 représente le volume de la solution ;
l représente la longueur du tube (2 décimètres) ;
d représente la densité (0.845) ;
p représente le poids du camphre cherché ;
α_D représente le pouvoir rotatoire du camphre (43°).

On a donc l'équation :

$$p = \frac{100 \times 6°50}{2 \times 0,845 \times 43} = 8,95$$

Il s'ensuit que, par application de la formule (1), la proportion de camphre de la solution officinale à 10 p. 100. corrrespond à 8,95 de camphre.

Ce point étant établi, pour examiner un alcool camphré, il suffit de prendre la rotation de cette solution alcoolique à la température de 15° et dans un tube de 20 centimètres. Admettons que l'on ait obtenu, pour un alcool camphré une solution de $x = 5°20$ avec une densité de 0,840 on a :

$$p \times \frac{100 \times 5,33}{2 \times 0,840 \times 43} = 7,36$$

Si, pour la teneur de camphre calculée d'après la formule (1) on adopte le chiffre de 8,95 p. 100. le déficit en camphre pour l'échantillon examiné sera de :

$$8,95 - 7,36 = 1,59 \text{ p. } 100.$$

MÉTHODE DE MANSIER. — Cette méthode permettant de doser approximativement le camphre dans l'alcool camphré, consiste à précipiter par l'eau le camphre de sa solution alcoolique, camphre que l'on titre d'après la quantité de chloral nécessaire à sa liquéfaction.

Voici comment l'auteur recommande d'opérer :

Dans un tube gradué ou un tube à esssai sur lequel on a appliqué une étroite bandelette de papier gommé pour indiquer le troisième centimètre cube, on mesure 20 c. c. d'eau distillée, puis on pèse exactement 5 grammes de l'alcool camphré à vérifier ; on bouche exactement l'ouverture avec un liège ou un caoutchouc, et on agite très vivement durant quelques secondes, jusqu'à ce que le liquide soit absolument limpide (l'agitation est indispensable pour détruire l'émulsion). On laisse en repos pendant deux heures, le tube placé verticalement, le bouchon en bas. Le camphre précipité ne tarde pas à gagner la partie supérieure du liquide et y forme une masse compacte. Le liquide, d'abord clair, devient peu à peu louche ; de plus, il reste toujours en suspension quelques parcelles de camphre. Le tube est ensuite retourné, le bouchon en haut : la masse de camphre, en vertu de sa faible densité, tend à gagner la surface supérieure ; mais comme, par son agglomération, elle obture complètement le tube, il s'ensuit qu'elle sert de filtre au iquide pendant son ascension et qu'elle arrive au sommet de sa course laissant au-dessous d'elle un liquide aussi clair que s'il avait traversé le meilleur papier ; la masse, en vertu de sa force ascensionnelle, va se comprimer sur le bouchon et, de la sorte, fixe à elle les différentes particules qu'elle a enlevées au liquide. Au bout d'une demi-heure, le tube est de nouveau retourné, l'ouverture en bas et quand la masse a atteint la partie supérieure, on enlève le bouchon et on laisse écouler le liquide. Comme le camphre est imprégné d'eau alcoolisée et que l'alcool, même en petite quantité, peut fausser les résultats, on agite ce camphre précipité avec 20 c. c. d'eau pour en opérer le lavage. De même que pour la première partie de l'essai, le tube est placé, d'abord, le bouchon en bas, puis retourné et enfin remis l'ouverture en bas et, quand la masse a terminé son ascension, on fait écouler l'eau de lavage, et on laisse bien égoutter le tube en l'inclinant à 45°.

On procède alors au dosage du camphre. On verse dans le tube 20 gouttes (mesurées avec un compte-gouttes donnant 20 gouttes d'eau distillée au gramme) d'une solution de 3 parties d'hydrate de chloral cristallisé pour une partie d'eau distillée ; on mélange, et, à l'aide d'un tube effilé, on laisse tomber quelques gouttes d'eau, jusqu'à ce que le ménisque affleure exactement le troisième centimètre cube. On continue à ajouter la solution de chloral, jusqu'à la teinte légèrement opalescente qui précède la dissolution complète.

L'alcool camphré du Codex, c'est-à-dire à 10 p. 100, exige 65 gouttes de solution de chloral à la température de 15°

(non comprises les 20 gouttes servant à liquéfier le camphre) ; on peut faire la correction en ajoutant ou en retranchant du total une goutte par 4 degrés s'écartant en plus ou en moins de la température de 15°.

Dans les mêmes conditions, un alcool camphré de 9, 8, 7, 6, 5, 4 p. 100 n'exigerait que 61, 56, 51, 48, 44 et 39 gouttes pour arriver à la dissolution.

Si donc l'alcool employé est pur et que l'alcoomètre marque 85°7, on pourra être certain que le produit examiné est absolument conforme au Codex.

ESSAI DE L'HUILE CAMPHRÉE

Dosage du camphre. — 1° *Dosage polarimétrique.* — Ce dosage, indiqué par C. Vallée, est basé sur l'observation suivante due à P. Chabot : Quand on examine au polarimètre des solutions huileuses de camphre de concentrations différentes, on observe que les rotations produites sont très sensiblement proportionnelles à leur richesse.

Soit p, la proportion pondérale en centièmes du camphre contenu dans l'huile camphrée, on a, pour la rotation α imprimée par cette dernière au plan de polarisation de la lumière jaune sous une épaisseur de 20 centimètres :

$$\alpha = 10' + p \, 1° 1'$$

soit

$$p = \frac{\alpha - 10'}{1°1'}$$

2° *Dosage par pesée.* — On prend 3 à 5 grammes d'huile camphrée que l'on porte, pendant deux heures, dans une étuve chauffée à 120°, la perte de poids observée représente la proportion de camphre contenue dans l'huile, augmentée de l'accroissement du poids de l'huile sous l'influence de la chaleur, qui est de 0,15 p. 100.

D'après les analyses d'huile camphrée faites par nous, nous avons constaté que les résultats fournis par le dosage polarimétrique concordent avec ceux du dosage pondéral.

ESSAI DE LA POMMADE CAMPHRÉE

Méthode d'essai du Comité disciplinaire de la chambre syndicale des pharmaciens de la Seine.

1° La pommade est traitée par un excès d'éther ; elle doit se dissoudre presque entièrement, sauf un résidu constitué par la cire.

Après séparation par le filtre du résidu insoluble, on évapore la liqueur éthérée jusqu'à élimination aussi complète que possible du dissolvant.

Le résidu, traité par un excès de solution alcoolique de soude, doit donner un savon entièrement soluble dans l'eau (absence de vaseline).

2° *Dosage du camphre.* — Dans une fiole jaugée de 100 c.c. on introduit 10 grammes de pommade ; puis, jusqu'au trait de jauge, de l'alcool absolu, on chauffe légèrement pour mettre les matières grasses en fusion, puis on agite énergiquement quelques instants.

On ramène à la température de 15° en complétant le volume total si c'est nécessaire ; puis, après filtration, on examine au polarimètre dans un tube de 20 centimètres.

La proportion de camphre est calculée d'après la formule :

$$\alpha_D = \frac{v \times \alpha}{l \times c}$$

v représente le volume de la solution (100 centimètres cubes) ;
α représente la rotation observée ;
l représente la longueur du tube (20 centimètres) ;

4.

c représente la proportion de camphre ;
α_D représente le pouvoir rotatoire spécifique du camphre qui est
de $+ 43°$.

Par suite

$$c = \frac{v \times a}{\alpha_D \times l}$$

C. VALLÉE a un peu modifié la pratique de ce dosage : il
emploie, comme dissolvant, la benzine au lieu de l'alcool
absolu. Le pouvoir rotatoire du camphre, en solution benzé-
nique, pour une concentration de 10 p. 100 est de $\alpha_D =
+ 39°32$. Dès lors, on dissout 10 grammes de pommade dans
la benzine, on porte le volume à 100 c.c. et on procède à
l'examen polarimétrique. La proportion de camphre est
donnée, par suite, par la formule :

$$c = \frac{\alpha \times 100}{39,32 \times 20}$$

α étant la rotation observée.

ESSAI DE LA TEINTURE D'IODE

Caractérisation. — La teinture d'iode, étendue de son volume d'eau, doit se décolorer complètement par une solution de soude, d'hyposulfite de soude ou par l'acide arsénieux.

Lorsqu'on agite dans un tube à essai 5 c.c. de teinture d'iode et 15 c.c. d'eau, s'il ne se produit pas de précipité noir d'iode, c'est que la teinture renferme de l'alcool dénaturé ou impur (F. GAY).

5 c.c. de teinture d'iode préparée suivant les indications du Codex, additionnés d'un volume égal d'ammoniaque, donnent un précipité d'iodure d'azote, produit explosif, et le liquide surnageant est vert sale. Si la teinture est préparée avec de l'alcool dénaturé ou impur, le précipité est jaune et il est constitué par de l'iodoforme et la liqueur surnageante est incolore (F. GAY).

La teinture d'iode préparée depuis un certain temps renferme toujours de l'*acide iodhydrique* dont on détermine la proportion, comme on le verra plus loin, après avoir effectué le dosage de l'iode.

La teinture d'iode doit contenir, d'après le Codex de 1908, le 1 10ᵉ de son poids d'iode.

Dosage de l'iode. — On prépare une solution d'hyposulfite de soude pur et cristallisé contenant 19 gr. 74 de ce sel par litre : 1 c.c. de cette solution correspond à 1 centigramme d'iode. On prélève 10 c.c. de teinture d'iode que l'on met dans un verre à expérience et, à l'aide d'une burette graduée, on verse goutte à goutte la solution d'hyposulfite dans la teinture d'iode jusqu'à décoloration complète. Le nombre de centimètres cubes d'hyposulfite employés donnera en centigrammes la proportion d'iode contenue dans les 10 c.c. prélevés.

Le Codex (voir ce volume p. 736) dose l'iode dans 2 c. c. de teinture dissous dans 25 c.c. d'eau contenant 0 gr. 50 d'iodure de potassium et en employant la liqueur déci-normale d'hyposulfite de soude (24 gr. 80 par litre). Or, la Pharmacopée mentionne qu'il faut au moins 13 c.c. de cette solution pour obtenir la décoloration. Ces 13 c.c. correspondent à 0 gr. 165 d'iode alors que les 2 c.c. de teinture bien préparée en contiennent 0 gr. 175, le Codex admet donc une certaine tolérance.

Dans les cas d'expertise, il est nécessaire de doser non seulement l'iode libre, mais aussi l'iode transformé en acide iodhydrique et obtenir ainsi l'*iode total* pour s'assurer que la teinture a été bien faite avec la dose d'iode prescrite.

Dosage de l'iode à l'état d'acide iodhydrique. — Le dosage de l'iode à l'état d'acide iodhydrique est basé sur la décomposition de cet acide par l'iodate de potasse. La réaction est la suivante :

$$IO^3K + 5\ IH = 3\ H^2O + 3I^2$$

Dans le verre à expérience où l'on a effectué le dosage de l'iode et dès que la dernière goutte d'hyposulfite a amené la décoloration de la teinture d'iode, on ajoute quelques gouttes d'une solution d'iodate de potasse à 2 p. 100 ; s'il se produit une coloration, c'est que la teinture renferme de l'acide iodhydrique.

A l'aide de la burette graduée, on verse à nouveau de la

solution d'hyposulfite de soude jusqu'à décoloration ; on s'assure par l'addition de quelques gouttes de la solution d'iodate de potasse que l'acide iodhydrique a été complètement décomposé et on lit le nombre de centimètres cubes de solution d'hyposulfite de soude qui ont été employés dans ce second titrage.

Ce nombre de centimètres cubes donne en centigrammes la proportion d'iode contenue, à l'état d'acide iodhydrique, dans les 10 c.c. de teinture d'iode prélevés.

L'iode total comprend donc l'iode à l'état libre et l'iode à l'état d'acide iodhydrique.

Dans ce second dosage, il est indispensable d'employer une solution d'iodate de potasse bien neutre. Pour répondre à ce desideratum, il suffira d'ajouter, dans la liqueur d'iodate, une goutte de solution de phtaléine, du phénol et de verser goutte à goutte une solution de potasse très diluée jusqu'à apparition d'une légère teinte rose.

Falsification. — D'après DURIEU, certains fraudeurs ne mettent pas dans la teinture d'iode la proportion d'iode voulue par le Codex et ajoutent une petite quantité d'*huile de croton* pour lui donner l'action rubéfiante qu'elle doit posséder.

Pour rechercher l'huile de croton dans une teinture d'iode ainsi frelatée, DURIEU conseille de prendre 1 gramme de teinture et de l'additionner de 70 grammes d'eau ; l'iode se précipite ; on ajoute de la limaille de fer en excès, il se forme de l'iodure de fer et le liquide se décolore. On agite celui-ci avec de l'éther, on décante la couche éthérée, on la fait évaporer et on a un résidu de matière grasse qu'il est facile de caractériser par son action sur la peau, par son odeur désagréable et par la coloration brune que lui communique l'acide sulfurique concentré.

Il est indispensable de s'assurer, dans les cas d'expertise, que la teinture d'iode n'a pas été faite avec de l'alcool dénaturé.

Le meilleur procédé pour déceler cette fraude est celui de Denigès ; il est basé : 1° sur la propriété que possède le permanganate de potasse, employé dans des conditions déterminées, de ne donner que de l'aldéhyde éthylique avec l'alcool éthylique, et de l'aldéhyde méthylique avec l'alcool méthylique ; 2° sur la possibilité de déceler à l'aide de la fuchsine bisulfitée des traces d'aldéhyde méthylique même en présence de très fortes quantités d'autres produits aldéhydiques, notamment d'aldéhyde formique, à condition d'opérer en milieu fortement acide, comme l'a indiqué déjà Denigès.

Cette méthode de recherche de l'alcool dénaturé permet de déceler de très faibles quantités de cet alcool (jusqu'à 1 p. 100) dans la teinture d'iode.

Pour l'appliquer, on introduit 10 c.c. de teinture à essayer dans un fort tube à essais d'environ 25 millimètres de diamètre et de 18 à 20 centimètres de long, et on y ajoute goutte à goutte, jusqu'à décoloration complète et en agitant après chaque addition, une solution d'hyposulfite de soude dans son poids d'eau. Cela fait, on obture le tube à essais avec un bouchon de caoutchouc ou de liège traversé par un tube de verre d'un diamètre intérieur d'au moins 7 à 8 millimètres. Ce tube, ascendant et vertical sur une longueur d'environ 50 centimètres, est ensuite courbé à angle très aigu et fournit une branche oblique descendante, d'une trentaine de centimètres, dont l'extrémité est taillée en biseau ainsi que l'extrémité de la branche ascendante.

Ce petit appareil distillatoire a cet avantage d'être un véritable déflegmateur par la branche ascendante de son tube à dégagement, ce qui permet la séparation des portions les plus volatiles du mélange (alcool méthylique, acétone, notamment). On chauffe avec une flamme du brûleur

Bunsen, brûlant en veilleuse et on régularise l'ébullition à l'aide de quelques grains de pierre ponce, et on recueille dans un petit tube à essais 2 c.c. de distillat, sur lequel on recherche successivement l'alcool méthylique et l'acétone.

a) **Recherche de l'alcool méthylique.** — On met, dans un tube à essais, d'assez fort calibre pour permettre un mélange facile, 0 cc. 1 de distillat, 5 c.c. de permanganate de potasse à 1 p. 100 et 0 cc. 2 d'acide sulfurique pur. On agite et on laisse au repos pendant deux ou trois minutes. On ajoute ensuite 1 c.c. d'une solution d'acide oxalique à 8 p. 100 (solution saturée à froid), on agite et, quand le mélange est devenu couleur madère, on fait une addition de 1 c.c. d'acide sulfurique pur et on agite à nouveau. Presque immédiatement la décoloration devient complète. Le mélange ainsi décoloré est additionné de 5 c.c. de fuchsine bisulfée et, au bout de quelques minutes, quand l'alcool dénaturé est à forte dose dans la teinture d'iode, après un quart d'heure et même plus quand cette dose est très faible, on obtient une coloration violette plus ou moins intense et seulement bleutée avec les grandes dilutions.

b) **Recherche de l'acétone.** — A 1 c.c. de distillat placé dans un tube à essais, on ajoute 1 c.c. d'eau, II gouttes d'une solution de nitro-prussiate de soude et II gouttes de lessive des savonniers. Après agitation, on verse un léger excès (V à VI gouttes) d'acide acétique et on agite encore. Une coloration rouge pourpre pour les concentrations élevées, rosée pour les fortes dilutions, indique la présence de l'acétone.

Dexigès conseille de confirmer la caractérisation de l'acétone au moyen de son réactif, le sulfate mercurique acide, qui donne avec l'acétone et à chaud un précipité blanc, constitué par une combinaison mercurielle d'acétone.

A cet effet, on met dans un tube 0 c.c. 1 du distillat primitif, 5 c.c. d'eau et 5 c.c. de sulfate mercurique acide [1] ; on plonge le tube dans un bain d'eau bouillante et, après un temps variant de une à dix minutes, on obtient un précipité blanc en présence de l'acétone.

On peut, au moyen des réactions précédentes indiquées par Denigès, mettre en évidence les constituants caractéristiques de l'alcool dénaturé et déceler ainsi jusqu'à 1 p. 100 de cet alcool dans la teinture d'iode.

[1] Le réactif de Denigès (sulfate mercurique acide) pour la caractérisation de l'acétone se prépare en prenant :

Oxyde jaune ou rouge de mercure. .	50 grammes.
Acide sulfurique pur.	200 centimètres cubes.
Eau distillée.	1000 —

On mélange l'acide et l'eau dans un matras et, sans refroidir, on ajoute l'acide en agitant : la dissolution se fait rapidement. Au besoin, on peut encore l'accélérer en chauffant.

ESSAI DE L'EAU DISTILLÉE

L'eau distillée est incolore, inodore et insipide. Elle est neutre au papier de tournesol ; elle se volatilise sans laisser de résidu.

a) **Recherche de l'acide carbonique**. — Une solution récente et filtrée d'eau de chaux ne doit donner aucun trouble, ni précipité ; ou encore, additionnée de quelques gouttes d'extrait de saturne, elle ne doit pas se troubler.

b) **Recherche des chlorures**. — L'eau distillée, acidifiée par l'acide azotique, se trouble par l'azotate d'argent, si elle est souillée par des chlorures.

c) **Recherche des sulfates**. — Acidulée par l'acide chlorhydrique, elle ne doit donner aucun précipité avec le chlorure de baryum (absence de sulfates).

d) **Recherche des sels calcaires ou magnésiens**. — L'eau distillée précipite par addition d'oxalate d'ammoniaque, si elle contient des sels calcaires ou magnésiens.

e) **Recherche de l'ammoniaque ou de sels ammoniacaux**. — Si on traite 20 c.c. d'eau distillée par 1 c.c. de réactif de Nessler, on perçoit un trouble jaunâtre ou un précipité jaune rougeâtre, lorsqu'elle contient des composés ammoniacaux.

f) **Recherche des nitrates**. — Les nitrates se reconnaissent au moyen de la diphénylamine qui se colore en bleu par l'acide azotique : on dissout 0 gr. 50 de diphénylamine dans 100 c. c. d'acide sulfurique concentré et pur, on met environ 5 c. c. de cette solution dans un verre à expérience et au-dessus on laisse tomber très doucement, à l'aide d'une pipette, l'eau à examiner. Si celle-ci renferme des nitrates, on voit à la zone de séparation des deux liquides un anneau bleu dont l'intensité de teinte est d'autant plus grande que l'eau renferme plus de nitrates. Cette réaction se produit également en présence des nitrites.

La recherche des nitrates peut s'effectuer encore au moyen du sulfate de brucine : on évapore à siccité au bain-marie 50 c. c. d'eau et au résidu on ajoute quelques gouttes d'une solution concentrée de sulfate de brucine et une dizaine de gouttes d'acide sulfurique pur ; il se développe une coloration rouge en présence de traces de nitrates.

g) **Recherche des nitrites**. — On verse dans 10 c. c. d'eau une goutte d'acide sulfurique pur dilué au cinquième, puis une goutte de solution aqueuse saturée d'acide sulfanilique et, au bout de quelques instants, une goutte de solution saturée de sulfate de naphtylamine ; si l'eau renferme même des traces d'azotites, il se forme une teinte rose, augmentant peu à peu d'intensité.

On peut également déceler des traces d'azotites par le réactif de GRIESS à la métaphénylènediamine[1]. Pour cela, on met dans un tube à essai 1 2 c. c. de réactif, 1/2 c. c. d'acide sulfurique et 20 c. c. de l'eau à examiner. Si l'eau

____

(1) *Précis de chimie analytique* de DENIGÈS, 3ᵉ édit., p. 70.

contient des nitrites, on obtient une coloration qui varie du jaune clair au jaune brun, suivant la proportion d'acide azoteux.

h) **Recherche des matières organiques**. — On chauffe, à une température de 80° à 90°, 100 c. c. d'eau additionnés de 1 c. c. d'acide sulfurique concentré et de quelques gouttes d'une solution de permanganate de potasse au millième. L'eau, exempte de matières organiques, reste colorée en rose pendant au moins dix minutes ; si elle se décolore, c'est qu'elle est souillée par des matières organiques.

Les sels métalliques, comme ceux de plomb et de cuivre, se trouvent quelquefois dans certaines eaux distillées ; dans ces conditions, elles se colorent par l'hydrogène sulfuré.

La présence de traces de cuivre, qui souillent les eaux distillées dans les alambics en cuivre, est difficilement décelable par les réactifs généralement employés ; alors, on dissout dans l'eau à examiner de l'iodure de potassium très pur (1 gramme pour 100 c. c. d'eau) ; si l'eau contient des doses mêmes minimes de cuivre, il se forme de l'iodure cuivreux avec mise en liberté d'iode qui colore la solution aqueuse en jaune.

ESSAI DE L'EAU DISTILLEE
DE LAURIER-CERISE

Caractérisation. — Liquide incolore, d'une odeur agréable d'essence d'amandes amères, devant contenir, d'après le Codex, 1 gramme d'acide cyanhydrique par litre.

On peut caractériser l'acide cyanhydrique de la façon suivante :

1° 50 c. c. d'eau de laurier-cerise saturés par la potasse sont additionnés de quelques gouttes d'une solution de sulfate ferreux et de quelques gouttes de perchlorure de fer, on acidule par l'acide chlorhydrique pour redissoudre les oxydes de fer précipités par la potasse ajoutée en léger excès, on observe un précipité de bleu de Prusse qui ne se forme qu'au bout de quelque temps au sein de la liqueur colorée en vert ;

2° 50 c. c. d'eau de laurier-cerise sont neutralisés par de la soude diluée, on y verse quelques gouttes de sulfhydrate d'ammoniaque et on évapore le tout à siccité, au bain-marie. Le résidu est redissous dans de l'eau acidulée par l'acide chlorhydrique et on ajoute quelques gouttes de perchlorure de fer dilué ; on obtient une coloration rouge due au sulfo-cyanate ferrique formé ;

3° Quelques centimètres cubes de l'hydrolat, saturés par de la potasse, donnent avec l'azotate d'argent un précipité blanc cailleboté de cyanure d'argent insoluble dans les acides dilués, soluble dans l'ammoniaque et le cyanure de potassium.

Essai. — L'eau de laurier-cerise ne doit laisser aucun résidu à l'évaporation et la proportion d'acide cyanhydrique qu'elle doit renfermer (1 gramme par litre) est déterminée par le titrage.

Dosage de l'acide cyanhydrique. — Le Codex (voir ce volume, p. 207) a adopté, pour le titrage de l'acide cyanhydrique, le procédé LIEBIG perfectionné par DENIGÈS.

Le procédé de BUIGNET au moyen d'une liqueur titrée de sulfate de cuivre et en milieu ammoniacal manque de précision en raison de la difficulté d'apprécier la fin de la réaction et, de plus, il donne toujours des résultats trop forts.

GUÉRIN et GONET ont repris l'étude de cette méthode de titrage et ils ont remarqué que l'emploi, dans l'opération, de sulfite de sodium, rend très nette la fin de la réaction. En outre, après de nombreux dosages comparatifs en se servant comme contrôle de la méthode du Codex, ces auteurs ont établi que l'équation primitive donnée par BUIGNET pour expliquer le mécanisme de la réaction devait être modifiée de la façon suivante :

$$SO^4Cu + 3\ AzH^4\ CAz = SO^4\ (AzH^4)^2 + [Cu\ (CAz)^2\ AzH^4\ CAz]$$

Ceci étant exposé, voici comment GUÉRIN et GONET mettent en œuvre, corrigée et modifiée, la méthode de BUIGNET pour la rendre comparable comme sensibilité et précision aux autres modes de dosage les plus réputés.

On prépare une liqueur titrée de sulfate de cuivre en faisant dissoudre 30 gr. 81 de ce sel pur et cristallisé dans quantité suffisante d'eau pour faire le volume de 1 000 c. c.

Chaque dixième de centimètre cube de cette liqueur correspond à 1 milligramme d'acide cyanhydrique.

Dans un flacon d'Erlenmeyer, de 200 c. c. environ, placé sur une feuille de papier blanc, on introduit 25 c. c. d'eau distillée de laurier-cerise que l'on additionne de 75 c. c. d'eau, de 10 c. c. d'ammoniaque et de XX gouttes de lessive de soude. On fait dissoudre dans le mélange 0 gr. 50 de sulfite de sodium pur et sec; puis, au moyen de la burette graduée, on laisse couler goutte à goutte, et en agitant convenablement, la solution de sulfate de cuivre jusqu'à apparition d'une légère teinte bleue persistante.

En multipliant par 4 le nombre de divisions de la burette, on obtient la quantité, en milligrammes, d'acide cyanhydrique contenue dans 100 c. c. d'eau de laurier-cerise.

Recherche de l'eau de laurier-cerise artificielle. — On fait quelquefois une eau de laurier-cerise artificielle en ajoutant à de l'eau distillée de l'aldéhyde benzoïque naturel ou synthétique et de l'acide cyanhydrique. D'après DE MYTTENAERE, on peut déceler cette fraude de la façon suivante : Si on ajoute 1 goutte de solution hydro-alcoolique de rouge Congo à 5 c. c. d'eau de laurier-cerise naturelle, la coloration obtenue est rouge clair, sans teinte bleue. Les eaux préparées avec de l'aldéhyde benzoïque donnent une coloration bleue ou violacée ; cette coloration se manifeste même pour l'eau qui est redistillée après l'addition d'aldéhyde benzoïque.

Cette réaction est due à ce que l'aldéhyde benzoïque renferme des traces d'acide benzoïque qui bleuit le rouge Congo comme les acides minéraux.

ESSAI DU SIROP DE CODÉINE

Caractérisation. — Pour caractériser la codéine dans le sirop de codéine, on prélève 40 grammes de sirop que l'on additionne de 25 c. c. d'eau et on agite le mélange à plusieurs reprises avec 100 c. c. d'éther pur. Les solutions éthérées décantées sont évaporées à l'air libre et le résidu est soumis aux réactions suivantes caractéristiques de la codéine :

1° Chauffé légèrement avec 5 c. c. d'acide sulfurique concentré, le résidu donne une solution d'abord verdâtre, puis bleu violacé, passant au rouge cerise par l'addition d'une goutte ou deux d'acide azotique dilué au 1 200°.

2° Une autre partie du résidu, traitée par le réactif de FRŒHDE, se colore d'abord en vert, puis en bleu.

3° Enfin, ce qui reste du produit de l'évaporation de la liqueur éthérée est dissous dans de l'acide sulfurique concentré renfermant des traces de perchlorure de fer ; on obtient une coloration bleu foncé.

Recherche de la morphine dans le sirop de codéine. — On substitue quelquefois frauduleusement la *morphine* à la codéine dans la préparation du sirop. Pour reconnaître cette fraude, on prend 20 grammes de sirop que l'on additionne de 20 c. c. d'eau et de 5 à 6 gouttes d'ammoniaque. Le mélange est agité, à deux reprises différentes et à chaque fois, par 30 c. c. d'éther acétique neutre. Les liqueurs éthérées réunies sont filtrées et évaporées au bain-marie.

Dans le résidu de l'évaporation, on recherche la morphine par ses réactions spéciales :

1º La morphine réduit l'acide iodique : une partie du résidu est traitée à l'ébullition par 7 à 8 c. c. d'une solution d'acide iodique au 1 8º. La mise en liberté d'iode, résultant de la réduction de l'acide iodique, est mise en évidence en ajoutant à la liqueur refroidie 2 c. c. de chloroforme et agitant. Celui-ci se sépare avec une coloration violette due à l'iode dissous ;

2º La morphine ramène au bleu un mélange vert de perchlorure de fer et de ferricyanure de potassium en solution très diluée ;

3º Une partie du résidu de l'évaporation, dissoute dans l'acide chlorhydrique dilué, donne avec la potasse un précipité très facilement soluble dans un excès de réactif.

Dosage de la codéine. (*Méthode du Comité disciplinaire de la Chambre Syndicale des Pharmaciens de la Seine.*) — On pèse aussi exactement que possible 25 grammes de sirop, on y ajoute 25 c. c. d'eau. Ce liquide est additionné de 0 gr. 100 de carbonate de potasse sec de façon à obtenir une réaction franchement alcaline.

Le mélange est agité à deux reprises différentes, et chaque fois, avec 40 c. c. de chloroforme. Les liqueurs chloroformiques décantées sont filtrées sur filtre imbibé de chloroforme dans le but de séparer quelques gouttelettes d'eau qui auraient pu être entraînées. On distille le chloroforme au bain-marie et le résidu de la distillation est redissous dans quelques centimètres cubes d'alcool et transvasé dans une capsule tarée : on évapore l'alcool au bain-marie. Après dessiccation complète à 100º, on pèse la capsule, l'augmentation de poids représente la codéine anhydre ; en multipliant ce poids par 1,060, puis par 4, on obtient la proportion de codéine cristallisée contenue dans 100 grammes de sirop.

ESSAI DU SIROP DE GOMME

Caractérisation. — Sirop très légèrement teinté en jaune paille, visqueux, à saveur mucilagineuse. Sa densité est de 1,33.

Le sirop de gomme, étendu de deux fois son volume d'eau, donne un précipité abondant par le sous-acétate de plomb ; l'alcool et le perchlorure de fer donnent, dans les solutions aqueuses du sirop, des précipités gélatineux.

Essai. — Le sirop de gomme est souvent falsifié dans le commerce ; tantôt on diminue simplement la quantité de gomme qu'il doit contenir et, d'après le Codex, cette proportion doit représenter le dizième du poids du sirop ; tantôt on remplace une partie ou la totalité de la gomme par de la *dextrine* ou de la *gélatine*.

LEPAGE a conseillé l'essai suivant pour s'assurer que le sirop renferme bien les proportions de gomme indiquées par le Codex. Cet essai est basé sur ce fait que la solution de gomme, traitée par la teinture de gaïac, bleuit d'autant plus rapidement qu'elle est plus riche en gomme ; par suite, on ajoute à 30 grammes du sirop à examiner 15 à 20 gouttes de teinture alcoolique de résine de gaïac et on agite. Lorsque le sirop contient le douzième de son poids de gomme, on obtient une teinte bleue dans l'espace de dix à quinze minutes. Un sirop ne tenant en dissolution qu'un huitième de son poids de gomme ne prend au bout d'un quart d'heure qu'une légère teinte verdâtre. Ajoutons que Lepage a remarqué que cette réaction ne se produisait plus lorsque la dissolution de gomme avait été soumise à l'ébullition.

Pour rechercher la dextrine, on étend le sirop de gomme de son poids d'eau et on l'additionne d'une solution d'iode dans l'iodure de potassium (iode, 1 gr. 27 ; iodure de potassium, 5 grammes ; eau, 100 grammes) ; le sirop prend une coloration rouge violacé, s'il renferme de la dextrine.

On peut encore déceler la présence de la dextrine de la façon suivante : on prend 10 c. c. de sirop que l'on dissout dans 90 c. c. d'eau, on prélève 6 c. c. de la solution, auxquels on ajoute 5 à 6 gouttes de molybdate d'ammoniaque et 2 gouttes d'acide azotique pur ; on fait bouillir ; le mélange prend une coloration bleue si le sirop est additionné de dextrine (Hager).

La recherche de la gélatine est basée sur la propriété, signalée par A. Trillat, que possède la formaldéhyde d'insolubiliser la gélatine : on prend 20 c. c. de sirop, on y ajoute 1 c. c. d'aldéhyde formique du commerce, on évapore au bain-marie jusqu'à consistance pâteuse. Le résidu est repris par l'eau bouillante qui dissout le sucre et la gomme et la présence de la gélatine se manifeste par un dépôt plus ou moins abondant de matière cornée, formée par la gélatine insolubilisée. Si on veut en évaluer le poids, il suffit d'enlever au dépôt gélatiniforme toutes les matières solubles retenues mécaniquement. Comme la filtration est très longue, il est préférable de laisser reposer le liquide dans une éprouvette de forme allongée. Au bout de vingt-quatre heures, le dépôt est complet, le liquide clair ou légèrement opalescent est décanté ; on lave à l'eau bouillante la gélatine insolubilisée. Le précipité est enfin séché au bain-marie et pesé (A. Trillat).

On remplace souvent dans le commerce la saccharose

par la *glucose* pour la préparation du sirop de gomme. On
reconnaîtra cette fraude par les procédés décrits pour l'essai
du sirop simple (voir page 94).

Dosage de la gomme. — 1° PROCÉDÉ AUGUET. — Le procédé AUGUET, pour l'évaluation de la gomme, est une modification heureuse de celui de ROUSSIN basé sur la précipitation de la gomme au moyen du perchlorure de fer. Il a
l'avantage d'être plus simple et aussi plus rapide quand on
utilise le vide pour la filtration du précipité gélatineux de
gomme et d'oxyde de fer. Voici comment on procède :

On prépare tout d'abord une solution de perchlorure de
fer neutre en prenant 10 c. c. d'une solution de chlorure
ferrique à 45° Baumé que l'on additionne de 10 c. c. d'eau
distillée et de carbonate de chaux en poudre ajouté par
petites portions tant qu'il se produit une effervescence.
Après quoi, on en ajoute encore une pincée et on laisse
reposer. On décante la partie claire qui seule est utilisée.
On pratique alors le dosage de la gomme en mesurant, dans
un ballon jaugé, 25 c. c. de sirop que l'on met dans un
verre à pied de 90 c. c. avec les quelques centimètres cubes
d'eau de rinçage, puis on ajoute environ 0 gr. 50 de carbonate de chaux pulvérisé et un léger excès de la solution de
perchlorure de fer neutre. Il faut employer environ 5 c. c.
de cette solution. On agite vivement pour faciliter la formation d'un précipité qui renferme toute la gomme à l'état de
combinaison avec le sel de fer et on laisse reposer une
heure. Il est indispensable pour que la précipitation soit
complète d'opérer en solution concentrée neutre ou à peine
acide et de préparer la solution de sel ferrique juste avant
de s'en servir.

On verse le liquide surnageant, qui doit être très légèrement coloré en jaune, et le précipité dans un entonnoir
conique en verre, monté sur une fiole reliée à la trompe à

vide. Un disque en porcelaine perforé, recouvert entièrement par un petit rond de flanelle mouillé et bien adhérent,
sert de surface filtrante. On fait fonctionner la trompe,
avec modération au début, puis on augmente progressivement le vide pour le donner complètement lorsque tout le
précipité est sur le filtre. On laisse alors tirer la trompe
jusqu'à ce que l'égouttage du magma soit terminé. Dans
ces conditions, la filtration est très rapide puisqu'elle s'effectue en 15 à 20 minutes et le liquide filtré est parfaitement
clair.

On dissout ensuite le précipité dans le moins possible
d'eau distillée additionnée de 1.5° d'acide chlorhydrique
pur, et bouillante, contenue dans une fiole-pissette. Le
volume total du liquide, y compris le rinçage de la flanelle-
filtrante et de l'entonnoir, ne doit pas dépasser 25 à 30 c. c.

La solution qui renferme la gomme débarrassée de la
presque totalité du sucre, est versée dans un verre à pied
de 500 c. c., puis additionnée de 12 à 15 fois son volume
d'alcool à 95°. Au bout de quelques instants, la gomme se
précipite en légers flocons blancs qui se rassemblent à la
partie inférieure. Pour obtenir un précipité d'un lavage
facile, il est nécessaire d'employer un grand excès d'alcool
et d'amorcer la précipitation, en remuant énergiquement
avec un agitateur.

On laisse alors reposer deux heures, puis on jette le
liquide et ensuite le précipité sur un filtre taré. On lave
deux ou trois fois à l'alcool à 95°, pour éliminer les dernières
portions de sel ferrique, on dessèche le filtre et son contenu
pendant deux heures à 100-105°, puis on les pèse. Le poids
trouvé multiplié par 40 donne la quantité de gomme *anhydre*
contenue dans un litre du sirop analysé.

Pour obtenir la quantité de gomme non déshydratée
existant dans le produit, il faut tenir compte de la perte de
poids que subit la gomme à l'étuve. Or, d'après AUGUET, les

gommes commerciales contiennent une humidité, qui ne s'écarte guère de 15 p. 100, calculée après dessiccation à 100-105°. Il suffira donc de multiplier le poids trouvé précédemment par 1,176, facteur correspondant à cette perte de poids, pour avoir la teneur exacte du produit en gomme.

2° PROCÉDÉ BELLIER. — BELLIER a donné aussi un procédé pratique et rapide de dosage de la gomme basé sur la précipitation de cette substance au moyen de l'alcool *en présence d'un sel favorisant la séparation du précipité.*

Voici comment il convient d'opérer : On remplit jusqu'au trait, avec de l'eau distillée, un ballon de 50 c. c. Avec une pipette, on enlève exactement 25 c. c. d'eau et on remplit de nouveau jusqu'au trait avec le sirop de gomme. On agite pour obtenir un liquide homogène. On prélève 20 c. c. de sirop dilué qu'on laisse couler dans un Erlenmeyer à col assez large, on ajoute 1 c. c. de solution de chlorure de calcium à 10 p. 100, puis on ajoute en agitant continuellement 40 c. c. d'alcool à 92-93°. On ferme avec un bouchon et on laisse reposer 24 heures en agitant de temps à autre, au début, en imprimant à la fiole un mouvement circulaire.

Après ce délai, le liquide surnageant la gomme est limpide. On le décante jusqu'à la dernière goutte, on ajoute un peu d'alcool à 65°, on agite vivement et laisse reposer un instant. On verse le liquide sur un petit filtre, plié en quatre, taré après dessiccation à 100°, puis au moyen d'alcool à 65° on fait passer toute la gomme sur le filtre en détachant celle adhérente aux parois de la fiole avec un cône de caoutchouc. La gomme bien lavée avec de l'alcool à 65°, on achève avec de l'alcool à 92-93° en remplissant deux fois le filtre. On sèche à poids constant et on pèse.

Il est utile de restituer, au poids de la *gomme anhydre* ainsi obtenue, 13 p. 100 environ d'eau que contient habi-

tuellement la gomme telle qu'est employée pour la confection du sirop. Les résultats de la pesée seront donc majorés
de 13 p. 100 pour avoir le poids de la gomme existant dans
la préparation.

ESSAI DU SIROP D'IODURE DE FER

Caractérisation. — Sirop légèrement jaune verdâtre, à saveur faiblement styptique.

La potasse, la soude et les carbonates alcalins précipitent le sirop étendu d'eau ; ce précipité est blanc verdâtre.

Le ferrocyanure de potassium donne une coloration bleu verdâtre ; théoriquement, le précipité devrait être blanc, mais la formation inévitable de traces de sel ferrique explique cette coloration.

Le ferricyanure de potassium donne avec le sirop un précipité de bleu de Turnbull.

5 grammes de sirop, étendus de 25 c. c. d'eau, sont additionnés de perchlorure de fer étendu, on agite le mélange avec 2 c. c. de chloroforme ; celui-ci se dépose, après repos, avec une coloration violette, due à l'iode mis en liberté.

Essai. — Lorsque le sirop d'iodure de fer renferme de *l'iode libre*, il se produit une coloration bleue si on l'étend d'eau et qu'on l'additionne d'un peu d'empois d'amidon.

Le sirop d'iodure de fer doit renfermer 0 gr. 50 p. 100 d'iodure de fer.

Dosage de l'iodure de fer. — Dans une éprouvette bouchée à l'émeri et graduée, on verse 80 c. c. d'eau distillée, 1 gramme de carbonate de soude sec et on complète le volume de 90 c. c. avec de l'eau distillée, on ajoute alors 10 c. c. de sirop à examiner. On agite énergiquement. La liqueur devient verdâtre par suite de la formation du carbonate ferreux en suspension dans le liquide à l'état gélatineux. On filtre et on recueille 25 c. c. du filtratum. Le liquide filtré est neutralisé par de l'acide azotique dilué ou mieux par de l'acide acétique, et on effectue le dosage de l'iodure de sodium avec une solution déci-normale d'azotate d'argent, en employant le chromate jaune de potasse comme indicateur (A. ALCOCK). A notre avis, il est préférable de doser l'iodure de sodium formé, dans les 25 c. c. filtrés, en ajoutant avec précaution de l'acide azotique dilué en très léger excès ; on neutralise ensuite la liqueur en y projetant par petites portions du carbonate de chaux pur. il suffit ensuite de mettre 4 ou 5 gouttes d'une solution au dixième de chromate de potasse et de titrer en versant dans la liqueur une solution normale décime d'azotate d'argent jusqu'à coloration faiblement rose.

Le nombre de centimètres cubes d'azote d'argent employé, multiplié par $\dfrac{0,0310}{2}$ (le poids moléculaire de FeI² étant 310). donne la quantité d'iodure ferreux renfermé dans les 25 c. c. de liqueur filtrée.

En multipliant ce dernier résultat par 4, on obtient la proportion d'iodure ferreux contenu dans 10 c. c. ou 13 gr. 20 de sirop.

EM. BOURQUELOT a donné une méthode d'essai que nous reproduisons ci-dessous ; elle est en partie empruntée à la *Pharmacopée des États-Unis.* Il faut tout d'abord s'assurer que le sirop ne renferme pas d'iode libre. Pour cela, il suffit de l'étendre d'eau et de l'additionner d'un peu d'empois d'amidon, il ne doit pas se produire de coloration bleue.

On effectue le dosage de l'iode en ajoutant au sirop un excès de nitrate d'argent, excès que l'on détermine au moyen d'une solution titrée de sulfocyanure d'ammonium, après addition d'un peu de sulfate de sesquioxyde de fer et d'ammoniaque, comme indicateur, et d'acide azotique dilué. La coloration rouge due au sulfocyanate ferrique ne se produit qu'au moment où la totalité de l'argent est précipitée. De la proportion de sulfocyanure ajouté, on tire l'excès de nitrate d'argent. Par différence, on a la quantité de nitrate d'argent employé à la précipitation de l'iode, et par suite, on peut calculer la proportion d'iodure de fer contenu dans la prise d'essai.

On prépare tout d'abord les solutions suivantes :

1° Une solution déci-normale de nitrate d'argent. Pour cela on pèse exactement 17 grammes de nitrate d'argent qu'on fait dissoudre dans une quantité d'eau suffisante pour obtenir 1.000 c. c. 1 c. c. de cette solution contient 0 gr. 017 d'azotate d'argent.

2° Une solution déci-normale de sulfocyanure d'ammonium, c'est-à-dire renfermant 7 gr. 6 de ce sel par litre. Comme le sulfocyanure contient toujours un peu d'eau, cette solution ne peut être obtenue par pesée directe. Dès lors, on pèse 8 grammes de sel que l'on fait dissoudre dans 900 c. c. d'eau. D'autre part, on mesure exactement 50 c. c. de solution déci-normale d'azotate d'argent que l'on verse dans un vase de Bohême et qu'on additionne de 10 c. c. d'acide azotique dilué à 10 p. 100 et de 3 c. c. de la solution de sulfate ferrique ammoniacal. A l'aide d'une burette graduée, on fait tomber la solution de sulfocyanure dans celle d'argent jusqu'à formation de couleur rouge persistante. On étend ensuite d'eau la solution de sulfocyanure de façon à ce qu'elle corresponde à volume égal d'azotate d'argent.

3° Une solution de sulfate de fer et d'ammoniaque. On l'obtient en dissolvant 10 grammes d'alun de fer dans une quantité d'eau suffisante pour faire 100 c. c.

On peut opérer sur 10 grammes de sirop étendu d'eau. La précipitation de l'iode a lieu d'après l'équation :

$$Fe I^2 + 2 (AzO^3 Ag) = 2 AgI + Fe (AzO^3)^2$$

c'est-à-dire que 15 gr. 5 d'iodure ferreux sont exactement précipités par 17 grammes de nitrate d'argent ; par conséquent, pour précipiter l'iodure de 10 grammes de sirop bien préparé, contenant 0 gr.05 de sel ferreux, il faudra :

$$\frac{1000 \times 0,05}{15,5} = 3 \text{ c. c. } 22 \text{ de solution déci-normale d'argent.}$$

On pèsera donc exactement 10 grammes de sirop qu'on étendra à 50 c. c. avec de l'eau distillée, on ajoutera 4 c. c. de solution déci-normale d'azote d'argent, puis 5 c. c. d'acide azotique dilué au $1/10^{me}$ et 3 ou 4 c. c. de solution d'alun de fer. Après quoi, on laissera tomber goutte à goutte la solution normale décime de sulfocyanure d'ammonium.

Si le sirop renferme la quantité prescrite d'iodure de fer, il faudra ajouter ainsi au plus 0 c. c. 8 de sulfocyanure avant d'obtenir la couleur rouge persistante (c'est-à-dire 4 c. c. — 3,2). S'il fallait en ajouter davantage, c'est que les 10 grammes de sirop ne renfermeraient pas 0 gr. 05 d'iodure ferreux.

Le principe de ce dosage a été adopté par le Codex de 1908 (voir ce volume, p. 623).

Ém. Bourquelot fait remarquer à juste raison que cet essai n'a de valeur qu'autant que le sirop n'a pas été additionné frauduleusement de chlorure ou de bromure.

ESSAI DU SIROP DE MORPHINE

Caractérisation. — Pour caractériser la morphine dans le sirop de morphine, on additionne 30 grammes de sirop de 5 à 6 gouttes d'ammoniaque et de 20 à 25 c. c. d'eau, le mélange est vigoureusement agité avec de l'éther acétique bien neutre[1]. On décante la solution éthérée que l'on évapore à siccité au bain-marie. Le résidu est formé par de la morphine que l'on caractérise par les réactions suivantes :

1° Une parcelle du résidu de l'évaporation, traitée par le réactif de FROEHDE, prend une coloration lilas qui, par l'action de la chaleur, devient verte et si, à ce moment, on ajoute quelques grains de nitrate de potasse, on voit apparaître une coloration rouge qui pâlit et disparaît ;

2° Une autre partie du résidu, traitée à chaud par une solution d'acide iodique au $1/8^{me}$, amène une réduction de cet acide avec mise en liberté d'iode et le mélange, après refroidissement, est agité avec du chloroforme ; celui-ci se dépose avec la coloration violette de l'iode dissous ;

3° Un mélange vert de perchlorure de fer et de ferricyanure de potassium est ramené au bleu par une autre fraction du produit de l'évaporation de la liqueur éthérée contenant la morphine ;

---

(1) Il est nécessaire, avant d'employer l'éther acétique, de le laisser séjourner pendant vingt-quatre heures sur du carbonate de soude sec, pour lui enlever toute trace d'acide libre.

4° Une partie du résidu de l'évaporation de la liqueur éthéro-acétique est étalée sur les parois d'une capsule de porcelaine et on verse quelques gouttes du réactif de Marquis (30 c. c. d'acide sulfurique concentré et 20 gouttes de formol), on obtient une belle coloration rouge violacé;

5° DENIGÈS a donné une réaction colorée de la morphine qui est intéressante, car elle peut être réalisée en présence de produits organiques variés, notamment des sucres. Cette réaction d'identité peut être faite alors directement sur le sirop de morphine de la façon suivante : on mélange 10 c. c. de sirop, 1 c. c. d'eau oxygénée officinale, 1 c. c. d'ammoniaque, et, après agitation, 1 goutte de solution de sulfate de cuivre cristallisé à 3 ou 4 p. 100. Après une nouvelle agitation, il se produit une teinte rosée dont l'intensité est maxima au bout de quelques minutes. On peut même comparer la teinte rosée obtenue avec des solutions titrées de chlorhydrate de morphine dans du sirop de sucre, — traitées dans les mêmes conditions, — en vue d'une détermination quantitative colorimétrique.

Dosage de la morphine. — On prélève 40 grammes de sirop auxquels on ajoute 20 c. c. d'eau et 2 c. c. d'ammoniaque au tiers et on agite vigoureusement ce mélange, pendant au moins dix minutes, avec 40 c. c. d'éther acétique; on décante la couche éthérée qui s'est séparée après repos et le liquide aqueux est de nouveau agité avec 40 c. c. d'éther acétique. Finalement, on recueille les solutions éthérées que l'on filtre et on évapore au bain-marie. Le résidu de l'évaporation est dissous dans 30 c. c. d'eau légèsement acidulée par l'acide chlorhydrique de façon à laisser au mélange une réaction très faiblement acide; on ajoute 10 c. c. d'une solution déci-normale d'iode dans l'iodure de potassium. On complète 50 c. c. et on agite pendant vingt minutes jusqu'à ce que le liquide, surnageant le précipité produit de morphine tétraiodée, soit bien clair. On prélève

25 c. c. de liqueur limpide et, au besoin, on filtre sur l'amiante et on dose l'excès d'iode par une solution décinormale d'hyposulfite de soude.

Soit n le nombre de centimètres cubes d'hyposulfite nécessaire pour décolorer la liqueur iodée; $10 - n$ représente le nombre de centimètres cubes de solution d'iode déci-normale absorbés par la morphine. On multiplie le volume d'iode absorbé $(10 - n)$ par le facteur 0,0094793, on obtient la quantité de morphine contenue dans 40 grammes de sirop et, en multipliant ce dernier résultat par 2,5, on a la proportion de morphine pour 100 grammes de sirop; résultat que l'on peut transformer en chlorhydrate sachant que 303 de morphine anhydre, exprimée dans le calcul précédent correspondent à 375,5 de chlorhydrate de morphine hydratée.

Le sirop de morphine du Codex doit contenir 0 gr. 50 de chlorhydrate de morphine p. 1.000.

ESSAI DU SIROP SIMPLE

Caractérisation. — Liquide sirupeux, incolore ou à peine teinté en jaune, à saveur fortement sucrée. Sa réaction est neutre, sa densité est de 1,32.

Lorsqu'on étend le sirop de cinq fois son poids d'eau et que l'on additionne la solution de 2 p. 100 d'acide chlorhydrique, on obtient une liqueur qui, soumise à l'ébullition et saturée par la soude, réduit à chaud la liqueur de Fehling.

Falsifications. — Le sirop simple peut renfermer des traces de *chaux* ou de *baryte* provenant du sucre qui a servi à le préparer ; il peut également contenir du *bleu d'outremer* employé à l'azurage des sucres en pains.

Les falsifications dont le sirop simple est l'objet consistent dans la substitution partielle ou totale de la saccharose par la *glucose* commerciale.

Le sirop simple, étendu de cinq fois son volume d'eau, ne doit précipiter ni par l'oxalate d'ammoniaque, ni par l'acide sulfurique dilué (absence de chaux et de baryte).

Pour voir si un sirop a été préparé avec du sucre azuré au bleu d'outremer, il suffit de le faire bouillir avec un peu d'une dissolution d'albumine ; celle-ci se coagule en fixant la matière colorante et en se colorant en gris bleuâtre.

Le sirop simple, obtenu au moyen de la glucose commerciale, brunit dès qu'on le chauffe avec un peu de potasse ou de soude ; il réduit abondamment la liqueur de Fehling ;

il se colore en rouge par une solution d'iode dans l'iodure
de potassium. De plus, si on le traite par deux ou trois fois
son volume d'alcool on obtient un précipité de dextrine que
renferme toujours le sirop de glucose dans le commerce.
Enfin, la glucose commerciale employée à la confection du
sirop contient toujours une certaine proportion de sulfate
de chaux : dès lors, le sirop étendu d'eau et acidifié par
l'acide chlorhydrique précipitera à chaud par l'azotate de
baryte.

**Essai quantitatif d'un sirop simple ne contenant que
de la saccharose** — Lorsque l'on est assuré, par l'essai à
la liqueur de FEHLING, que le sirop ne renferme pas de
sucre réducteur, on procède au dosage de la saccharose de
la façon suivante : on prélève 20 grammes de sirop que l'on
étend d'eau pour obtenir un volume de 100 c. c., on ajoute
2 c. c. d'acide chlorhydrique et on maintient le mélange
au bain-marie bouillant pendant un quart d'heure environ.
Au bout de ce temps, la saccharose est intervertie, c'est-à-
dire qu'elle est transformée en un mélange de glucose et de
lévulose. Après refroidissement, on complète le volume de
100 c. c. et on remplit de cette liqueur une burette graduée.
D'autre part, on prend 10 c. c. de la liqueur de FEHLING
titrée (ces 10 c. c. sont généralement décolorés par 0 gr. 05
de sucre interverti) ; on ajoute 25 c. c. d'eau distillée, on fait
bouillir et, à la liqueur bouillante, on ajoute goutte à goutte
la solution sucrée intervertie placée dans la burette ; on a
soin de continuer l'ébullition après chaque affusion de la
liqueur sucrée. Le liquide se décolore et on arrête l'addition
de la solution à doser dès qu'une goutte amène la décolora-
ration du réactif cuivrique. On s'assure que cette décolora-
est complète au moyen du ferro-cyanure de potassium qui
donne, avec une goutte de la solution placée sur une soucoupe et après acidulation par une goutte de HCl, une colo-

ration rouge brun de ferrocyanure de cuivre, dans le cas où la liqueur de FEHLING n'est pas complètement décolorée.

Le volume V de la solution sucrée, nécessaire pour amener la décoloration des 10 c. c. de liqueur de FEHLING, renferme la proportion de sucre interverti connue et qui correspond au titre des 10 c. c. de réactif. Soit T ce titre ; on admet pour les 100 c. c. de liqueur sucrée une proportion de sucre interverti égale à

$$\frac{T \times 100}{V} = M$$

D'autre part, on sait que 342 de saccharose donnent, après hydrolyse, 360 de sucre interverti. Pour traduire en saccharose le résultat M, exprimé en sucre interverti, il suffit de multiplier ce dernier par le rapport $\frac{340}{360}$ ou 0,95 et on a le poids de saccharose que contient la prise d'essai de 20 grammes de sirop.

Essai quantitatif d'un sirop contenant à la fois de la saccharose et de la glucose. — On détermine, tout d'abord, directement au moyen de la liqueur de FEHLING sur 20 grammes de sirop étendu d'eau pour faire 100 c. c., la proportion de glucose qu'ils renferment, en opérant comme précédemment.

Puis, sur une autre prise d'essai de 20 grammes de sirop, on fait l'interversion et le sucre réducteur total est dosé à la liqueur de FEHLING.

On retranche du chiffre trouvé dans cette seconde opération celui qui a été fourni par le premier dosage, et cette différence multipliée par 0,95 donne la proportion de la saccharose contenue dans les 20 grammes de sirop.

Essai du Codex modifié. — Le Codex de 1908 (voir ce

volume, p. 632) indique, pour vérifier la pureté du sirop simple, un essai qui consiste à prendre la déviation polarimétrique du sirop avant et après interversion en opérant à 15° avec un tube de 2 décimètres : la première opération est effectuée sur le sirop dilué au dixième avec de l'eau (20 grammes dans 200 c. c.) ; la seconde sur 100 c. c. de la même solution portée à l'ébullition au bain-marie pendant *trente secondes* avec 2 c. c. d'acide sulfurique dilué et assez d'eau pour compléter 110 c. c.

Or, A. Boutron fait justement remarquer que le temps de chauffage avec l'acide sulfurique dilué, indiqué par le Codex, pour obtenir l'inversion du saccharose n'est pas suffisant. De plus, la Pharmacopée ne précise pas quel acide sulfurique dilué il faut employer, puisqu'au chapitre des réactifs le Codex inscrit des acides sulfuriques dilués à différents titres : $1/10^e$, $1/20^e$, $1/50^e$. Cet auteur, après plusieurs expériences, propose de modifier la rédaction du deuxième essai inscrit au Codex, p. 632, en spécifiant dans l'opération destinée à intervertir la saccharose, d'employer 2 *c. c. d'acide sulfurique dilué au dixième* et de maintenir l'ébullition, non plus pendant trente secondes, mais pendant *cinq minutes* environ.

ESSAI DES TABLETTES DE CHLORATE DE POTASSE

Caractérisation. — On pulvérise par trituration quelques tablettes de chlorate de potasse et la poudre obtenue, chauffée dans un tube sec, déflagre et se carbonise en répandant une odeur agréable de tolu : le Codex prescrit en effet d'aromatiser la préparation avec un digesté de tolu.

Lorsqu'on chauffe la poudre des tablettes avec de l'acide chlorhydrique concentré, le mélange se colore en jaune verdâtre et il se dégage du chlore. Traitée par l'acide sulfurique concentré, on obtient avec la poudre des vapeurs jaunâtres de peroxyde de chlore.

Essai. — Les tablettes de chlorate de potasse peuvent quelquefois être préparées avec du chlorate de potasse impur contenant du *chlorure de potassium*. Pour s'en assurer, on pulvérise une dizaine de tablettes et on dissout la poudre dans l'eau. La liqueur filtrée, additionnée de quelques gouttes d'acide azotique, ne doit pas se troubler par l'azotate d'argent (absence de chlorures).

Dans le commerce, on rencontre souvent des préparations qui ne contiennent pas la quantité de chlorate de potasse exigée par le Codex, c'est-à-dire 0 gr. 10 de sel par tablette. On procède alors au dosage du chlorate.

Dosage du chlorate de potasse. — Pour doser le chlo-

rate de potasse, on transforme ce sel, au moyen de l'hydrogène naissant, en chlorure de potassium que l'on dose
ensuite avec une solution titrée d'azotate d'argent (DACLIN).
On prélève dix tablettes qu'on pulvérise par trituration
et qu'on dissout dans 80 c. c. environ d'eau distillée. La
solution est introduite dans un ballon qu'on plonge dans
l'eau froide, on ajoute 1 gr. 25 de copeaux de zinc pur et,
petit à petit, 15 grammes d'acide sulfurique dilué au 1 10ᵉ.
Le dégagement d'hydrogène doit être très modéré ; lorsque
la réaction est terminée, le liquide contenu dans le ballon
est additionné d'un excès d'une solution saturée d'azotate
de baryte qui précipite le sulfate de potasse formé, le zinc
est précipité par un excès de carbonate de soude. On jette
sur un filtre sans plis, on lave, on recueille toutes les
liqueurs filtrées et on complète le volume de 200 c. c. On
neutralise exactement par l'acide acétique et on procède au
dosage du chlorure à l'aide d'une solution décinormale
d'azotate d'argent mise dans une burette graduée et versée
goutte à goutte dans la liqueur additionnée de 10 gouttes
de chromate de potasse. Le terme de la réaction est obtenu
dès qu'on perçoit une coloration rouge persistante.

Le nombre de centimètres cubes de solution déci-normale
d'azotate d'argent, multiplié par 0,00745, donnera la proportion de chlorure de potassium contenue dans la liqueur.

Cette quantité connue, on n'a qu'à calculer la quantité
correspondante de chlorate de potasse, sachant que
100 grammes de chlorate de potasse équivalent à 61 gr. 14
de chlorure de potassium. On arrivera au même résultat en
multipliant le nombre de centimètres cubes d'azotate d'argent employé par 0,01225 (122,5 étant le poids moléculaire
du chlorate de potasse).

ESSAI DES TABLETTES DE SANTONINE

Dosage de la santonine. — On pulvérise très finement des tablettes de santonine et la poudre obtenue est épuisée à froid et à plusieurs reprises par de l'éther pur. Les liqueurs éthérées réunies sont filtrées dans une capsule en porcelaine tarée, on laisse l'éther s'évaporer spontanément à l'air. Le résidu est ensuite chauffé pendant quelques instants au bain-marie, puis abandonné, pendant vingt-quatre heures, dans un exsiccateur, au-dessus de l'acide sulfurique. Au bout de ce temps, on pèse la capsule ; la différence de poids donne la proportion de santonine renfermée dans les dix tablettes.

Chaque tablette doit contenir un centigramme de santonine.

Caractérisation.— Le résidu provenant de l'évaporation de l'éther est formé par des aiguilles blanchâtres et nacrées qui présentent les réactions suivantes :

La santonine donne à chaud avec la potasse alcoolique une coloration rouge vif ; l'acide sulfurique la dissout en donnant une coloration rouge, si on ajoute une goutte de perchlorure de fer étendu.

On évapore quelques gouttes de la solution alcoolique de santonine dans une capsule de porcelaine, on ajoute au résidu 5 à 6 gouttes d'acide sulfurique concentré et on chauffe au bain-marie jusqu'à ce que le liquide prenne une coloration jaune. On mélange ensuite au produit une goutte d'eau furfurolée et on continue de chauffer. Le liquide prend une magnifique coloration violette que l'addition d'eau distillée fait passer au bleu (JORISSEN).

Dans une capsule de porcelaine, on introduit quelques cristaux de santonine et environ 20 à 30 milligrammes de cyanure de potassium pulvérisé, on chauffe doucement jusqu'à fusion de la masse ; il se forme une belle coloration rouge qui, très rapidement, passe au brun jaune. La masse fondue, reprise par l'eau, donne une solution fluorescente, brune par transparence, verte par réflexion ; cette fluorescence persiste assez longtemps.

Tablettes au chocolat. — Le procédé de dosage précédent par son emploi de l'éther ne peut être utilisé pour les tablettes au chocolat et L. HEURARD a donné une technique basée sur la transformation de la santonine en santoninate de soude soluble dans l'eau, ce qui permet sa séparation d'avec les matières grasses du chocolat, puis régénération de l'acide santoninique par un acide et pesée d'acide santoninique convenablement purifié. Voici comment on opère :

On épuise, par un mélange d'éther et de chloroforme (60 grammes éther + 40 grammes chloroforme) huit tablettes de chocolat finement pulvérisées. On filtre et on lave la poudre insoluble avec une nouvelle quantité de dissolvant. Les liquides d'épuisement sont réunis et distillés.

On obtient comme résidu un produit butyreux que l'on saponifie par ébullition d'une heure avec 20 c. c. d'une solution de soude à 10 p. 100 et 5 c. c. d'alcool à 94°. La masse saponifiée est dissoute dans 100 c. c. d'eau chaude et les savons sont précipités par 50 c. c. d'une solution de chlorure de sodium à 25 p. 100.

On sépare le précipité, on le lave avec de l'eau salée et

6.

les liqueurs réunies sont additionnées d'acide chlorhydrique dilué jusqu'à neutralisation, puis encore V gouttes d'acide chlorhydrique concentré. On évapore à siccité. Le résidu est épuisé par 50 c. c. du mélange éthéro-chloroformique destiné à dissoudre l'acide santoninique : on filtre, on lave le résidu et le filtre avec une petite quantité du dissolvant et on évapore à sec. On ajoute à deux reprises, au résidu de cette évaporation, 5 c. c. d'alcool que l'on évapore complètement, et l'on pèse. Le poids d'acide santoninique obtenu est muliplié par 0,872 pour avoir la quantité de santonine correspondante.

ESSAI DE L'HUILE DE BELLADONE ET DE L'HUILE DE JUSQUIAME

Dosage des alcaloïdes. — On mesure 50 c. c. d'huile à examiner, on ajoute 50 c. c. d'alcool à 90° et 5 c. c. d'acide chlorhydrique à 10 p. 100. Le mélange est chauffé au bain-marie en ayant soin d'agiter, puis on ajoute 50 à 60 c. c. d'eau. On chauffe à feu nu à l'ébullition en remettant de temps à autre de nouvelles quantités d'eau pure de façon à chasser tout l'alcool. On décante la liqueur aqueuse que l'on jette sur un filtre mouillé, celui-ci est ensuite lavé à l'eau chaude. La solution aqueuse est évaporée jusqu'au volume de 10 c. c. environ ; on ajoute goutte à goutte de l'ammoniaque jusqu'à ce qu'il y en ait un excès très per-ceptible à l'odorat et le liquide est agité à plusieurs reprises, dans une boule à décantation, avec 50 c. c. d'un mélange de 20 c. c. de chloroforme et de 30 c. c. d'éther ; on laisse déposer et on prélève, au moyen d'une pipette, 40 c. c. de la solution éthérée surnageante que l'on introduit dans un matras ; on distille au bain-marie jusqu'à ce qu'il ne reste plus que quelques centimètres cubes de liquide et on achève l'opération à froid en faisant passer un courant d'air dans le matras. Le résidu obtenu est soumis à un dosage alcaloïdimétrique ; pour cela on le dissout dans quelques centimètres cubes d'alcool à 80° bien neutre, on ajoute 3 gouttes de teinture de tournesol bien sensible et on verse à l'aide d'une burette graduée, de l'acide sulfurique au centième jusqu'à virage au rouge.

Le nombre de centimètres cubes employés, multiplié par 0 gr. 00289 donne la proportion d'atropine ou d'hyoscia-mine contenue dans 40 c. c. d'huile, puisqu'on a prélevé seulement les 4/5es de la solution éthérée pour effectuer le dosage. Ce résultat multiplié par 25 donnera la quantité d'alcaloïdes contenue dans un litre d'huile de belladone ou de jusquiame (RANWEZ).

Falsifications. — Les huiles de belladone et de jusquiame sont quelquefois colorées en vert par l'*acétate de cuivre*. Dans ces conditions, l'huile est soumise à l'ébullition avec le tiers de son volume d'eau acidulée par l'acide chlorhy-drique, l'eau décantée et additionnée d'ammoniaque prendra une teinte bleue due à la présence du cuivre.

Il est préférable, pour cette recherche, d'incinérer un poids donné d'huile, de reprendre les cendres par de l'acide azotique ; la liqueur acide, évaporée à siccité au bain-marie, laisse un résidu que l'on reprend par l'eau distillée. La solution, renfermant l'azotate de cuivre, présentera toutes les réactions de ce métal.

ESSAI DE L'HUILE PHOSPHORÉE

Caractérisation du phosphore dans l'huile phosphorée. — On met 10 c. c. d'huile phosphorée dans un tube à essai. On ferme avec un bouchon portant une bande de papier à filtrer imprégné d'une solution de nitrate d'argent. Ce papier noircit rapidement par suite de la présence de phosphore libre. Pour s'assurer que ce noircissement n'est pas dû à l'hydrogène sulfuré, on répète l'expérience en plongeant dans l'atmosphère du tube un papier imprégné d'une solution d'acétate de plomb, qui ne doit pas brunir.

D'après la Pharmacopée helvétique, on peut facilement caractériser l'huile phosphorée en agitant 1 gramme de cette préparation avec 2 c.c. de solution aqueuse de sulfate de cuivre à 1 p. 20; on doit obtenir dans l'espace d'une minute une émulsion noire qui redevient claire quand on l'agite vigoureusement avec 1 c. c. d'eau oxygénée.

Dosage du phosphore libre. — Le Codex mentionne une huile phosphorée au centième.

Pour effectuer le titrage du phosphore, on prend 30 c. c. de la préparation à examiner que l'on additionne de 90 c. c. d'éther pur et l'on ajoute à la liqueur éthérée 8 à 12 c. c. d'une solution alcoolique de nitrate d'argent à 10 p. 100, on agite avec soin. Le précipité de phosphure d'argent formé est recueilli sur un filtre d'amiante, lavé à l'éther et transporté dans une capsule que l'on chauffe légèrement au bain-

marie pour enlever toute trace d'éther. On ajoute ensuite
un mélange formé de 10 c. c. d'acide nitrique concentré,
10 c. c. d'acide sulfurique pur et 10 c. c. d'eau ; on laisse en
contact pendant une heure. On chauffe ensuite jusqu'à ce
qu'il ne se dégage plus de vapeurs nitreuses ; on reprend
par l'eau et la solution est précipitée par le molybdate d'ammoniaque.

Le précipité de phospho-molybdate d'ammoniaque est
recueilli sur un filtre, puis redissous dans de l'eau ammoniacale (eau, 5 parties, ammoniaque 1 partie). La solution
ammoniacale est additionnée d'un léger excès de mixture
magnésienne formée d'un mélange de sulfate de magnésie
1 partie, de chlorhydrate d'ammoniaque 1 partie, d'ammoniaque concentrée 3 parties et d'eau 8 parties. On laisse
déposer pendant douze heures. On recueille sur un filtre
le précipité de phosphate ammoniaco-magnésien, on le lave
avec de l'eau ammoniacale au tiers et on sèche à l'étuve.
Le précipité incinéré est transformé en pyrophosphate de
magnésie.

Le poids de pyrophosphate trouvé, multiplié par 0,279,
donne la quantité de phosphore renfermé dans la prise
d'essai (H. FRANCKEL).

ESSAI DE LA POMMADE MERCURIELLE

Caractérisation. — La pommade mercurielle est de couleur gris foncé, d'un aspect mat et uni ; lorsqu'elle est bien préparée, examinée à la loupe, on ne doit apercevoir aucun globule de mercure. Traitée par l'éther, la matière grasse de la pommade se dissout et il reste à l'état insoluble du mercure divisé, inattaquable à froid par l'acide chlorhydrique et par l'acide sulfurique, mais qui se dissout dans l'acide azotique avec dégagement de vapeurs nitreuses.

Essai. — La pommade mercurielle doit contenir 50 p. 100 de mercure. On la falsifie souvent par addition d'*ardoise*, de *bioxyde de manganèse*, de *poudre de charbon* et de *noir de fumée* dans le but de colorer la préparation et de pouvoir, par suite, diminuer la proportion de mercure qu'elle doit contenir.

Recherche des matières étrangères fixes (ardoise, bioxyde de manganèse, etc.) — On prend 1 gramme de pommade mercurielle que l'on chauffe au rouge dans une cuiller en fer.

La matière grasse est brûlée, le mercure se volatilise et les substances étrangères fixes restent comme résidu.

Recherche de la poudre de charbon et du noir de fumée. — 5 grammes de pommade sont traités à froid et à plusieurs reprises, dans un vase d'Erlenmeyer, par l'éther, pour dissoudre le corps gras ; le mercure formant le résidu insoluble doit se réunir après plusieurs agitations, en globules sphériques et brillants. Lorsque la pommade est additionnée de noir de fumée ou de charbon, ces substances encrassent le mercure et si l'on ajoute de l'eau au résidu bien dégraissé, les matières charbonneuses se séparent et viennent nager à la partie supérieure du liquide.

Dosage du mercure. — Dans un vase d'Erlenmeyer, on pèse 1 gramme de pommade mercurielle, on ajoute 6 grammes d'éther sec, 5 grammes d'alcool à 95° et 7 à 8 gouttes d'acide chlorhydrique. On recouvre le vase d'un verre de montre et on laisse en contact pendant une heure ou deux en agitant de temps en temps. On décante le liquide du mercure séparé, on lave ce dernier à plusieurs reprises, d'abord avec de l'alcool à 95° et ensuite avec de l'éther pur. Le mercure est décanté dans une petite capsule en porcelaine tarée, on laisse sécher à l'air et on pèse. La pommade mercurielle doit contenir 50 p. 100 de son poids de mercure, soit pour la prise d'essai 0 gr. 50.

Le Codex de 1908 (voir ce vol., p. 500) a modifié légèrement ce procédé de dosage dû à DIETERICH : les résultats obtenus sont satisfaisants ; toutefois, pour les pommades anciennes, le globule de mercure se rassemble assez difficilement, il est bon alors de prolonger les lavages à l'éther après addition de quelques gouttes d'acide chlorhydrique.

La méthode proposée par DENIGÈS (voir *Chimie analytique*, 3° édition, p. 755) donne, même entre des mains inexpérimentées, les meilleurs résultats.

ESSAI DES GRANULES DE DIGITALINE

Caractérisation. — On prend 30 granules que l'on pulvérise très finement et on épuise la poudre, à froid, par 30 c. c. de chloroforme. La liqueur chloroformique est répartie dans quatre petites capsules en porcelaine et soumise à l'évaporation. On effectue sur chacun des résidus les réactions qui caractérisent la digitaline.

1º **Réaction de Dragendorf**. — Au résidu de l'une des capsules, on ajoute 10 à 15 gouttes d'acide sulfurique pur concentré, on obtient une coloration vert jaunâtre sale, devenant successivement jaune brun, brun rougeâtre, puis rose cerise : des traces de brome, de perchlorure de fer ou d'acide nitrique font passer la coloration au rouge pourpre.

2º **Réaction de Lafon**. — On humecte le résidu d'une seconde capsule avec une très petite quantité d'un mélange à parties égales d'acide sulfurique et d'alcool, on chauffe très légèrement, sur un bain-marie, jusqu'à apparition d'une teinte jaunâtre, puis on additionne le mélange d'une goutte de perchlorure de fer très dilué ; on obtient une magnifique coloration bleu verdâtre.

3º **Réaction de Keller**. — Le produit de l'évaporation de la solution chloroformique d'une nouvelle capsule est dissous dans 1 c. c. d'acide acétique et on ajoute 1 goutte de perchlorure de fer. On transvase ce mélange dans un petit verre à expérience et on verse avec précaution de l'acide sulfurique concentré pur, de façon à superposer les couches liquides ; à la surface de séparation, il se produit une zone foncée et, au-dessus, dans la solution acétique par conséquent, un anneau de couleur bleu foncé.

4° Enfin dans la dernière capsule, on ajoute 1/2 c. c. d'acide chlorhydrique concentré qui, à froid, donne une coloration d'abord jaune, puis devenant peu à peu verdâtre.

ESSAI DES GRANULES DE STRYCHNINE

Caractérisation. — On prend 30 granules que l'on pulvérise très finement et la poudre obtenue est épuisée à froid par du chloroforme pur. La liqueur chloroformique est répartie dans deux capsules de porcelaine et on évapore au bain-marie leur contenu.

Le résidu de chacune des évaporations est soumis aux deux réactions suivantes caractéristiques de la strychnine.

1° Dans l'une des capsules, on ajoute 15 gouttes d'acide sulfurique concentré pur, le résidu se dissout et par l'addition d'un petit cristal de bichromate de potasse, il se développe à froid une coloration bleu violacé, passant assez rapidement au rouge, puis au vert sale.

2° Si on traite à l'ébullition le résidu de la seconde capsule avec de l'acide chlorhydrique et si, au liquide bouillant, on ajoute une trace d'acide azotique, le mélange prend une coloration jaune devenant ensuite rouge sang.

Dosage de la strychnine. — On épuise à froid par du chloroforme 30 granules pulvérisés; la solution chloroformique filtrée est évaporée au bain-marie et le résidu est repris par 20 c. c. d'acide chlorhydrique normal au 1/100°; on fait digérer quatre ou cinq minutes à une température de 35° à 40°, on filtre et on a soin de laver le filtre jusqu'à ce que les eaux de lavage ne présentent plus de réaction acide. A la liqueur aqueuse refroidie et acide, on ajoute

4 gouttes de teinture de cochenille qui colore la solution en rouge jaunâtre et on verse, à l'aide d'une burette graduée, une solution de soude normale au 1/100° jusqu'à virage à la teinture rouge violacé. En retranchant de 20 c. c. le nombre de centimètres cubes de soude employés à la saturation, on obtient le nombre de centimètres cubes d'acide chlorhydrique normal au 1/100° nécessaire à la saturation de l'alcaloïde contenu dans les 30 granules essayés.

1 c. c. d'acide normal au 1.100° correspond à 0 gr. 0034 de strychnine ; il suffit donc de multiplier ce chiffre par le nombre de centimètres cubes trouvé pour avoir la proportion de strychnine des 30 granules.

Nota. — Lorsqu'il s'agit de doser la strychnine dans les granules à base d'un sel de strychnine (sulfate, arséniate, etc.), il faut épuiser les granules pulvérisés par un mélange de 3 parties de chloroforme et d'une partie d'alcool à 95° contenant 5 p. 100 d'ammoniaque. On évapore la liqueur filtrée et on chauffe au bain-marie jusqu'à disparition de toute trace d'ammoniaque. Le résidu est ensuite traité par 20 c. c. d'acide chlorhydrique normal au 1.100° et le titrage est terminé comme précédemment.

ESSAI DES CAPSULES DE CRÉOSOTE

Pratiquement, la créosote ne se prête pas, à l'état pur, à un enrobage à la gélatine ; on a l'habitude, dans le commerce, de la dissoudre au préalable dans une huile fixe.

Pour s'assurer de la teneur en créosote de la préparation, il faut déterminer quantitativement ce principe.

1° **Méthode de Sapin.** — On prend 50 capsules, on les fait macérer pendant quelques heures à froid avec une quantité d'eau distillée suffisante pour les recouvrir, on chauffe ensuite pour dissoudre l'enveloppe gélatineuse. Par refroidissement, la couche inférieure se solidifie et la couche supérieure liquide, qui se compose de l'huile et de créosote, est traitée par 25 c. c. d'éther ; on agite, on décante la liqueur éthérée dans un ballon taré. La couche gélatineuse est de nouveau solidifiée et on procède à un deuxième épuisement à l'éther. Tous les liquides éthérés sont distillés au bain-marie, on sèche le ballon et on pèse. Le poids obtenu représente celui de l'huile et de la créosote.

Pour séparer l'huile de la créosote, on ajoute au mélange, à deux reprises, 10 c. c. d'alcool à 94°, qui dissout la créosote ; on décante, on chauffe l'huile afin d'évaporer l'alcool et on pèse ; on obtient ainsi le poids de l'huile qu'il suffit de retrancher du poids total trouvé précédemment pour avoir le poids de la créosote.

Il faut ajouter que l'auteur s'est assuré qu'en soumettant

à la distillation un mélange d'huile, de créosote et d'éther, la créosote n'était pas entraînée, du moins sensiblement, par les vapeurs d'éther. Toutefois les résultats obtenus ne sont pas rigoureusement exacts, car l'alcool tenant en dissolution la créosote dissout en même temps une faible proportion d'huile fixe.

Méthode de J. Bougault. — On pèse d'abord une vingtaine de capsules que l'on ouvre ensuite avec des ciseaux et on les vide. Puis, les enveloppes sont coupées en petits morceaux et lavées à l'éther. Après lavage suffisant et dessiccation à l'air libre, on réunit les débris des vingt enveloppes et on les pèse. On a ainsi par différence le poids du contenu des capsules.

D'autre part, on chauffe au bain-marie bouillant, une quantité connue du liquide extrait des capsules, et on suit la diminution des poids par des pesées faites toutes les demi-heures à partir de la cinquième ou de la sixième heure. On obtient ainsi la perte de poids maxima ; ce maximum est atteint après six à huit heures de chauffage ; par un chauffage plus prolongé, le mélange augmente ensuite de poids, mais très lentement, sans doute par fixation d'oxygène. Quand on a par suite déterminé la perte de poids maxima, il est facile ensuite d'en déduire la teneur en créosote de la capsule.

J. Bougault donne l'exemple suivant :

```
20 capsules pleines pèsent . . . . .   18 gr. 160
Les enveloppes des 20 capsules. . .   10 gr. 700
Huile et créosote. . . . . . . . . .    7 gr. 460
```

Chaque capsule contient donc 0 gr. 373 de liquide. On constate d'autre part que 5 gr. 028 du liquide extrait des capsules perdent au bain-marie bouillant 1 gr. 237, 5 gr. 028 représentent $\dfrac{5,028}{0,373} = 13,46$ capsules, cela fait une perte pour chaque capsule de $\dfrac{1,237}{13,46} = 0,092$.

Dans la pratique, il faut ajouter à ce résultat environ 3 p. 100 pour des causes d'erreur reconnues dans les expériences comparatives; ce qui fait, par l'exemple choisi, environ 0,095 de créosote par capsule.

ESSAI DES CAPSULES D'EUCALYPTOL

Dans les capsules du commerce, l'eucalyptol est quelquefois remplacé complètement ou partiellement par de l'*essence d'eucalyptus*. Le plus souvent l'eucalyptol est additionné d'*essence de térébenthine* ou de *composés phénoliques*.

Pour rechercher l'essence d'eucalyptus ou l'essence de térébenthine, on prépare tout d'abord un réactif composé d'une partie de brome dissous à froid, vers 0°, dans quatre parties de chloroforme. Ce mélange produit, avec l'eucalyptol pur, une coloration jaune verdâtre, qui devient bientôt jaune rougeâtre et cette coloration exige un nombre de gouttes du réactif beaucoup moins considérable que dans le cas où l'on opère sur l'essence d'eucalyptus et l'essence de térébenthine.

Dans l'essai des capsules d'eucalyptol, on prélève dans les capsules au moyen d'un tube effilé, cinq gouttes du liquide qu'elles renferment et on ajoute le réactif goutte à goutte jusqu'à ce que l'on obtienne la coloration jaune vert ou la coloration jaune rouge.

Avec les données suivantes on peut apprécier approximativement les quantités d'essence d'eucalyptus ou de térébenthine ajoutées frauduleusement à l'eucalyptol examiné :

	COLORATIONS OBTENUES AVEC LE RÉACTIF	
	jaune vert.	jaune rouge.
Eucalyptol pur	4 gouttes.	8 gouttes.
Essence de térébenthine rectifiée.	Pas encore de coloration avec 250	—
Essence d'eucalyptus	25 gouttes.	95 —

	COLORATIONS	
	OBTENUES AVEC LE RÉACTIF	
	jaune vert.	jaune rouge.
Eucalyptol renfermant 5 p. 100 en volume d'essence d'eucalyptus .	11 gouttes.	18 gouttes.
Eucalyptol renfermant 2,5 p. 100 en volume d'essence d'eucalyptus	7 —	12 —
Eucalyptol renfermant 2,5 p. 100 en volume d'essence de térébenthine	16 —	23 —
Essence d'eucalyptus renfermant 2,5 p. 100 en volume d'essence de térébenthine	135 gouttes.	

(A. SCHAMELHOUT.)

TROISIÈME PARTIE

ESSAI DES MÉDICAMENTS MÉTALLOÏDIQUES ET MINÉRAUX

ESSAI DE L'EAU OXYGÉNÉE

L'eau oxygénée pour les usages pharmaceutiques est une solution diluée d'eau oxygénée pouvant dégager douze fois son volume d'oxygène.

Caractérisation. — La solution d'eau oxygénée est un liquide incolore, à saveur métallique et à réaction légèrement acide ; sa densité à 15° est de 1006 à 1012. Elle présente les réactions suivantes :

1° On fait un mélange de 8 à 10 c. c. d'eau distillée, d'une goutte d'une solution saturée de chromate de potasse et de 10 gouttes d'acide sulfurique au 1/10°.

On ajoute quelques gouttes d'eau oxygénée et 2 à 3 c. c. d'éther ; on agite, l'éther se sépare avec une belle coloration bleu vif.

2° L'eau oxygénée décolore une solution étendue de permanganate de potasse légèrement acidulée par l'acide sulfurique.

3° L'eau oxygénée réagit sur l'iodure de potassium amidonné en donnant de l'iodure bleu d'amidon.

4° On met dans une éprouvette 5 c. c. d'une solution contenant 0 gr. 03 de bichromate de potasse et 5 gouttes d'aniline par litre et on ajoute 5 c. c. d'eau oxygénée et une goutte d'une solution à 5 p. 100 d'acide oxalique. Il se produit une coloration rouge violacé.

Essai. — L'eau oxygénée possède toujours une réaction acide due à une petite quantité d'acide libre ajoutée pour assurer sa conservation, mais sa proportion doit être telle que 50 c. c. d'eau oxygénée ne doivent pas exiger plus de 0 c. c. 5 de solution normale de potasse pour saturer leur acidité, la phénolphtaléine étant employée comme réactif indicateur.

Elle ne doit pas renfermer de *sels de baryum;* par suite, elle ne doit pas précipiter quand on traite 10 c. c. d'eau oxygénée par quelques gouttes d'acide sulfurique dilué.

L'eau oxygénée contient quelquefois de l'*acide hydrofluosilicique* que l'on recherche de la façon suivante : on alcalinise 50 c. c. d'eau oxygénée par quelques gouttes de solution de potasse pure et on évapore à siccité, le résidu est mis dans un verre de montre, additionné d'une goutte ou deux d'acide sulfurique et on place celui-ci pendant quelques heures dans une étuve modérément chauffée. La surface du verre de montre porte des empreintes de corrosion, si l'eau oxygénée contient de l'acide hydrofluosilicique.

Titrage de l'eau oxygénée. — L'eau oxygénée médicinale doit titrer douze volumes, c'est-à-dire qu'elle doit dégager douze fois son volume d'oxygène. Pour vérifier ce titre, on emploie le permanganate de potasse, qui décompose l'eau oxygénée acidulée par l'acide sulfurique, celui-ci cède tout son oxygène disponible en entraînant un volume égal d'oxygène emprunté au permanganate de potasse. La réaction est la suivante :

$$5\ H^2O^2 + 2\ MnO^4K + 3\ SO^4H^2 = 2\ SO^4Mn + SO^4K^2 + 8H^2O + 10\ O.$$

En employant la solution déci-normale de potasse à 3 gr. 17 par litre, on voit qu'un centimètre cube de cette solution correspond à 0 gr. 0008 d'oxygène provenant de l'eau oxygénée ou, en volume, à 0 c. c. 56.

Pour effectuer ce titrage, on opère de la façon suivante : on verse, dans un verre à expériences, au moyen d'une pipette graduée, 1 c. c. d'eau oxygénée, puis 50 c. c. environ d'eau distillée et 1 c. c. d'acide sulfurique pur ; on agite et on laisse couler dans le mélange la solution déci-normale de permanganate de potasse en agitant continuellement jusqu'à coloration rose persistante. Cette coloration obtenue, on lit le nombre de centimètres cubes employés à produire la réaction et ce nombre, multiplié par 0,56, donne le titre de l'eau oxygénée en volume (Deroide).

Le Codex de 1908 a adopté cette méthode de dosage et il ajoute que 1 c. c. d'eau oxygénée officinale au titre de 12 volumes devra exiger 21 c. c. 5 de solution de permanganate.

ESSAI DE L'IODE

Caractérisation. — Lames friables d'un noir bleuté, possédant un éclat métallique, d'une odeur spéciale.

L'iode chauffé dégage des vapeurs violettes; il est soluble dans 5.000 parties d'eau, soluble dans l'éther et l'alcool en donnant une solution brune. Dissous dans le chloroforme. la benzine, le sulfure de carbone, il donne une solution violette.

L'eau agitée avec de l'iode pulvérisé se colore en jaune clair et la solution, traitée par l'empois d'amidon, prend une coloration bleue qui disparaît par la chaleur et reparaît par le refroidissement.

Essai. — L'iode peut renfermer, comme impuretés, de l'*eau*, de l'*iodure de cyanogène*, du *chlorure d'iode* ou du *chlore*. On le falsifie par addition de *graphite*, d'*ardoise*, de *bioxyde de manganèse* ou de *galène*

a) **Recherche de l'eau.** — On dissout une certaine quantité d'iode dans du chloroforme pur, la liqueur doit être claire et limpide; si l'iode retient de l'eau, celle-ci se sépare en gouttelettes au sein de la solution.

b) **Recherche de l'iodure de cyanogène**. — On agite 0 gr. 50 d'iode pulvérisé avec 20 c. c. d'eau distillée; on filtre; à la liqueur filtrée, on ajoute goutte à goutte une solution d'hyposulfite de soude jusqu'à décoloration de la liqueur, puis 0 gr. 20 à 0 gr. 25 de sulfate ferreux, une goutte de perchlorure de fer et 1 c. c. environ de lessive de soude ; on chauffe légèrement le mélange, puis on sursature par l'acide chlorhydrique. Lorsque l'iode contient de l'iodure de cyanogène, il se forme un précipité de bleu de Prusse qui, s'il est peu abondant, colore la liqueur en bleu verdâtre et se dépose au bout de quelques heures.

c) **Recherche du chlorure d'iode et du chlore.** — On triture comme précédemment 0 gr. 50 d'iode pulvérisé avec 20 c. c. d'eau distillée. Au liquide filtré, on ajoute un excès d'azotate d'argent, on laisse déposer le précipité formé, on décante la liqueur surnageante et le précipité est traité par l'ammoniaque étendue d'eau. La liqueur filtrée est additionnée d'un excès d'acide azotique, on obtient un trouble ou un précipité, si l'iode est souillé par du chlore ou du chlorure d'iode.

d) **Recherche du graphite, de l'ardoise, du bioxyde de manganèse et de la galène.** — Les substances fixes précipitées restent comme résidu, lorsqu'on a volatilisé quelques décigrammes d'iode chauffés dans une capsule de porcelaine, ou lorsqu'on dissout le métalloïde dans une solution aqueuse d'hyposulfite de soude. Le résidu est soumis à une analyse qualitative méthodique.

Titrage de l'iode. — D'après la *Pharmacopée des États-Unis*, l'iode doit renfermer 98,85 d'iode pur et correspondre à l'essai suivant : on dissout 0 gr. 32 du produit à examiner dans 20 c. c. d'eau, on ajoute 1 gramme d'iodure de potassium et quelques gouttes d'empois d'amidon. Dans ce mélange, on verse goutte à goutte une solution déci-normale d'hyposulfite de soude jusqu'à disparition de la couleur bleue. Il faut, dans cet essai, une addition d'au moins 25 c. c. d'hyposulfite de soude déci-normal, ce qui correspond à une teneur en iode minima de 98,85 p. 100. (Voir le dosage du Codex, p. 359.)

ESSAI DU SOUFRE

Caractérisation. — On emploie en pharmacie le soufre sublimé lavé et le soufre précipité.

Le soufre sublimé lavé est une poudre de couleur jaune citron sans odeur, ni saveur, insoluble dans l'eau, insoluble dans l'alcool et l'éther, soluble dans le sulfure de carbone.

Le soufre précipité est une poudre fine de couleur blanc jaunâtre et qui dégage, surtout lorsqu'il a été nouvellement préparé, une odeur faible d'hydrogène sulfuré.

Le soufre brûle, au contact de l'air, avec une flamme bleue, en dégageant de l'anhydride sulfureux à odeur piquante et irritante.

Le soufre, traité à l'ébullition par l'acide azotique dilué au 1/4, s'oxyde en donnant de l'acide sulfurique : la liqueur étendue d'eau fournit avec de l'azotate de baryte un précipité de sulfate de baryte, insoluble dans les acides.

Essai. — Le soufre lavé peut renfermer comme impuretés des traces d'*acide sulfurique*, des *matières terreuses*, de l'*arsenic* et, si le soufre provient de la calcination des pyrites, il peut contenir en outre du *sélénium*.

Le soufre précipité, mal lavé, peut être souillé d'*acide chlorhydrique* et de *chlorure de sodium*.

Il peut avoir été aussi additionné frauduleusement de *sulfate* ou de *carbonate de chaux*.

Le soufre lavé et le soufre précipité doivent brûler sans

donner aucun résidu (absence de matières terreuses, de sulfate ou de carbonate de chaux) ; humectés d'eau, ils ne doivent plus rougir le papier de tournesol.

a) **Recherche de l'acide sulfurique**. — On triture 5 grammes de soufre avec 20 grammes d'eau distillée, puis on filtre.

Le filtrat donne, avec l'azotate de baryte, un précipité blanc de sulfate de baryte, insoluble dans les acides.

b) **Recherche de l'arsenic**. — On fait digérer pendant un quart d'heure 2 grammes de soufre avec 10 c. c. d'ammoniaque étendue de son volume d'eau. On filtre et on sursature la liqueur filtrée par de l'acide chlorhydrique ; on observe un trouble ou un précipité jaune de sulfure d'arsenic, lorsque le soufre est arsénical.

Si le produit n'est souillé que par des traces du composé arsénical, il est préférable de fondre une partie de soufre avec 5 parties d'azotate de potasse ; après refroidissement, on traite le produit de la fusion par de l'acide sulfurique, on chauffe pour enlever toute trace d'acide azotique, on étend d'eau et on introduit la solution dans l'appareil de Marsh pour voir s'il se forme des taches d'arsenic (Richter).

c) **Recherche du sélénium**. — On agite, dans un petit ballon, 4 grammes de soufre avec une égale quantité d'acide nitrique et 8 à 12 grammes d'acide chlorhydrique ; on chauffe la masse jusqu'à ce qu'elle devienne écumeuse, puis on la fait digérer pendant quelques minutes à une douce chaleur, en agitant de temps en temps. On dilue alors le mélange dans un peu d'eau et on filtre ; la liqueur filtrée, traitée par le bisulfite de soude, donne un précipité rouge cinabre devenant bleu noir par la chaleur, dans le cas de la présence du sélénium. Le mélange d'acide nitrique et d'acide chlorhydrique oxyde le sélénium en le transformant en acide sélénieux que le bisulfite réduit ensuite en précipitant le sélénium à l'état très divisé (GILKINET).

On peut encore mettre le sélénium en évidence de la façon suivante : on fait bouillir 5 grammes de soufre avec une solution contenant 0 gr. 50 de cyanure de potassium dissous dans 5 c. c. d'eau, on filtre. Le liquide filtré, acidulé avec de l'acide chlorhydrique, se colore en rouge au bout d'un certain temps, si le soufre est souillé de sélénium.

d) **Recherche de l'acide chlorhydrique et du chlorure de sodium**. — On traite 5 grammes de soufre précipité avec 20 grammes d'eau bouillante, on filtre. Le filtrat précipite par l'azote d'argent, lorsque le soufre contient de l'acide chlorhydrique ou du chlorure de sodium.

ESSAI DE L'ACIDE PHOSPHORIQUE
OFFICINAL

Caractérisation. — L'acide phosphorique officinal est un
liquide limpide, incolore, inodore; étendu d'eau, il présente
une réaction fortement acide. Il doit renfermer 50 p. 100
d'acide phosphorique PO^4H^3. Neutralisé exactement par
l'ammoniaque, l'acide phosphorique donne, avec une solution aqueuse de nitrate d'argent, un précipité jaune de
phosphate tribasique d'argent soluble dans l'acide azotique
et dans l'ammoniaque. La solution aqueuse, sursaturée
d'ammoniaque, donne un précipité cristallin de phosphate
ammoniaco-magnésien, lorsqu'on l'additionne d'un mélange
de sulfate de magnésie et de chlorhydrate d'ammoniaque.
Ce précipité est soluble dans l'acide acétique dilué.

Essai. — L'acide phosphorique peut renfermer, comme
impuretés, de l'*acide azotique*, de l'*acide arsénique*, de l'*acide
phosphoreux* et, s'il a été retiré des os, de l'*acide sulfurique*
et des *combinaisons calciques* ou *magnésiennes*.

a) **Recherche de l'acide azotique**. — On porte à l'ébullition 2 c. c. d'acide phosphorique additionnés d'une goutte
de solution d'indigo. La liqueur se décolore, s'il y a des
traces d'acide azotique. On peut encore effectuer cette
recherche de la façon suivante : on ajoute à 2 c. c. d'acide

phosphorique son volume d'acide sulfurique concentré et
pur et, au-dessus, on verse doucement une solution de sulfate ferreux. On perçoit, si le produit renferme de l'acide
azotique, une zone brune à la limite de séparation des deux
couches.

b) **Recherche de l'acide arsénique**. — Un échantillon
d'acide phosphorique est additionné de quelques gouttes
de bisulfite de soude pour réduire l'acide arsénique à l'état
d'acide arsénieux et, dans le mélange chauffé, on fait passer
un courant prolongé d'hydrogène sulfuré. S'il y a de l'arsenic, on obtiendra un précipité jaune de sulfure d'arsenic
soluble dans l'ammoniaque.

L'arsenic pourra encore être décelé en traitant 5 c. c.
d'acide phosphorique par 8 c. c. d'acide chlorhydrique pur
et concentré et ajoutant 1 gramme de protochlorure d'étain
cristallisé; on chauffe au bain-marie, on obtiendra une
coloration brune ou même un précipité brun.

c) **Recherche de l'acide phosphoreux**. — L'acide phosphorique, souillé d'acide phosphoreux, donne un précipité
de calomel quand on le fait bouillir avec une solution de
sublimé.

d) **Recherche de l'acide sulfurique**. — Pour mettre
l'acide sulfurique en évidence, on traite 5 grammes d'acide
phosphorique, étendu de son volume d'eau distillée, par
quelques gouttes de solution de chlorure de baryum et
d'acide azotique, on chauffe à l'ébullition. La formation d'un
trouble ou d'un précipité indique la présence de l'acide sulfurique.

e) **Recherche des combinaisons calciques et magnésiennes**. — On prend 5 c. c. d'acide phosphorique que l'on

étend de trois volumes d'eau et d'un volume d'alcool, on sursature par l'ammoniaque et on ajoute de l'oxalate d'ammoniaque ; on observe un trouble ou un précipité dans le cas de la présence des sels calciques ou magnésiens.

L'acide phosphorique officinal doit contenir 50 p. 100 de PO^4H^3. Voir le dosage prescrit par le Codex (ce volume, p. 468).

ESSAI DE LA POTASSE A L'ALCOOL

Caractérisation. — La potasse caustique se présente en masses blanches inodores, déliquescentes, dont la cassure examinée avec soin, paraît grenue ; elle est onctueuse au toucher ; elle désorganise facilement les tissus. Elle est très soluble dans l'eau et l'alcool.

La solution aqueuse de potasse est très alcaline au tournesol ; saturée par l'acide chlorhydrique dilué, elle donne, même en liqueur très étendue, avec le chlorure de platine un précipité cristallin de chloroplatinate de potassium. Une solution aqueuse diluée de potasse, sursaturée d'acide tartrique, fournit un précipité blanc cristallin de bitartrate de potasse.

Essai. — La potasse à l'alcool mal purifiée peut renfermer toutes les impuretés que l'on rencontre dans la potasse à la chaux : *carbonate, chlorure, sulfate, nitrate, silicate de potasse,* de la *chaux,* de l'*albumine* ou du *fer*.

a) **Recherche du carbonate de potasse.** — La potasse partiellement carbonatée abandonne un résidu cristallin, quand on ajoute à la solution aqueuse très concentrée trois ou quatre fois son volume d'alcool à 95°. Si la proportion de carbonate de potasse n'est pas trop élevée, celui-ci, insoluble dans l'alcool et rendu déliquescent par l'eau de la solution, se dépose sous forme d'un liquide dense ; lorsque la carbonatation est avancée, on obtient un résidu cristallin. Dans tous les cas, le résidu cristallin ou la liqueur dense aqueuse donne, avec les acides dilués, un dégagement d'acide carbonique.

b) **Recherche du chlorure du sulfate et de l'azotate de potasse**. — On dissout 5 grammes environ de potasse dans 50 c. c. d'eau. Cette solution, sursaturée par l'acide azotique, précipite par l'azotate d'argent (présence de chlorure), ou par l'azotate de baryte (présence de sulfate).

Pour mettre l'azotate de potasse en évidence, on dissout 0 gr. 50 de la potasse à examiner dans 5 c. c. d'eau, on ajoute 10 c. c. d'acide sulfurique pur et deux gouttes de solution d'indigo. On fait bouillir ; le liquide se décolore, si la potasse est souillée par du nitrate.

On peut encore avoir recours à l'essai suivant : la solution aqueuse de potasse est additionnée de son volume d'acide sulfurique concentré et, à la surface du mélange, on verse doucement une solution de sulfate ferreux : il se forme une coloration brune à la limite de séparation des deux couches : indice de la présence du nitrate.

c) **Recherche du silicate de potasse**. — La potasse, dissoute dans un volume d'eau, est sursaturée par l'acide chlorhydrique et on évapore à siccité. La silice précipitée est rendue insoluble par l'action de la chaleur ; il suffit de reprendre le produit de l'évaporation par l'eau ; si la solution est trouble : présence du silicate de potasse.

d) **Recherche de l'alumine et du fer.** — On sursature une solution aqueuse de potasse par de l'acide chlorhydrique ; on ajoute un excès d'ammoniaque : on obtient soit un précipité gélatineux (présence d'alumine) ou un précipité ocreux (présence du fer).

c) **Recherche de la chaux**. — La solution de potasse, sursaturée par l'acide acétique, précipitera par l'oxalate d'ammoniaque, si le produit contient de la chaux ou des sels de chaux solubles.

D'après le Codex de 1908, la potasse pure doit contenir au moins 90 p. 100 de KOH (Voir dosage, Codex 1908, p. 520).

ESSAI DU BROMURE DE POTASSIUM

Caractérisation. — Cristaux cubiques, incolores, de saveur salée, très solubles dans l'eau, solubles seulement dans 200 parties d'alcool à 90°.

La solution aqueuse de bromure de potassium, traitée par l'eau de chlore, se décompose avec mise en liberté de brome, la liqueur se colore et, si on agite avec du chloroforme, celui-ci se sépare, par le repos, avec une coloration jaune rougeâtre.

Le bromure de potassium, chauffé avec de l'acide nitrique concentré ou avec un mélange de bioxyde de manganèse et d'acide sulfurique, dégage des vapeurs suffocantes de brome.

Le bromure de potassium dissous dans de l'eau donne avec le chlorure de platine un précipité de chloroplatinate de potassium.

Le bromure de potassium, humecté d'acide chlorhydrique dilué et porté au moyen d'un fil de platine dans la flamme, la colore en bleu violacé.

Essai. — Le bromure de potassium peut renfermer comme impuretés : des *chlorures*, des *iodures*, du *bromate*, des *carbonates*, des *sulfates* ou des *azotates*.

a) **Recherche des chlorures**. — On fait une solution de bromure de potassium au centième ; on en prend environ 10 c. c. que l'on précipite par l'azotate d'argent. On recueille le précipité qui, après lavage, est entraîné dans un petit flacon. On décante le liquide aqueux, on ajoute 10 c. c. d'eau et 1 c. c. d'ammoniaque pure et on laisse en contact pendant quelques heures. Dans ces conditions de dilution, l'ammoniaque ne dissout pas sensiblement le bromure d'argent, tandis que le chlorure d'argent se dissout facilement.

Pour régénérer l'acide chlorhydrique du chlorure d'argent dissous dans la liqueur ammoniacale filtrée, on chauffe à l'ébullition cette dernière jusqu'à ce que toute odeur ammoniacale ait complètement disparu et on ajoute un excès d'hydrogène sulfuré. On fait ensuite bouillir pour amener le volume à 10 c. c. environ, et on filtre dans un petit ballon. Dans cette liqueur, on caractérise l'acide chlorhydrique par le réactif de VILLIERS, formé par :

Solution aqueuse saturée d'aniline incolore. .   100 c. c.
Solution aqueuse saturée d'orthotoluidine . .   20 c. c.
Acide acétique . . . .   30 c. c.

A ces 10 c. c. de liquide filtré, on ajoute 5 c. c. d'un mélange à volumes égaux d'acide sulfurique et d'eau, puis 10 c. c. d'une solution saturée de permanganate de potasse, pour mettre en liberté le brome et le chlore à rechercher. On bouche le ballon avec un bouchon traversé par un tube coudé et effilé. On chauffe doucement en recueillant le gaz dans 3 à 5 c. c. du réactif précédent, contenu dans un tube à essai plongeant dans l'eau froide. Quand le brome renferme du chlorure, même en minimes quantités, il se forme une coloration bleue devenant rouge violet à chaud, ou à froid au bout de quelque temps. Si le bromure est pur, on n'obtient qu'un précipité blanc (A. VILLIERS et M. FAYOLLES).

On trouvera dans le Codex de 1908 (p. 511) un autre procédé pour déceler les chlorures.

8.

b) **Recherche des iodures**. — On fait une solution aqueuse de bromure de potassium au vingtième dont on prélève 5 c. c. auxquels on ajoute 1 à 2 gouttes de perchlorure de fer, on plonge un instant le tube dans un bain-marie bouillant. On refroidit, on ajoute 2 c. c. de chloroforme et on agite, la liqueur chloroformique se colore grâce à l'iode mis en liberté par le perchlorure de fer.

c) **Recherche du bromate**. — On ajoute à 10 c. c. d'une solution de bromure de potassium au vingtième 10 gouttes d'acide sulfurique dilué et 2 c. c. de chloroforme et on agite.

Le chloroforme se sépare avec une couleur jaune due au brome mis en liberté, par suite de l'action de l'acide sur le mélange de bromate et de bromure.

On peut, d'après BILTZ, déceler des quantités très faibles de bromate de la façon suivante : on met 0 gr. 50 à 1 gramme de bromure de potassium dans une capsule de porcelaine, et on ajoute 2 gouttes d'acide sulfurique dilué, on obtient immédiatement une coloration jaune encore perceptible avec un bromure contenant 0 gr. 50 de bromate p. 100.

d) **Recherche des carbonates et des sulfates**. — Le bromure de potassium en solution précipitera par l'eau de chaux récemment filtrée, s'il contient du carbonate de potasse ; de plus, la réaction de la solution sera alcaline au tournesol.

La solution aqueuse, acidulée par l'acide chlorhydrique, troublera par le chlorure de baryum, s'il contient des sulfates.

e) **Recherche des nitrates**. — On chauffe 1 gramme de bromure avec 5 grammes d'eau, 1 gramme de limaille de fer, 1 gramme de limaille de zinc et 1 gramme de potasse caustique, en opérant dans un petit ballon fermé avec un bouchon traversé par un tube coudé et effilé. On dirige les vapeurs dans le réactif de Nessler, qui devient jaune rougeâtre, s'il se dégage de l'ammoniaque, provenant de la réduction de l'acide azotique (Gilkinet).

Titrage du bromure de potassium. — Le Codex de 1908 (p. 511) dose le bromure de potassium par voie pondérale à l'état de bromure d'argent. D'après la Pharmacopée française, le bromure de potassium doit titrer au moins 98 p. 100 de sel pur.

On peut, plus rapidement, faire le dosage du bromure par voie volumétrique : à cet effet, on dissout 1 gramme de bromure de potassium, desséché à 100°, dans 50 c. c. d'eau ; on prélève 10 c. c. de la solution à laquelle on ajoute 2 à 3 gouttes d'une solution saturée à froid de chromate jaune de potasse et, dans ce mélange, on verse peu à peu, au moyen de la burette graduée de la liqueur déci-normale d'azotate d'argent jusqu'à apparition d'une teinte rouge faible. Comme chaque centimètre cube d'azotate d'argent déci-normal correspond à 0 gr. 0119 de bromure, le nombre n de c. c., trouvé dans le dosage, est multiplié successivement par 0,0119 et par 5, et on obtient la proportion de bromure de potassium pur contenu dans 1 gramme de sel sec.

ESSAI DE L'IODURE DE POTASSIUM

Caractérisation. — Cristaux en trémies cubiques, incolores et transparents ; dans le commerce, ils sont souvent opaques par suite de la présence d'une petite quantité de carbonate de potasse ; leur saveur est salée et piquante.

L'iodure de potassium est très soluble dans l'eau en donnant une solution neutre. Il est soluble dans l'alcool et la glycérine.

La solution d'iodure de potassium traitée par de l'azotate d'argent donne un précipité jaunâtre cailleboté, insoluble dans l'ammoniaque et l'acide azotique, mais soluble dans le cyanure de potassium et l'hyposulfite de soude.

L'iodure de potassium, chauffé avec un mélange de bioxyde de manganèse et d'acide sulfurique, dégage des vapeurs violettes d'iode bleuissant le papier amidonné.

Quelques gouttes d'eau de chlore, versées dans une solution d'iodure de potassium, mettent l'iode en liberté et, si on agite le produit de la réaction avec du chloroforme, celui-ci se sépare en dissolvant l'iode libre et en se colorant en violet pourpre.

L'iodure de potassium, en solution concentrée, additionné d'acide tartrique donne un précipité cristallin de crème de tartre ; traité par le chlorure de platine, un précipité de chloroplatinate de potasse.

Essai. — L'iodure de potassium peut renfermer comme

impuretés de l'*iodate* et du *carbonate de potasse*. Il peut être falsifié par des *chlorures* et *bromures alcalins*, par du *nitrate de soude*, du *chlorure de magnésium* ou du *chlorure de calcium*.

a) **Recherche de l'iodate.** — Pour reconnaître l'iodate, on dissout 2 grammes d'iodure dans 2 c. c. d'eau distillée bouillie en se mettant à l'abri d'une lumière trop vive; on ajoute quelques gouttes d'empois d'amidon, puis 10 c. c. d'une solution d'acide tartrique au dixième. Si l'iodure contient de l'iodate, on observe une coloration bleue immédiate par suite de la mise en liberté d'iode et de formation d'iodure d'amidon (ROBINEAU et ROLLIN).

b) **Recherche du carbonate de potasse.** — La présence du carbonate de potasse se reconnaît en ce que la solution aqueuse de l'iodure de potassium ramène au bleu le papier de tournesol rouge ; de plus, l'iodure, traité par l'alcool à 95°, laisse un résidu insoluble qui se résout en une couche aqueuse très dense par suite de l'hygroscopicité du carbonate de potasse; ce résidu, solide ou aqueux, fait effervescence avec les acides. Ajoutons que l'iodure de potassium souillé de carbonate de potasse est toujours en cristaux humides. D'après le Codex de 1908, la proportion d'alcali libre ou carbonaté ne doit pas dépasser 1 p. 100.

c) **Recherche des chlorures et bromures alcalins.** — Les chlorures de potassium et de sodium se reconnaissent en dissolvant 2 grammes environ d'iodure de potassium dans de l'eau et précipitant la solution par un excès d'azotate d'argent. On laisse déposer le précipité que l'on traite par l'ammoniaque qui dissout le chlorure d'argent. La liqueur ammoniacale filtrée est sursaturée par de l'acide azotique : le précipité de chlorure d'argent primitivement dissous se reforme.

Si l'iodure soumis à l'essai renferme du bromure, le sel argentique soluble dans l'ammoniaque peut être formé par un mélange de chlorure et de bromure d'argent. Aussi faut-il s'assurer de la nature de ce précipité argentique. A cet effet, ce dernier est lavé à l'eau bouillante, puis mis dans un petit ballon avec de l'acide sulfurique dilué au tiers et quelques lamelles de zinc. On chauffe doucement jusqu'à l'ébullition, on étend d'eau et on filtre. Une partie du liquide filtré est évaporé à siccité et additionné d'acide sulfurique concentré et de bichromate de potasse, et on chauffe dans un tube à essai fermé par un bouchon donnant accès à un tube à dégagement. Les vapeurs se rendent dans de l'eau ammoniacale qui se colore en jaune par l'acide chlorochromique formé, lorsque le mélange des sels d'argent examiné renferme des chlorures.

Dans une autre partie du liquide provenant de la réduction du précipité argentique par le zinc, on ajoute goutte à goutte de l'eau de chlore, puis du sulfure de carbone et on agite. Ce dernier se colore en jaune brun, si l'iodure examiné renferme des bromures.

On peut encore caractériser le bromure dans l'iodure de potassium en dissolvant une petite quantité de ce sel dans l'eau distillée, ajoutant du perchlorure de fer et faisant bouillir pendant quelques minutes jusqu'à cessation complète de vapeurs d'iode ; dans ces conditions, le bromure n'est pas décomposé et il suffit ensuite de refroidir le mélange et d'y ajouter un peu d'eau de chlore et du sulfure de carbone qui, par agitation, se colore en jaune brun, si le sel essayé contient du bromure.

d) **Recherche du nitrate de soude.** — Pour mettre le nitrate de soude en évidence dans l'iodure, on dissout 2 grammes de sel à examiner dans 20 c. c. d'eau distillée et on précipite par une solution de sulfate d'argent. On filtre

et on évapore à siccité. Le résidu sec est traité dans un tube
à essai avec de l'acide sulfurique concentré et quelques
copeaux de cuivre. Si, en chauffant doucement, il se forme
des vapeurs rutilantes, c'est que l'iodure examiné contenait
des nitrates.

On peut encore ajouter à une solution d'iodure de potassium de la lessive de potasse et un mélange de limaille de
fer et de zinc. Il se dégage de l'hydrogène naissant qui transforme l'acide nitrique en ammoniaque, lequel se dégage, et
si on fait arriver les vapeurs dans le réactif de NESSLER,
celui-ci se colore en brun.

e) **Recherche du chlorure de magnésium et du chlorure de calcium.** — La solution aqueuse d'iodure, additionnée de chlorhydrate d'ammoniaque et de carbonate de
soude, précipite dans le cas de la présence d'un sel de
calcium et la liqueur, filtrée pour séparer le carbonate de
chaux insoluble, additionnée de phosphate de soude donne
un dépôt cristallin de phosphate ammoniaco-magnésien,
lorsque le sel est souillé de chlorure de magnésium.

Dosage de l'iodate dans l'iodure de potassium. — On
prend 4 à 5 grammes de l'iodure à examiner que l'on dissout dans 300 c. c. d'eau distillée, on ajoute 20 c. c. d'acide
sulfurique dilué à 2 p. 100. De l'iode est mis en liberté
d'après la formule suivante :

$$5 \; \text{HI} + \text{IO}^3\text{H} = 3 \; H^2O + 3 \; I^2$$

L'iode libre est ensuite titré à l'aide d'une solution déci-
normale d'hyposulfite de soude. Une molécule d'hyposulfite
correspond à un équivalent d'iode et par suite à 1/6e de
molécule d'iodate, c'est-à-dire à $\dfrac{214}{6} = 35{,}66$ d'iodate et
1 c. c. de la solution décinormale d'hyposulfite correspond à

0 gr. 003566 d'iodate. Par suite, dès que l'on a ajouté l'acide sulfurique dilué à la solution iodurée, on agite et, à l'aide d'une burette graduée, on ajoute goutte à goutte la solution d'hyposulfite jusqu'à décoloration de la liqueur iodée.

Le nombre de centimètres cubes d'hyposulfite employés, multiplié par 0,003566, donne la quantité d'iodate contenue dans la prise d'essai (GIGLI).

Titrage de l'iodure de potassium. — 1° MÉTHODE DENIGÈS. — G. DENIGÈS a appliqué sa méthode cyano-argenti-métrique au dosage de l'iodure de potassium (Voir dans cette collection : *Précis de chimie analytique*, de DENIGÈS, 3° édition, p. 652).

2° MÉTHODE DE PERSONNE MODIFIÉE PAR P. CARLES. — Ce procédé est basé sur ce fait que si on ajoute une solution de bichlorure de mercure à de l'iodure de potassium en solution étendue, on obtient un iodure double de potassium et de mercure soluble suivant la réaction :

$$4 \text{ KI} + \text{HgCl}^2 = \text{HgI}^2, 2 \text{ KI} + 2 \text{ KCl}$$

Si l'on ajoute une dose de sublimé supérieure à celle qui est nécessaire pour former l'iodure double, il se forme un précipité rouge d'iodure mercurique qui colore le mélange en rouge rosé.

Pour éviter la dissociation par l'eau de l'iodure double de potassium et de mercure, P. CARLES prépare de la façon suivante les solutions nécessaires pour le titrage :

1° On dissout 13 gr. 55 de sublimé dans 250 c. c. d'alcool à 95° et on ajoute de l'eau pour compléter le volume d'un litre. Cette liqueur renferme le 1/10° d'équivalent du sel mercurique.

2° On prépare, d'autre part, une solution aqueuse de l'iodure de potassium à essayer et contenant 2/10° d'équivalent par litre ou 3 gr. 32 d'iodure pour 100 c. c. Mais, pour éviter la dissociation de l'iodure double signalée plus haut, cette proportion d'iodure est dissoute dans un mélange de 85 c.c. d'eau et d'une quantité suffisante d'alcool pour compléter les 100 c. c.

On procède ensuite au titrage : à cet effet, on prélève 10 c. c. de la solution d'iodure dans laquelle on verse goutte à goutte, au moyen d'une burette graduée en dixièmes de centimètre cube, la solution de bichlorure de mercure, on arrête l'affusion de la liqueur mercurielle dès qu'une goutte amène une coloration rosée persistante formée par le biiodure de mercure insoluble. Le nombre de divisions de la burette indique en centièmes la proportion d'iodure de potassium pur. Si celui-ci était pur, on devrait employer 100 divisions c'est-à-dire 10 c. c. de liqueur mercurielle.

3⁰ Le Codex, de 1908 (voir ce volume, p. 523) indique que 0 gr. 20 d'iodure de potassium officinal sec doit donner, au moins, 0 gr. 277 d'iodure d'argent.

E. GÉRARD.   9

ESSAI DU BICARBONATE DE SOUDE

Caractérisation. — Le bicarbonate de soude du commerce se présente en poudre blanche, d'aspect cristallin, à saveur alcaline, insoluble dans l'alcool et l'éther, soluble dans l'eau. Sa solution aqueuse à l'ébullition perd de l'acide carbonique. Une solution faite à froid de bicarbonate de soude et filtrée ne précipite pas par le sulfate de magnésie, mais précipite par une solution récente de pyroantimoniate acide de potasse.

Essai. — Le bicarbonate de soude mal préparé ou altéré renferme des proportions variables de *carbonate neutre*, il peut aussi contenir des sels de *potasse*, de *chaux* et d'*ammoniaque*, des *chlorures* ou des *sulfates*.

a) **Recherche du carbonate neutre**. — 1° Un échantillon de bicarbonate de soude est dissous dans une quantité d'eau suffisante, le liquide est versé dans une solution saturée et limpide de sulfate de chaux, on obtient un précipité blanc, opaque, immédiat, caractéristique du carbonate neutre (A. Leys).

2° On fait dissoudre 1 gramme de bicarbonate de soude à essayer dans 20 grammes d'eau distillée et on y verse quelques gouttes d'une solution très étendue de phénolphtaléine, il se produit généralement une teinte rosée très faible qui disparaît par addition de 20 gouttes d'acide chlorhydrique normal au 1 100°. Si la teinte rouge persiste après cette addition, c'est que le bicarbonate de soude renferme du carbonate neutre (G. PATEIN).

3° Le procédé que nous allons décrire est basé sur ce fait qu'une solution aqueuse d'un bicarbonate de soude ne renfermant pas plus de 2 p. 100 de carbonate ne précipite pas une solution de chlorhydrate de quinine contenant 0 gr. 40 de ce sel pour 100 grammes d'eau distillée. Pour éviter toute perte de quinine, cette solution ne doit pas être filtrée ; elle se conserve inaltérée pendant plus d'un mois, si l'on a soin de la maintenir à l'abri de l'air et de la lumière.

Pour faire l'essai à l'aide de ce procédé, on fait une solution de 3 grammes de bicarbonate de soude dans 50 grammes d'eau, on opère dans un endroit où la température ne dépasse pas 10°. Il faut éviter avec soin les secousses et les soubresauts et n'agiter la solution qu'en tournant doucement le flacon. A 10 c.c. de la solution de quinine, on ajoute 10 c. c. de la solution de bicarbonate de soude ; avec le bicarbonate exempt de carbonate, le mélange doit rester limpide. S'il y a un léger louche, il disparait aussitôt en tournant doucement le tube. Au bout de cinq minutes au plus, il se forme peu à peu un précipité. Lorsque le bicarbonate essayé renferme plus de 2 p. 100 de carbonate, il se forme *immédiatement* un trouble qui ne disparait pas par agitation (M. KUBLI).

b) **Recherche des sels de potasse.** — Une solution aqueuse de bicarbonate de soude, acidifiée par l'acide chlorhydrique dilué, ne doit pas précipiter par une solution de chlorure de platine au 1 10°.

c) **Recherche des sels de chaux.** — Le bicarbonate de soude, exempt des sels de chaux, mis en solution aqueuse à 1 p. 20 et acidifié par l'acide acétique ne doit pas se troubler par l'oxalate d'ammoniaque.

d) **Recherche des sels ammoniacaux**. — Le bicarbonate de soude, chauffé dans un tube à essai, avec quelques gouttes de lessive de soude pure, ne doit pas dégager de vapeurs ammoniacales bleuissant le papier humide de tournesol rouge.

e) **Recherche des chlorures et des sulfates**. — La solution aqueuse de bicarbonate de soude au 1/20e, sursaturée par l'acide azotique dilué, se trouble par addition d'azotate d'argent ou d'azotate de baryum, si le produit renferme des chlorures ou des sulfates.

Titrage du bicarbonate de soude. — Ce titrage s'effectue par le procédé Vizern, basé sur ce principe que les bicarbonates contiennent la quantité d'acide carbonique nécessaire pour transformer en carbonate neutre une nouvelle quantité d'alcali exactement égale à celle qu'ils renferment. Ce titrage comporte les opérations suivantes :

1° Avec la liqueur normale d'acide sulfurique à 49 grammes de SO^4H^2 par litre, on fait un titrage alcalimétrique sur 3 gr. 10 de bicarbonate de soude, en présence de quelques gouttes de solution d'hélianthine, comme témoin, jusqu'à virage au rouge. La solution d'hélianthine est au titre de 0 gr. 2 pour 100 grammes d'eau. Le nombre de divisions employé indique la richesse p. 100 du sel en alcali. Soit *a* ce nombre.

2° Dans un ballon jaugé de 100 c. c., on introduit 3 gr. 10 du bicarbonate que l'on dissout dans l'eau. On ajoute 15 c. c. d'une solution limpide à 20 p. 100 de soude caustique dans l'alcool à 90°. On complète le volume de 100 c. c. avec de l'eau. Le bicarbonate est ainsi transformé en carbonate neutre avec un excès d'alcali caustique.

On titre, avec la solution normale d'acide sulfurique, l'alcalinité de cette liqueur en opérant sur 50 c. c. de solution et en se servant de l'hélianthine comme indicateur ; on note le nombre de divisions nécessaire à la saturation.

3° On verse les 50 c. c. restant dans un vase à précipité, on ajoute 20 c. c. d'une solution de chlorure de baryum à 25 p. 100, puis quelques gouttes de solution de phénolphtaléine, on agite et on neutralise en versant goutte à goutte la liqueur sulfurique contenue dans une burette graduée.

Le nombre de divisions correspond à l'alcali caustique libre ; on retranche ce nombre de celui obtenu dans l'opération précédente : soit b la différence. Elle représente l'alcali carbonaté.

On opère dans ce dosage sur la moitié de l'équivalent ; par conséquent, b est égal au nombre trouvé a, si le bicarbonate est exempt de carbonate : dans le cas contraire, il en contient.

La formule suivante donne immédiatement la teneur du bicarbonate en carbonate neutre x :

$$\frac{2(a-b)}{x} = \frac{31}{53} \text{ ou } x = \frac{10\,b\,(a-b)}{31}$$

ESSAI DU CHLORATE DE POTASSE

Caractérisation. — Lamelles brillantes à saveur légèrement salée, solubles dans l'eau, très peu solubles dans l'alcool.

Le chlorate de potasse, projeté sur des charbons ardents, déflagre avec violence. Chauffé dans un tube à essai, il dégage de l'oxygène et une allumette, présentant quelques points en ignition, plongée dans le tube, s'y rallume. Après refroidissement, le résidu du tube dissous dans l'eau présente les réactions des chlorures : la solution donne avec de l'azotate d'argent un précipité blanc cailleboté insoluble dans l'acide azotique, soluble dans l'ammoniaque.

Quelques cristaux de chlorate de potasse, arrosés d'acide sulfurique, dégagent du peroxyde de chlore jaune et le résidu se colore en jaune brun.

Si on chauffe du chlorate de potasse avec de l'acide chlorhydrique, il se dégage un mélange de chlore et de peroxyde de chlore.

La solution aqueuse, saturée de chlorate de potasse, traitée par l'acide tartrique, donne un précipité cristallin de crème de tartre.

Le chlorure de platine précipite la solution aqueuse de chlorate de potasse ; ce précipité est formé par du chloro-platinate de potasse.

Essai. — Le chlorate de potasse peut renfermer, comme

impuretés, du *chlorure de potassium*, du *chlorure de calcium* et le chlorate de potasse pulvérisé peut être additionné frauduleusement de *nitrate de potasse.*

La solution aqueuse de chlorate de potasse, contenant des chlorures, précipite directement par l'azotate d'argent et, dans le cas du chlorure de calcium, elle se trouble par l'addition d'oxalate de potasse.

Pour rechercher le nitrate de potasse dans le chlorate de potasse, on traite un gramme du sel à examiner avec 5 grammes d'un mélange à parties égales de limaille de fer et de limaille de zinc, on ajoute 5 c. c. de lessive de soude et 5 c. c. d'eau et on chauffe; si le produit renferme du nitrate de potasse, il se dégage de l'ammoniaque qui bleuit le papier tournesol; on peut encore recevoir le gaz qui se dégage dans le réactif de Nessler, qui brunit en présence des vapeurs ammoniacales.

Enfin la solution aqueuse de chlorate de potasse ne doit pas précipiter par le chlorure de baryum (absence de *sulfates*), ni se colorer par l'hydrogène sulfuré (absence de *métaux*), ni faire effervescence avec les acides (absence de *carbonates*).

ESSAI DE L'ARSÉNIATE DE SOUDE

Caractérisation. — Cristaux blancs, inodores, efflorescents à l'air sec, très solubles dans l'eau, solubles dans l'alcool, à réaction alcaline. La solution aqueuse d'arséniate de soude précipite en blanc par le chlorure de baryum et en rouge par le nitrate d'argent. Ce dernier précipité est soluble dans l'acide azotique et dans l'ammoniaque.

La solution aqueuse d'arséniate de soude, acidulée par l'acide chlorhydrique, donne un précipité jaune de sulfure d'arsenic lent à se former; cette précipitation se fait rapidement, si, au préalable, on ajoute quelques gouttes de bisulfite de soude à la solution acide. Il y a réduction d'arséniate en arsénite, lequel est décomposé rapidement par l'hydrogène sulfuré; le précipité de sulfure d'arsenic est soluble dans le carbonate d'ammoniaque et dans l'ammoniaque.

La solution d'arséniate de soude, additionnée d'un excès d'ammoniaque, de chlorhydrate d'ammoniaque et de sulfate de magnésie, donne un précipité cristallin incolore d'arséniate ammoniaco-magnésien.

L'arséniate de soude, traité par une solution récente de pyro-antimoniate de potasse acide, précipite une poudre blanche cristalline de pyro-antimoniate de soude.

L'arséniate de soude sec colore la flamme en jaune intense, cette coloration paraît orange, quand on l'examine à travers un verre coloré au vert de chrome.

Essai. — Les impuretés de l'arséniate de soude et résultant de sa préparation sont : *l'arsénite de soude*, des *azotates* ou des *carbonates alcalins*.

Pour rechercher l'arsénite de soude, on verse 1 c. c. de solution concentrée d'arséniate de soude à essayer dans 5 c. c. d'une solution d'iodure de potassium amidonnée et colorée en bleu clair par une trace d'iode ; si le sel renferme de l'arsénite, la coloration disparaît (JAWOROWSKI).

On peut encore déceler la présence de l'arsénite, de la façon suivante : à 2 c. c. d'une solution aqueuse d'arséniate de soude, on ajoute 5 c. c. d'une solution de nitrate d'argent à 20 p. 100 ; le précipité obtenu est redissous dans un excès d'ammoniaque et on fait bouillir ; on obtient un précipité noir brun d'argent réduit, si l'arséniate est souillé d'arsénite.

Une solution aqueuse d'arséniate de soude colore en rouge une solution de brucine dans l'acide sufurique, si elle contient des azotates, et elle fait effervescence avec les acides, si elle est souillée de carbonates.

D'après le Codex de 1908, 0 gr. 50 d'arséniate de soude doivent donner, par précipitation avec la mixture magnésienne (sulfate de magnésium ammoniacal) environ 0 gr. 304 d'arséniate ammoniaco-magnésien.

9.

ESSAI DE L'AZOTATE DE POTASSE

Caractérisation. — Le nitrate de potasse se présente en cristaux prismatiques anhydres ou en poudre cristalline. Il est soluble dans quatre parties d'eau froide, à peine soluble dans l'alcool. Chauffé dans un tube, le nitrate de potasse fond, puis, à une température plus élevée, il dégage de l'oxygène. Projeté sur des charbons ardents, il déflagre.

Une solution aqueuse concentrée de nitrate de potasse donne avec de l'acide tartrique un précipité blanc cristallin de crème de tartre soluble dans la lessive de potasse.

Si on verse avec précaution une solution de sulfate ferreux sur une solution concentrée de nitrate de potasse additionnée de son volume d'acide sulfurique concentré, il se forme, à la surface de séparation des deux liquides, un anneau brun.

Le nitrate de potasse, placé dans un tube à essai avec de la tournure de cuivre et de l'acide sulfurique concentré, donne en chauffant un dégagement de vapeurs nitreuses.

Lorsqu'on ajoute à une solution de nitrate de potasse une goutte de solution sulfurique de diphénylamine obtenue en dissolvant 0 gr. 10 de diphénylamine dans 50 c. c. d'acide sulfurique dilué, on obtient une coloration bleu foncé (réaction très sensible de l'acide azotique).

Essai. — Le nitrate de potasse peut renfermer comme impuretés des *chlorures*, des *sulfates*, des *sels de chaux* ou de *magnésie*, du *fer*, et, lorsqu'il a été obtenu en partant du nitrate de soude du Chili, il peut contenir des *azotites* et de l'*iodate de sodium*.

La solution aqueuse de nitrate de potasse doit être neutre au papier de tournesol ; acidulée par l'acide azotique, elle ne doit précipiter, ni par l'azotate d'argent (absence de chlorures), ni par le chlorure de baryum (absence de sulfates).

Lorsque la substance est souillée par des sels calcaires, sa solution aqueuse, additionnée de chlorhydrate d'ammoniaque, précipite par l'oxalate d'ammoniaque ; dans le cas de la présence de sel magnésien, la solution, contenant du chlorhydrate d'ammoniaque et de l'ammoniaque, donne un précipité cristallin par addition de solution de phosphate di-sodique.

Le nitrate de potasse en solution aqueuse, traitée par le ferrocyanure de potassium, ne doit donner aucune teinte bleue ou verte (absence de fer).

La recherche des azotites dans le nitrate de potasse s'effectue au moyen du chlorhydrate de métaphénylène-diamine. On prépare tout d'abord le réactif de la façon suivante : On dissout 2 grammes de chlorhydrate de méta-phénylènediamine dans 100 c. c. d'ammoniaque étendue de son volume d'eau. On décolore cette solution par agitation prolongée avec du noir animal et on conserve en présence du décolorant. Pour mettre en évidence les nitrites dans le nitrate de potasse, on met dans un tube à essai la solution du sel potassique à essayer. On acidifie par de l'acide sulfurique dilué, et on ajoute 5 à 6 gouttes de solution filtrée de métaphénylènediamine ; on obtient une coloration brun clair ou brun foncé, si le nitrate contient des nitrites.

Pour rechercher l'iodate de sodium, on dissout le nitrate de potasse avec un peu d'eau. On verse quelques gouttes d'une solution saturée d'iodure de potassium ; on acidule par l'acide sulfurique dilué ; l'acide iodique et l'acide iodhydrique, mis en liberté, réagissent l'un sur l'autre pour séparer de l'iode qui colore en bleu l'empois d'amidon que l'on ajoute au mélange.

Le Codex de 1908 relate le dosage du potassium, dans le nitrate de potasse, par précipitation à l'état de chloroplatinate de potassium.

ESSAI DU CARBONATE DE LITHINE

Caractérisation. — Poudre blanche, cristalline, légère,
sans odeur, à saveur alcaline, soluble dans 83 parties d'eau
à 150°, plus soluble dans l'eau bouillante, encore plus
soluble dans l'eau chargée d'acide carbonique, insoluble
dans l'alcool absolu.

Le carbonate de lithine se dissout avec effervescence
dans les acides en dégageant de l'acide carbonique trou-
blant l'eau de chaux.

Sa solution dans l'acide chlorhydrique dilué, saturée
exactement par de la soude, puis concentrée, précipite à
l'ébullition par le phosphate de soude.

Le carbonate de lithine, humecté d'acide chlorhydrique
et porté, au moyen d'un fil de platine dans la flamme d'un
bec Bunsen, la colore en rouge cramoisi.

Essai. — Le carbonate de lithine peut être souillé par
des *sels de soude*, tels que *carbonate, sulfate* ou *chlorure*,
par des sels *magnésiens* ou par des *sels des métaux lourds*.

Dissous dans l'acide azotique dilué, le carbonate de
lithine doit donner une solution qui ne précipite ni par
l'azotate de baryte (absence de sulfates), ni par l'azotate
d'argent (absence de chlorures). La liqueur acide, saturée
par l'ammoniaque et fortement étendue d'eau, puis additionnée de chlorhydrate d'ammoniaque, ne doit pas préci-

piter par le phosphate de soude (absence de sels magnésiens).

Si le carbonate de lithine renferme des sels de plomb, de
cuivre ou de fer, sa solution aqueuse précipitera par addition du sulfhydrate d'ammoniaque.

La solution chlorhydrique du carbonate de lithine, évaporée à siccité, donne un résidu qui doit être entièrement
soluble dans un mélange à volumes égaux d'éther et d'alcool.
Cet essai indique que la solution ne contient que du chlorure de lithium. Si, au contraire, on obtient un résidu et si,
au préalable, on a constaté l'absence de métaux lourds et
de métaux alcalino-terreux, de sulfates et de chlorures,
c'est que le carbonate de lithine essayé est souillé par du
carbonate de soude.

Si on dissout 0 gr. 50 de carbonate de lithine sec dans
20 c. c. d'eau distillée, cette solution demande, pour être
neutralisée, 13 c. c. 4 d'acide sulfurique normal, en employant le méthylorange [1] comme réactif indicateur ; ce
qui correspond à une proportion de 98,98 de sel pur p. 100.

D'après le Codex de 1908 (voir ce volume p. 382), 1 gramme
de carbonate de lithine doit donner 1,48 de sulfate de
lithium.

---

(1) Le méthylorange ou hélianthine s'emploie dissous dans
l'eau dans la proportion de 2 grammes par litre. Sa solution
aqueuse est jaune ; les alcalis et les carbonates alcalins ne la
modifient pas. Les acides forts la font virer au rouge œillet.

ESSAI DE LA MAGNÉSIE CALCINÉE

Caractérisation. — Poudre blanche, fine, très légère, inodore et insipide. A peu près insoluble dans l'eau à laquelle elle communique néanmoins une réaction alcaline.

La magnésie, dissoute dans l'acide sulfurique dilué et additionnée de chlorhydrate d'ammoniaque et d'un excès d'ammoniaque, donne une solution limpide dans laquelle le phosphate de soude forme un précipité blanc cristallin de phosphate ammoniaco-magnésien.

Essai. — La magnésie calcinée impure peut renfermer des *carbonates*, des *sulfates*, de la *silice*, de l'*alumine*, du *fer* ou de la *chaux*.

a) **Recherche des carbonates et des sulfates.** — La magnésie, mise en suspension dans l'eau et traitée par l'acide nitrique, doit se dissoudre sans dégager de bulles gazeuses (absence de carbonates). La solution aqueuse filtrée, additionnée d'acide chlorhydrique, trouble par l'azotate de baryte, si le produit contient des sulfates.

b) **Recherche de la silice.** — On traite 1 gramme de magnésie calcinée par de l'acide chlorhydrique dilué ; la solution sans être filtrée est évaporée à siccité. On reprend par l'eau ; s'il y a un résidu insoluble, il est constitué par de la silice.

c) **Recherche de l'alumine, du fer et de la chaux**. — On traite un échantillon de la magnésie à examiner par de l'acide chlorhydrique dilué, la solution est additionnée de chlorhydrate d'ammoniaque et d'ammoniaque ; s'il se forme un précipité blanc gélatineux soluble dans la potasse, il est constitué par de l'alumine. Si on observe un précipité ocreux, il peut être constitué par un mélange d'alumine et de fer que l'on sépare par les procédés généraux d'analyse qualitative. De plus, la magnésie ferrugineuse, dissoute dans l'acide chlorhydrique dilué, se colore en bleu par le ferrocyanure de potassium. La liqueur filtrée, provenant de la précipitation de l'alumine et du fer, précipite par l'oxalate d'ammoniaque, si le produit renferme de la chaux.

ESSAI DU SULFATE DE MAGNÉSIE

Caractérisation. — Cristaux blancs, prismatiques, à saveur amère et salée, très solubles dans l'eau, insolubles dans l'alcool.

La solution aqueuse, additionnée de son volume de chlorhydrate d'ammoniaque au 1/10ᵉ, d'un excès d'ammoniaque et de phosphate de soude dissous dans l'eau dans la proportion de 1 p. 10, donne un précipité blanc cristallin de phosphate ammoniaco-magnésien.

Le sulfate de magnésie, en dissolution dans l'eau, précipite en blanc par l'azotate de baryte, et le précipité est insoluble dans l'acide azotique.

Essai. — Le sulfate de magnésie doit être exempt des impuretés habituelles qui sont : des *chlorures*, des *sels métalliques*, de la *chaux* ou de l'*arsenic*.

Les chlorures sont décelés par l'azotate d'argent qui précipite la solution aqueuse du sel.

Pour la recherche des sels métalliques et de la chaux, on additionne la solution aqueuse de sulfate de magnésie d'un mélange de chlorhydrate d'ammoniaque, d'ammoniaque et d'oxalate d'ammoniaque, on fait bouillir, on a un précipité d'oxalate calcaire si le produit renferme des sels de chaux; à la solution de sulfate de magnésie, on ajoute du sulfhydrate d'ammoniaque qui précipite les métaux à l'état de sulfures. De plus, la solution de sulfate de magnésie ne doit donner aucune coloration, ni précipité par addition de ferrocyanure de potassium (absence de fer, zinc ou cuivre).

La recherche de l'arsenic s'effectue au moyen du réactif de BETTENDORFF ; pour cela on agite 1 gramme de sulfate de magnésie pulvérisé avec 3 c. c. du réactif de BETTENDORFF ; on ne doit pas obtenir, même au bout d'une heure, de coloration brune.

Le sulfate de magnésie est souvent falsifié par addition, en proportions variables, de *sulfate de soude* que l'on recherche de la façon suivante :

On dissout 2 grammes de sulfate de magnésie dans 10 c. c. d'eau, et on ajoute un excès d'eau de baryte, afin de précipiter toute la magnésie. On filtre la liqueur et on l'additionne d'un excès d'acide sulfurique dilué pour séparer la baryte, on chauffe un instant au bain-marie pour agglomérer le précipité, et on filtre. La liqueur évaporée laisse le sulfate de soude comme résidu.

ESSAI DU CARBONATE DE CHAUX
PRÉCIPITÉ

Caractérisation. — Poudre blanche, amorphe, très fine, sans odeur ni saveur, à peu près insoluble dans l'eau, soluble dans l'eau saturée d'acide carbonique, insoluble dans l'alcool, soluble dans les acides dilués avec effervescence.

Le carbonate de chaux, chauffé au rouge vif, perd de l'acide carbonique et donne comme résidu de la chaux dont la réaction est fortement alcaline.

Traité par l'acide chlorhydrique, le carbonate de chaux dégage de l'acide carbonique qui trouble l'eau de baryte ; la solution chlorhydrique obtenue, étendue d'eau et saturée d'ammoniaque, précipite par le carbonate d'ammoniaque et par l'oxalate d'ammoniaque : le précipité d'oxalate de chaux est insoluble dans l'acide acétique.

Essai. — Les impuretés du carbonate de chaux sont des *chlorures*, des *sulfates*, des *sels magnésiens*, des *phosphates* ou des *traces de fer*. On lui substitue quelquefois la *craie lavée* (blanc d'Espagne, blanc de Troyes ou blanc de Meudon).

Tout d'abord, 4 grammes de carbonate de chaux sont agités avec 50 c. c. d'eau distillée, la liqueur filtrée présente une réaction alcaline et la liqueur limpide ne doit laisser aucun résidu à l'évaporation.

Pour rechercher les différentes impuretés du carbonate de chaux, on dissout 4 à 5 grammes du sel calcaire dans 60 à 70 c. c. d'eau acidulée par l'acide azotique. La liqueur filtrée est soumise aux réactions suivantes :

1° Traitée par l'azotate d'argent, elle donne un précipité blanc cailleboté, soluble dans l'ammoniaque, si le sel contient des chlorures ; elle précipite par l'azotate de baryte, s'il renferme des sulfates.

2° La liqueur acide, saturée par l'ammoniaque, est additionnée de chlorhydrate d'ammoniaque et d'oxalate d'ammoniaque en excès pour séparer toute la chaux, on filtre après ébullition : la liqueur filtrée précipite par le phosphate de soude, dans le cas de la présence de sels magnésiens.

3° La solution nitrique précipite par le molybdate d'ammoniaque, lorsque le carbonate de chaux est souillé de phosphates.

Le carbonate de chaux mis en excès avec de l'eau acidulée par de l'acide chlorhydrique, de façon à obtenir une liqueur neutre, ne doit pas se colorer par le ferrocyanure de potassium (absence de fer).

Pour reconnaître le carbonate de chaux précipité de celui qui a été obtenu en pulvérisant et en lavant plus ou moins la craie, CARLES propose les deux moyens suivants :

1° On prend 10 grammes de poudre qu'on délaie avec 100 grammes d'eau environ ; après 5 minutes de repos, avant que la poudre soit complètement déposée, on décante la moitié du liquide, sans agiter ; on ajoute de l'eau pour remplacer le liquide rejeté, on agite ; on laisse encore reposer et on procède de la même manière cinq à six fois de suite ; la dernière fois, on conserve dans le verre environ 10 c. c. de bouillie, dont on examine une parcelle au microscope ; si elle est formée par du carbonate de chaux précipité, on n'aperçoit que des grains amorphes de mêmes dimensions ; si c'est de la craie lavée, on constate la pré-

sence de cristaux translucides, avec un mélange d'agglo-
mérats amorphes et opaques.

2° On prend 10 grammes de matière, qu'on additionne de
50 c. c. d'eau et d'une quantité suffisante d'acide chlorhydrique pour obtenir une dissolution à froid. La craie lavée
se dissout vers la fin avec lenteur et donne une solution
louche plus ou moins jaune, alors que le carbonate de chaux
donne une solution limpide et incolore.

Si on ajoute de l'ammoniaque à la solution, le liquide
provenant de la craie lavée donne un précipité très sensible
et jaunâtre, dû au fer qu'elle contenait, tandis qu'il ne se
forme qu'un précipité insignifiant dans le liquide fourni par
le carbonate de chaux précipité.

ESSAI DU PHOSPHATE TRICALCIQUE

Caractérisation. — Poudre blanche amorphe, incolore
et insipide, à peu près insoluble dans l'eau froide ; par l'eau
bouillante, une petite partie se décompose avec formation
de phosphate monocalcique soluble. Le phosphate de chaux
est insoluble dans l'alcool, soluble dans les acides.

Dissous dans l'acide azotique dilué, il donne à chaud avec
le molybdate d'ammoniaque un précipité jaune de phosphomolybdate d'ammoniaque, insoluble dans l'acide azotique,
soluble dans l'ammoniaque et si, à cette dernière solution
ammoniacale, on ajoute du chlorhydrate d'ammoniaque et
du sulfate de magnésie, on produit le précipité de phosphate
ammoniaco-magnésien.

Si on fond du phosphate de chaux avec son poids de carbonate de soude sec dans un creuset, on obtient une masse
qui, après refroidissement, est reprise par de l'eau acidulée
avec de l'acide chlorhydrique, on évapore à siccité la solution acide et on redissout le résidu dans de l'eau, la solution
aqueuse précipite par l'acide sulfurique dilué ; on filtre ; la
liqueur alcalinisée par l'ammoniaque, puis acidifiée par
l'acide acétique, précipite par l'oxalate d'ammoniaque. Il
est nécessaire, pour caractériser le sel de chaux, d'effectuer
cette dernière réaction comme on vient de l'indiquer, l'acide
phosphorique modifiant les réactions habituelles des oxydes
métalliques.

Essai. — Le phosphate de chaux peut contenir comme impuretés des *sels de magnésie* provenant des os qui ont servi à le préparer, des *carbonates*, des *chlorures*, des traces de *sulfates*, de *plomb* ou de *fer*.

a) **Recherche des sels de magnésie**. — On traite 2 grammes de phosphate tricalcique par 40 c. c. d'eau, on ajoute goutte à goutte de l'acide azotique jusqu'à dissolution complète du sel calcaire. La liqueur filtrée est presque neutralisée par l'ammoniaque, puis additionnée d'acétate de soude cristallisé, on fait bouillir et on ajoute de l'oxalate d'ammoniaque jusqu'à précipitation complète de la chaux. On filtre, on sature par l'ammoniaque l'acidité due à l'acide acétique ; on observe un trouble ou un précipité cristallin de phosphate ammoniaco-magnésien, si le phosphate de chaux renferme des sels de magnésie.

b) **Recherche des carbonates, des chlorures, des sulfates, du plomb et du fer**. — 2 grammes de phosphate de chaux, dissous dans de l'eau acidulée par l'acide azotique, donnent un dégagement d'acide carbonique s'ils renferment des carbonates ; la liqueur acide précipite par l'azotate d'argent ou par le chlorure de baryum, dans le cas de la présence de chlorures ou de sulfates.

Le phosphate de chaux, dissous dans l'acide chlorhydrique, ne doit pas précipiter par l'hydrogène sulfuré (absence de plomb ou d'autres métaux). La solution chlorhydrique, soumise à l'ébullition avec 1 ou 2 gouttes d'acide azotique, ne doit pas donner de coloration bleue avec le ferrocyanure de potassium (absence de fer).

ESSAI DU FER RÉDUIT

Caractérisation. — Poudre fine, grise ou gris noirâtre, devant se dissoudre entièrement dans l'acide chlorhydrique au 1,5° ; l'hydrogène dégagé doit être incolore.

Essai. — Le fer réduit peut contenir, comme impuretés, des *sulfures*, de l'*arsenic*, de l'*oxyde de fer magnétique* dont la formation résulte d'un mode défectueux de préparation et surtout lorsque le produit a été trop chauffé.

Le fer réduit peut être falsifié par addition de *plombagine* ou d'*ardoise*.

a) **Recherche des sulfures et de l'arsenic**. — Pour reconnaître les sulfures dans le fer réduit, on met dans un petit ballon 1 gramme de la substance à examiner et 20 c. c. d'acide sulfurique dilué, on ferme à l'aide d'un bouchon traversé par un tube de verre effilé et on approche de l'ouverture du tube un papier d'acétate de plomb humecté d'eau ; on obtient une coloration brune due au sulfure de plomb formé par l'hydrogène sulfuré dégagé.

Quand le dégagement d'hydrogène a chassé tout l'air du flacon, on allume le gaz à la pointe du tube effilé et on écrase la flamme avec une capsule de porcelaine : si le fer réduit contient de l'arsenic, on obtiendra une tache brune soluble dans les hypochlorites alcalins.

b) **Recherche et dosage de l'oxyde de fer magnétique.** — L'oxyde ferroso-ferrique (Fe^3O^4) peut être recherché qualitativement et quantitativement de la façon suivante : 1 gramme de fer réduit, placé dans un petit ballon, est arrosé de 100 c. c. d'eau et de 3 grammes de brome : on laisse en contact pendant une demi-heure en agitant souvent. Au bout de ce temps, le fer métallique est entièrement transformé en bromure ferreux ; on étend la solution d'un égal volume d'eau, on rassemble le résidu sur un filtre taré, on le lave à l'alcool, on le sèche et on pèse à nouveau. Ce résidu est formé de l'oxyde ferroso-ferrique que renfermait le produit.

Au lieu d'eau de brome, on peut employer 4 gr. 50 d'iode dissous dans 100 c. c. d'eau à la faveur de 2 grammes d'iodure de potassium, qui dissout le fer métallique et non l'oxyde ferroso-ferrique (A. GILKINET).

c) **Recherche de la plombagine et de l'ardoise.** — La plombagine et l'ardoise restent comme résidu lorsqu'on dissout le fer réduit dans l'acide chlorhydrique dilué.

d) **Titrage du fer réduit.** — Pour titrer le fer réduit, à l'exclusion de l'oxyde salin de fer, on traite 1 gramme de la substance par 50 c. c. d'une solution de sublimé corrosif à 1 pour 20 grammes d'eau. Le sublimé ne réagit que sur le fer métallique et suivant la formule suivante :

$$Fe + 2\,HgCl^2 = FeCl^2 + Hg^2Cl^2$$

On chauffe pendant une heure au bain-marie en agitant de temps à autre. On laisse refroidir la liqueur que l'on étend d'eau de façon à obtenir 100 c. c. On prélève 10 c. c. de la solution filtrée, ce qui correspond à 0 gr. 10 de la substance à titrer, on y ajoute 10 c. c. d'acide sulfurique et une solution de permanganate de potasse à 5 p. 100 jusqu'à faible coloration rose persistante ; on décolore la liqueur par une ou deux gouttes d'alcool et on ajoute 1 gramme d'iodure de potassium, on bouche le flacon, dans lequel s'effectue le dosage, que l'on abandonne pendant une demi-heure à une température qui ne doit pas dépasser 40°. Au bout de ce temps, l'iode, mis en liberté par le sulfate ferrique contenu dans les 10 c. c. correspondant à 0 gr. 10 de la substance, est dosé en ajoutant goutte à goutte jusqu'à décoloration une solution déci-normale d'hyposulfite de sodium.

D'après la *Pharmacopée allemande*, on doit obtenir dans cet essai une quantité minima de 16 c. c. de solution déci-normale d'hyposulfite de soude : ce résultat correspond à une teneur en fer pur de 89,6 p. 100.

Suivant le Codex de 1908, 1 gramme de fer réduit traité par l'acide chlorhydrique étendu doit donner 200 c. c. environ d'hydrogène, mesuré à 0° et à la pression de 760 millimètres.

ESSAI DE LA SOLUTION OFFICINALE
DU PERCHLORURE DE FER

Caractérisation. — Liquide limpide, jaune brun, à réaction acide et à saveur fortement astringente, miscible en toutes proportions dans l'eau et l'alcool, de densité 1,26.

L'ammoniaque provoque dans le perchlorure de fer un précipité abondant ocreux d'hydrate de sesquioxyde de fer.

Le perchlorure de fer, étendu d'eau, précipite en bleu par le ferrocyanure de potassium ; traité par l'azotate d'argent, il donne un précipité blanc de chlorure d'argent insoluble dans l'acide azotique, soluble dans l'ammoniaque ; chauffé avec du bioxyde de manganèse et de l'acide sulfurique, il donne des vapeurs abondantes de chlore.

Essai. — Le perchlorure de fer officinal, de densité 1,26, doit renfermer 26 grammes de chlorure ferrique anhydre et 74 grammes d'eau ; la détermination de la densité n'est pas suffisante pour savoir si la préparation renferme bien la proportion indiquée de chlorure ferrique, cette densité pouvant être obtenue par l'addition d'un sel quelconque ; aussi est-il utile de faire le dosage du sel ferrique. Pour cela, on appplique un procédé indiqué par DENIGÈS dans la 3ᵉ édition du *Précis de chimie analytique* de cette même collection (p. 491).

Le perchlorure de fer ne doit contenir ni *oxychlorure ferrique*, ni *chlore* libre, ni *chlorure ferreux*, ni *matières fixes*. ni *cuivre*.

a) **Recherche de l'oxychlorure ferrique**. — Le perchlorure de fer, contenant de l'oxychlorure ferrique, donne une solution trouble quand on l'additionne de quatre fois son volume d'alcool à 95°. Au contraire, avec le produit pur, on obtient un liquide limpide et transparent.

Une perchlorure de fer, souillé d'oxychlorure ferrique, se trouble immédiatement lorsqu'on le soumet à l'ébullition.

b) **Recherche du chlore libre**. — La présence du chlore se décèlera en traitant 20 c. c. de perchlorure de fer par 0 gr. 50 de bromure de potassium ; on agite le mélange avec quelques gouttes de sulfure de carbone : celui-ci se sépare avec une coloration brune due au brome mis en liberté par le chlore libre.

c) **Recherche de l'acide chlorhydrique libre**. — On fait tomber quelques gouttes de perchlorure dans un verre de montre et on approche du verre de montre un agitateur préalablement trempé dans l'ammoniaque ; si la quantité d'acide chlorhydrique est un peu notable, il se forme immédiatement des vapeurs blanches de chlorhydrate d'ammoniaque (Biltz).

On a aussi recommandé de traiter le perchlorure de fer par de la limaille de fer ; si on observe un dégagement d'hydrogène, c'est que le produit contient de l'acide chlorhydrique libre.

On peut encore additionner le perchlorure de fer d'une solution de phénol à 1 p. 100 ; le mélange est bleu améthyste quand le chlorure est neutre ; la coloration est ensuite brune. Si le perchlorure de fer renferme seulement des traces d'acide chlorhydrique libre, la coloration est verdâtre ; si la proportion d'acide est élevée, la coloration n'apparaît pas.

d) **Recherche du chlorure ferreux**. — Le perchlorure

de fer, contenant du fer au minimum, étendu d'eau et additionné d'une solution récente de ferricyanure de potassium, se colore en bleu.

c) **Recherche des matières fixes et du cuivre.** — On prend 25 c. c. de perchlorure de fer que l'on traite par un excès d'ammoniaque qui précipite tout le fer à l'état d'hydrate de sesquioxyde de fer ; on filtre. La solution doit être incolore. Si elle est colorée en bleu : présence du cuivre. La liqueur évaporée à siccité, puis chauffée au rouge pour volatiliser le chlorhydrate d'ammoniaque, ne doit pas laisser de résidu : absence des matières fixes.

ESSAI DU SOUS-NITRATE DE BISMUTH

Caractérisation. — Poudre blanche, inodore, insoluble dans l'eau à laquelle elle communique une réaction acide.

Le sous-nitrate de bismuth, dissous dans l'acide chlorhydrique et la solution étendue d'eau, précipite en noir par l'hydrogène sulfuré ; ce sulfure de bismuth précipité est insoluble dans le sulfhydrate d'ammoniaque et soluble dans l'acide azotique.

Le sous-nitrate de bismuth, dissous dans l'acide chlorhydrique et additionné de potasse jusqu'à commencement de précipitation, est réacidifié par de l'acide chlorhydrique dilué en quantité juste nécessaire pour redissoudre le précipité. A la solution ainsi obtenue, on ajoute un peu d'acide tartrique et cinq fois environ son volume d'eau, on obtient un précipité blanc d'oxychlorure de bismuth.

Essai. — Le sous-nitrate de bismuth commercial peut contenir, comme produits d'altération ou de falsification, du *plomb*, de l'*arsenic*, du *cuivre*, du *phosphate* ou du *carbonate* de *chaux*, des *sels alcalins*, des *chlorures*, des *sulfates*. Il peut enfin être mélangé d'une certaine proportion d'*oxyde de bismuth* par suite de précipitation par l'ammoniaque des eaux-mères résultant de sa préparation.

a) **Recherche du plomb**. — On prélève 3 grammes de sous-nitrate suspect que l'on fait bouillir avec un mélange

de 4 c. c. de solution de soude au 1/10° et 5 à 6 c. c. d'une
solution de chromate jaune de potasse également au 1/10°.
Après ébullition et si la quantité de chromate ajoutée est
suffisante, la liqueur doit rester colorée en jaune. On filtre,
la liqueur filtrée est sursaturée par un léger excès d'acide
acétique qui précipite sous forme d'un beau précipité jaune
le chromate de plomb dissous par l'excès d'alcali (CHAPUIS
et LINOSSIER).

b) **Recherche de l'arsenic.** — On chauffe au rouge
2 grammes de sous-nitrate de bismuth dans un creuset de
porcelaine jusqu'à ce qu'il ne se dégage plus de vapeurs
nitreuses, on laisse refroidir et on introduit le résidu dans
un long tube à essai ; on ajoute 20 c. c. d'acide chlorhydrique dilué au dixième et un peu de grenaille de zinc ;
on ferme ensuite légèrement le tube avec un tampon de
coton et on applique au-dessus de ce tampon une petite
bande de papier à filtrer sur lequel on a versé une ou deux
gouttes d'azotate d'argent en solution très concentrée ; si le
sous-nitrate de bismuth contient de l'arsenic, le papier se
colore en moins d'une heure soit en jaune, en brun ou en
noir, suivant la proportion d'arsenic (*Pharmacopée suisse*).

On peut encore rechercher l'arsenic, en chauffant le sous-
nitrate de bismuth avec de l'acide sulfurique concentré
jusqu'à disparition des vapeurs nitreuses et la solution sulfurique est introduite dans un appareil de MARSH. On ten-
tera d'obtenir des anneaux d'arsenic que l'on caractérisera
suivant les procédés usuels employés en analyse.

Le Codex de 1908 recherche l'arsenic en chauffant le sous-
nitrate de bismuth avec de l'acide sulfurique pour chasser
l'acide azotique et chauffant le résidu obtenu avec une solution chlorhydrique d'hypophosphite de sodium : si on
obtient une coloration brune, celle-ci est due à l'arsenic que
renferme le sous-nitrate examiné.

c) **Recherche du cuivre.** — On dissout le sous-nitrate de bismuth dans de l'acide azotique dilué et on précipite la solution par un excès d'ammoniaque, la liqueur, après filtration, est plus ou moins colorée en bleu, suivant la proportion de cuivre que renferme l'échantillon examiné.

d) **Recherche du phosphate de chaux.** — On dissout un gramme de sous-nitrate de bismuth dans de l'acide azotique dilué et on ajoute 5 c. c. d'une solution aqueuse contenant 2 grammes d'acide citrique et quantité suffisante d'ammoniaque pour avoir un liquide alcalin ; si le sous-nitrate de bismuth contient du phosphate de chaux, il se forme, même à chaud, un louche ou un précipité (U. Smith).

On peut encore traiter la solution nitrique très diluée par un courant d'hydrogène sulfuré, filtrer et faire bouillir la liqueur pour chasser le gaz sulfhydrique ; celle-ci, additionnée de molybdate d'ammoniaque, donne un précipité jaune de phosphomolybdate d'ammoniaque, lorsque ce produit renferme du phosphate de chaux.

e) **Recherche du carbonate de chaux et des sels alcalins.** — On traite 2 grammes de sous-nitrate de bismuth par 25 à 30 c. c. d'acide acétique dilué au 1/5°, on fait bouillir et on précipite le bismuth par l'hydrogène sulfuré : le liquide filtré est soumis aux réactions suivantes :

1° Une partie de la liqueur évaporée laissera un résidu à l'évaporation, si elle renferme des sels calcaires ou alcalins.

2° Une autre partie de la solution filtrée donnera un précipité avec l'oxalate d'ammoniaque, si le produit examiné contient du carbonate de chaux.

f) **Recherche des chlorures et sulfates.** — On dissout 1 gramme de sous-nitrate de bismuth dans de l'acide azotique dilué ; si la liqueur précipite par quelques gouttes d'une solution concentrée d'azotate d'argent, présence de chlorures ; ou par une solution d'azotate de baryum, présence de sulfates.

y) **Recherche de l'oxyde de bismuth en excès.** — Pour déceler dans le sous-nitrate de bismuth l'addition d'un excès d'oxyde de bismuth, on effectue le dosage de l'acide azotique de l'échantillon suspect. Le sous-nitrate de bismuth officinal doit renfermer, pour 100 parties, 76,30 d'oxyde de bismuth, 20,70 d'acide azotique anhydre et 5,90 d'eau.

Titrage du sous-nitrate de bismuth. — Procédé Baudrimont. — Pour titrer le sous-nitrate de bismuth par ce procédé, on décompose un poids donné du sel de bismuth par un volume connu de soude titrée. La soude précipite de l'hydrate de bismuth et forme du nitrate de soude. On détermine ensuite l'excès de soude restée libre, on connaît donc la proportion d'alcali combiné à l'acide azotique du sous-nitrate et par suite celle de l'acide azotique du sel de bismuth.

Le sous-nitrate de bismuth doit contenir 20,70 p. 100 d'acide azotique (AzO^3H).

Pour la pratique du dosage, nous renvoyons le lecteur au Codex, 1908, p. 89.

D'après notre Pharmacopée, le sous-nitrate de bismuth, incinéré au rouge sombre, doit donner un résidu, constitué par de l'oxyde de bismuth, dont le poids doit être, pour 1 gramme de sous-nitrate, 0,76 à 0,77.

ESSAI DE L'ÉMÉTIQUE

Caractérisation. — Poudre blanche, cristalline, soluble dans l'eau, insoluble dans l'alcool ; chauffée à l'air, elle charbonne et dégage des vapeurs blanches d'oxyde d'antimoine.

La solution aqueuse d'émétique est acide au papier tournesol ; acidulée par l'acide chlorhydrique, elle donne avec l'hydrogène sulfuré un précipité rouge orangé de sulfure d'antimoine, soluble dans le sulfhydrate d'ammoniaque.

Pour caractériser l'acide tartrique de l'émétique (tartrate de potasse et d'antimonyle), on met dans un tube à essai 2 à 3 c. c. d'acide sulfurique pur, 3 à 4 gouttes d'une solution aqueuse de résorcine et une goutte de solution aqueuse d'émétique, saturée à chaud ; on chauffe vers 130°-140° ; il se développe une belle coloration rose violacé (réaction de l'acide tartrique indiquée par Moehler et modifiée par Deniges).

Essai. — L'émétique peut contenir, comme impuretés résultant des produits employés à sa préparation, de l'*arsenic*, de la *crème de tartre*, des *chlorures*, des *sulfates* ou des *sels de chaux*.

a) **Recherche de l'arsenic**. — Cette recherche s'effectue au moyen du réactif de Bettendorf que l'on prépare de la façon suivante : on fait bouillir cinq parties de protochlorure d'étain et une partie d'acide chlorhydrique : ce mélange est saturé d'acide chlorhydrique gazeux et sec. La solution est filtrée sur l'amiante : on obtient un liquide jaunâtre qui répand à l'air d'abondantes fumées et qu'on conserve dans des flacons bien bouchés. Dès lors, si on agite un gramme d'émétique avec 3 c. c. du réactif de BETTENDORF, le mélange se colore en moins d'une heure, s'il contient de l'arsenic.

Le Codex de 1908 prescrit l'emploi, pour la recherche de l'arsenic, du réactif de Bougault (solution chlorhydrique d'hypophosphite de sodium).

b) **Recherche de la crème de tartre.** — Un gramme d'émétique est dissous dans 15 c. c. d'eau distillée à la température du laboratoire ; si on obtient un résidu, il est constitué par de la crème de tartre ; on décante la solution claire et le résidu, traité par du carbonate de soude, donne un dégagement d'acide carbonique.

c) **Recherche des chlorures, des sulfates et des sels de chaux.** — Une solution aqueuse d'émétique, acidulée par l'acide tartrique, précipite par l'azotate d'argent, si le produit renferme des chlorures ; par l'azotate de baryum, s'il contient des sulfates et par l'oxalate d'ammoniaque dans le cas de la présence des sels de chaux.

ESSAI DU KERMÈS

Caractérisation. — Poudre rouge brun ou brune, veloutée, inodore, insipide, insoluble dans l'eau et l'alcool, soluble dans les lessives alcalines et dans le sulfhydrate d'ammoniaque.

La solution chlorhydrique, étendue d'eau et additionnée d'acide tartrique, donne par l'hydrogène sulfuré un précipité de sulfure d'antimoine orangé soluble dans les sulfures alcalins.

Essai. — Le kermès officinal peut renfermer comme impuretés du *carbonate de soude* ou de *l'arsenic*. Les falsifications dont il peut être l'objet consistent dans l'addition de *soufre doré d'antimoine*, de *colcothar*, d'*ocre*, de *brique*, ou dans le remplacement d'une partie du kermès de Cluzel par le *kermès* Berzélius, obtenu par voie humide.

a) **Recherche du carbonate de soude**. — On prend un gramme de kermès que l'on triture avec de l'eau distillée ; la liqueur filtrée présente une réaction alcaline et précipite l'eau de chaux, lorsque le produit examiné renferme du carbonate de soude.

b) **Recherche de l'arsenic**. — On fait bouillir un gramme de kermès avec 100 c. c. d'eau jusqu'à réduction à 10 c. c., on filtre et on concentre encore la liqueur filtrée à un c. c.

environ. On ajoute au liquide concentré 3 c. c. d'une solution concentrée de protochlorure d'étain et saturée de gaz
chlorhydrique sec (réactif de BETTENDORF). Si le kermès
renferme de l'arsenic, il se produit une coloration brune
en moins d'une heure.

Le Codex de 1908 (voir ce volume, p. 368) met à profit,
pour la recherche de l'arsenic, la propriété que possèdent
les solutions arsenicales de réduire la solution chlorhydrique
d'acide hypophosphoreux (réactif de BOUGAULT).

c) Recherche du soufre doré d'antimoine. — On agite
une partie du kermès à examiner avec de l'ammoniaque
de densité 0,93 et on filtre ; l'ammoniaque se colore en
jaune par le soufre doré d'antimoine.

d) **Recherche du colcothar.** — On prend 2 grammes
environ de kermès que l'on traite à chaud par de l'acide
chlorhydrique étendu de son volume d'eau, on filtre. Le
liquide filtré, additionné de quelques gouttes d'acide azotique est coloré en jaune et précipite de l'hydrate de sesquioxyde de fer par addition d'ammoniaque, si le produit a
été falsifié par le colcothar.

e) **Recherche de l'ocre et de la brique.** — Ces substances ajoutées frauduleusement au kermès restent comme
résidu dans le traitement précédent à l'acide chlorhydrique.

f) **Recherche du kermès de Berzélius.** — Le kermès
de BERZÉLIUS est du kermès impur contenant toujours des
proportions assez notables de sulfure d'arsenic. Pour le
déceler dans le kermès de CLUZEL, on fait digérer 4 ou
5 grammes de la substance avec de l'ammoniaque étendue de
son volume d'eau ; celle-ci dissout le sulfure d'arsenic. On

filtre et le filtrat est saturé par l'acide chlorhydrique. Il se dépose un précipité jaune de sulfure d'arsenic provenant de la substitution partielle ou quelquefois totale du kermès de Berzélius au kermès de Cluzel.

ESSAI DE L'AZOTATE D'ARGENT

Caractérisation. — Plaques rhomboïdales incolores et transparentes, facilement fusibles sans décomposition, solubles dans l'eau et dans l'alcool.

Il existe aussi au Codex l'azotate d'argent fondu qui se présente sous forme de cylindres blancs, d'aspect mat, mais à cassure légèrement cristalline.

Une solution aqueuse de nitrate d'argent, traitée par l'acide chlorhydrique, donne un précipité blanc de chlorure d'argent noircissant à la lumière, insoluble dans l'acide azotique et soluble dans l'ammoniaque.

Lorsqu'on chauffe la solution de nitrate d'argent avec une solution étendue de sulfate ferreux, additionnée de quelques gouttes d'acide acétique, il se dépose de l'argent métallique.

Essai. — L'azotate d'argent cristallisé peut renfermer, comme impuretés, de l'*acide azotique* libre et de l'*azotate de cuivre*. Les falsifications consistent dans l'addition, surtout pour l'azotate d'argent fondu, de sels de *métaux lourds*, comme le *plomb*, ou de *nitrate de potasse*.

a) **Recherche de l'acide azotique libre.** — L'azotate d'argent, dont la cristallisation s'est effectuée au sein d'une solution renfermant de l'acide azotique, dissous dans l'eau, donne une liqueur aqueuse rougissant le papier tournesol.

b) **Recherche de l'azotate de cuivre.** — Une solution

aqueuse, d'azotate d'argent se colore en bleu par addition d'un excès d'ammoniaque, si le produit renferme du cuivre.

c) **Recherche de l'azotate de plomb.** — 1° On ajoute, à une solution au dixième d'azotate d'argent à examiner, de l'acide sulfurique dilué ; il se forme un précipité lourd de sulfate de plomb, lorsque ce sel est additionné d'azotate de plomb.

2° On peut encore précipiter la solution aqueuse d'azotate d'argent par un excès d'acide chlorhydrique ; on recueille sur un filtre le précipité obtenu et on le lave à l'eau bouillante qui dissout le chlorure de plomb : la liqueur aqueuse précipitera en noir par l'hydrogène sulfuré. Cet essai n'est réalisable qu'autant que le sel d'argent contient une proportion notable de sel de plomb, mais s'il n'en renferme que des traces, le chlorure de plomb, un peu soluble dans l'eau froide, reste en solution dans la liqueur chlorhydrique et, par suite, échappe à la recherche indiquée.

d) **Recherche du nitrate de potasse.** — Pour rechercher l'addition de nitrate de potasse à l'azotate d'argent fondu, on prélève 0 gr. 20 du produit que l'on dissout dans 10 c. c. d'eau distillée et on précipite la solution par un excès d'acide chlorhydrique (25 à 30 gouttes). On filtre. La liqueur filtrée et évaporée laisse un résidu. Afin de s'assurer que ce résidu est constitué par de l'azotate de potasse, on le redissout dans l'eau et à la solution on ajoute de l'acétate de soude et de l'acide tartrique, il se produit un précipité blanc cristallin de crème de tartre.

ESSAI DE L'OXYDE MERCURIQUE

Caractérisation. — Le Codex mentionne deux sortes d'oxyde mercurique :

1° L'oxyde jaune obtenu par précipitation d'une solution aqueuse de sublimé par la potasse.

2° L'oxyde rouge résultant de la décomposition par la chaleur de l'azotate mercurique.

L'oxyde de mercure par précipitation est une poudre lourde, jaune, très fine et amorphe ; l'oxyde mercurique préparé par voie sèche est une poudre rouge, fine, cristalline.

Ces deux oxydes sont insolubles dans l'eau, solubles dans les acides chlorhydrique, azotique et sulfurique, en donnant des sels mercuriques. Chauffés modérément dans un tube sec, ils dégagent de l'oxygène qui rallume une allumette présentant encore quelques points en ignition ; à une plus haute température, ils se volatilisent complètement.

La solution chlorhydrique des oxydes mercuriques présente les caractères des sels de mercure au maximum : la solution acide, étendue d'eau, donne sur une lame de cuivre un dépôt de mercure métallique, volatilisable par la chaleur ; traitée par l'hydrogène sulfuré, elle donne un précipité de sulfure de mercure soluble seulement dans l'eau régale.

La solution aqueuse chlorhydrique, traitée par l'ammoniaque, donne un précipité blanc de chloramidure de mercure.

Essai. — L'oxyde jaune de mercure peut renfermer, comme impuretés, du *chlorure de sodium* ou de l'*oxychlorure de mercure* ; l'oxyde rouge peut être souillé de *nitrate*, ou il peut contenir du *mercure* à l'état métallique et du *chlorure mercureux*. On falsifie l'oxyde jaune par addition de *minium* ou de *litharge*.

G. PATEIN a montré que l'oxyde rouge de mercure devient quelquefois noirâtre par porphyrisation ; ce fait tient à ce que, par l'action d'une température trop élevée ou maintenue trop longtemps, il se forme du mercure métallique qui, au contact d'un grand excès d'oxyde mercurique, donne de l'oxyde mercureux et c'est ce dernier composé très instable qui se décompose pendant la porphyrisation, au moins partiellement et communique au produit sa teinte plus ou moins noirâtre.

Suivant G. PATEIN, cette teinte peut se produire sans que l'altération dépasse 5 p. 100.

Dans l'essai d'un oxyde rouge de mercure, il faut donc s'assurer si, par porphyrisation, l'oxyde ne change pas de teinte. De plus, on met 0 gr. 50 d'oxyde rouge dans un tube à essai avec 10 c. c. environ d'eau distillée, on ajoute ensuite peu à peu et en agitant de l'acide chlorhydrique jusqu'à dissolution : la solution doit être parfaite et se maintenir limpide. Si le produit est altéré, la solution ne sera pas complète et il y aura un résidu plus ou moins abondant formé de mercure métallique très divisé et de chlorure mercureux.

L'oxyde rouge de mercure, mélangé de nitrate non décomposé, dégage des vapeurs nitreuses lorsqu'on le chauffe dans un tube à essai.

On peut aussi déceler le nitrate en agitant 0 gr. 50 d'oxyde

avec 1 c. c. d'eau distillée, puis on ajoute 1 c. c. d'acide
sulfurique concentré ; on agite à nouveau et on laisse déposer. Après quoi, on verse doucement à la surface du mélange
1 à 2 c. c. de solution de sulfate ferreux, il se forme, à la
zone de séparation des deux liquides, un anneau brun.

L'oxyde jaune ou rouge de mercure, dissous dans l'acide
azotique dilué, donne avec l'azotate d'argent un précipité
blanc soluble dans l'ammoniaque, si le produit renferme
des chlorures ou des oxychlorures.

L'oxyde rouge falsifié par du minium ou de la litharge
laisse un résidu lorsqu'on le chauffe pour le volatiliser ; en
outre, la solution chlorhydrique bouillante de l'oxyde précipite par addition de quelques gouttes d'acide sulfurique.

Pour reconnaître un mélange d'oxyde rouge et d'oxyde
jaune obtenu par voie humide, on agite fortement pendant
cinq minutes 0 gr. 50 d'oxyde avec 5 c. c. d'une solution
aqueuse au dixième d'acide oxalique ; l'oxyde rouge conserve sa couleur, mais s'il est mélangé d'oxyde jaune, la
teinte rouge deviendra d'autant plus pâle que le produit
renferme plus d'oxyde jaune. Cet essai est basé sur ce fait
que l'oxyde rouge n'est pas sensiblement attaqué par une
solution froide d'acide oxalique qui, au contraire décompose l'oxyde jaune en donnant de l'oxalate mercurique
blanc.

ESSAI DU CALOMEL

Caractérisation. — Il existe au Codex deux variétés de calomel : le calomel à la vapeur qui est une poudre blanche, fine, composée de cristaux microscopiques et le calomel obtenu par précipitation qui constitue une poudre blanche, très dense, fine, amorphe et onctueuse au toucher.

Le calomel, quelle que soit la variété considérée, est inodore, sans saveur, insoluble dans l'alcool et dans l'éther ; l'eau n'en dissout à 18° que 0 gr. 003.

Le calomel, chauffé dans un tube à essai, se sublime sans fondre ; traité par l'ammoniaque, il se colore en noir par formation de chlorure de mercuroso-ammonium ou chloramidure mercureux ; avec l'iodure de potassium, il donne une coloration verte (iodure mercureux).

Essai. — Le calomel peut renfermer, comme impuretés, du *bichlorure de mercure* et du *chloramidure mercurique ;* il peut contenir des *matières fixes* ajoutées frauduleusement.

a) **Recherche du bichlorure de mercure**. — On prend 0 gr. 50 de calomel que l'on agite avec de l'éther pur qui dissout le sublimé. La solution éthérée, filtrée et évaporée ne doit laisser aucun résidu.

Dans le cas de la présence du sublimé, le résidu de l'évaporation éthérée, dissous dans l'eau, donne un précipité noir par l'hydrogène sulfuré, précipité seulement soluble dans l'eau régale.

Le calomel contenant du sublimé, humecté d'une goutte d'eau et placé sur une lame de cuivre décapée, donne dans l'espace d'une minute une tache foncée, volatilisable par la chaleur.

b) **Recherche du chloramidure de mercure.** — On traite à chaud 0 gr. 50 de calomel par de la lessive de soude, le mélange devient noir et dégage des vapeurs ammoniacales qui viennent bleuir un papier humide et rouge de tournesol que l'on approche de l'orifice du tube chauffé.

On peut encore rechercher le chloramidure de mercure en traitant le calomel par de l'acide acétique au 1/10ᵉ qui dissout le chloramidure; on filtre, et dans la liqueur filtrée on fait passer un courant d'hydrogène sulfuré, la formation d'un précipité se sulfure de mercure est l'indice de la présence du chloramidure de mercure dans le calomel essayé.

c) **Recherche des matières fixes.** — Un gramme de calomel, chauffé dans une capsule de porcelaine, doit se volatiliser complètement. Si on obtient un résidu notable, il peut être constitué par du carbonate ou du phosphate de chaux, par du sulfate de plomb. On pratiquera sur ce résidu une analyse méthodique pour en déterminer la nature.

ESSAI DU PROTOIODURE DE MERCURE

Caractérisation. — Poudre jaune verdâtre, sans odeur, ni saveur, insoluble dans l'eau, l'alcool et l'éther.

Traité par l'iodure de potassium, l'iodure mercureux se décompose : il se forme de l'iodure mercurique qui se dissout dans l'iodure de potassium et il reste comme résidu du mercure métallique.

Le protoiodure de mercure, chauffé modérément dans un tube sec, prend une coloration orange, puis rouge. Si on le chauffe plus fortement, il est tout d'abord décomposé en biiodure de mercure et finalement il est complètement volatilisé.

L'iodure mercureux, traité par l'ammoniaque, se colore en noir. Ce sel, chauffé avec de l'acide sulfurique concentré et du bioxyde de manganèse, donne des vapeurs violettes d'iode.

Essai. — L'iodure mercureux peut renfermer comme impureté de l'*iodure mercurique*; il peut être additionné frauduleusement de *substances fixes*.

Pour rechercher le biiodure de mercure, on traite un gramme de sel mercureux avec un mélange à parties égales d'eau et d'alcool, on filtre. Une partie de la liqueur filtrée est évaporée à siccité, présence d'un résidu rouge. Une autre partie, traitée par l'hydrogène sulfuré, se colore en noir.

Si le protoiodure de mercure est mélangé de substances fixes, ces derniers restent comme résidu lorsqu'on volatilise le sel.

ESSAI DU BIIODURE DE MERCURE

Caractérisation. — Poudre cristalline rouge écarlate, très peu soluble dans l'eau, soluble dans l'alcool, soluble dans une solution aqueuse de sublimé et d'iodure de potassium, soluble dans l'éther et dans le chloroforme.

Le biiodure de mercure, chauffé modérément dans un tube sec, donne un sublimé jaune qui, par refroidissement, et surtout en rayant sa surface avec une baguette de verre, devient de nouveau rouge ; chauffé plus fortement, il se volatilise complètement.

L'iodure murcurique dissous dans l'eau bouillante précipite en jaune par la potasse ; avec l'ammoniaque, la solution acidulée par l'acide chlorhydrique précipite en blanc.

Le sulfhydrate d'ammoniaque, versé goutte à goutte dans une solution aqueuse saturée de biiodure de mercure, donne un précipité d'abord blanc jaunâtre, devenant ensuite jaune orangé, puis rouge brun, et enfin noir.

Le biiodure de mercure chauffé avec l'acide sulfurique et du bioxyde de manganèse, donne des vapeurs violettes d'iode.

Essai. — Les principales impuretés du biiodure sont : le *bichlorure de mercure*, le *chloroiodure mercurique*, le *chlorure* ou l'*iodure de potassium* qui peuvent résulter d'une préparation défectueuse. Il peut être falsifié par addition de *cinabre*, de *minium* ou d'*autres substances fixes*.

L'iodure mercurique pur doit se volatiliser sans résidu et se dissoudre entièrement dans l'alcool et dans l'éther.

Lorsqu'on agite le biiodure avec de l'eau et qu'on filtre, la liqueur filtrée ne doit donner qu'une faible coloration par l'hydrogène sulfuré ou une légère opalescence par l'action de l'azotate d'argent (absence de chlorure mercurique, de chloroiodure mercurique, de chlorure et d'iodure de potassium).

Le biiodure de mercure, traité par l'alcool bouillant, laissera comme résidu le cinabre, le minium ou les autres substances fixes dont une analyse méthodique déterminera la nature.

Le biiodure peut avoir été préparé par l'action directe de l'iode sur le mercure, il peut alors contenir du protoiodure de mercure ; il suffira, dans ces conditions, de traiter le sel mercurique par l'éther, la partie insoluble, desséchée et mise dans un tube sec et chauffée modérément, donnera un sublimé jaune, puis se volatilisera complètement en chauffant plus fortement.

QUATRIÈME PARTIE

ESSAI DES MÉDICAMENTS ORGANIQUES

ESSAI DE LA VASELINE

Caractérisation. — La vaseline, suivant son degré de décoloration par le charbon animal, est rouge, blonde ou blanche ; elle est homogène, un peu longue, élastique, onctueuse, absolument neutre, inodore, insipide. Elle ne laisse suinter aucune goutte liquide, quand on la presse entre les doigts. Chauffée fortement dans une capsule de porcelaine elle doit se volatiliser sans résidu.

La vaseline jaune fond à 38° ; la vaseline blanche à 40°-41°. Fondue, elle forme un liquide insipide, presque incolore et doué d'une faible fluorescence.

Elle est insoluble dans l'eau, l'alcool froid et la glycérine ; très peu soluble dans l'alcool bouillant, plus soluble dans l'éther, le chloroforme, le sulfure de carbone, les corps gras et les essences. Elle est inaltérable à l'air et elle n'est pas saponifiable par les alcalis.

Essai. — La vaseline fondue, agitée avec un volume double d'eau chaude, ne doit communiquer aucune acidité à cette eau, la solution aqueuse ne doit pas précipiter par le chlorure de baryum.

Si on fait fondre 10 grammes de vaseline au bain-marie et qu'on ajoute 50 gouttes d'acide sulfurique à 73 p. 100 (eau, 5 grammes ; acide sulfurique pur, 15 grammes), et qu'on chauffe un quart d'heure en agitant, l'acide ne se colore pas si la vaseline est pure (F. MIEHLE).

Les vaselines industrielles traitées par l'acide sulfurique renferment des produits sulfonés que l'on met en évidence en traitant 5 grammes de vaseline par 5 c. c. d'une solution aqueuse de soude pure au 1/10ᵉ· On fait digérer pendant dix minutes au bain-marie, on laisse refroidir et on sépare la couche aqueuse qui, filtrée, précipite par le chlorure de baryum en donnant un précipité de sulfate de baryte, insoluble dans les acides, si la vaseline examinée renferme des produits sulfonés.

L'une des falsifications les plus fréquentes de la vaseline consiste dans l'addition de graisse qu'on y mélange en plus ou moins grande proportion ; on fabrique aussi des vaselines artificielles qui renferment des matières résineuses ou bitumineuses et en particulier de la cérésine, produit de la distillation de l'ozokérite ou cire fossible.

a) **Recherche des corps gras.** — On met 5 grammes de vaseline à digérer au bain-marie pendant une demi-heure avec 5 grammes de soude et 25 c. c. d'eau ; après refroidissement, on sépare la couche aqueuse que l'on sature avec de l'acide sulfurique dilué, et on chauffe légèrement. Si on voit surnager sous forme huileuse des acides gras résultant de la saponification, c'est que la vaseline a été additionnée de matières grasses.

b) **Dosage des corps gras.** — Lorsqu'on a reconnu, par l'essai qualificatif précédent, la présence des matières grasses, on procède à leur titrage par le procédé VIZERN et CL. NICOLAS, basé sur ce fait que les alcalis caustiques sont sans action sur les composés normaux de la vaseline, dans les conditions où on opère, tandis qu'ils se combinent en proportion déterminée aux matières grasses pour donner des savons.

La présence de la vaseline n'influe en rien sur la parfaite

saponification des corps gras. De nombreux essais ont établi que les divers corps gras concrets, employés à la fabrication des vaselines, absorbent, à très peu de chose près, une même quantité d'alcali : ainsi 10 grammes de ces corps gras exigent pour se saponifier 1 gr. 635 de potasse, exprimée en K^2O.

Les réactifs nécessaires sont :

1º Une solution normale d'acide sulfurique ;

2º Une solution alcaline titrée préparée en dissolvant environ 20 grammes de potasse à l'alcool dans 100 c. c. d'alcool à 90º.

On détermine le titre de cette solution en prélevant 10 c. c. de la liqueur alcoolique que l'on additionne de 2 gouttes de phtaléine du phénol et on ajoute la liqueur normale d'acide sulfurique, à l'aide d'une burette graduée en dixièmes de centimètre cube, jusqu'à saturation complète, c'est-à-dire jusqu'à décoloration de la liqueur alcaline. On lit le nombre de divisions, c'est-à-dire de dixièmes de centimètre cube, nécessaire à la saturation de l'alcali.

Soit A ce nombre de divisions; chaque dixième de centimètre cube de liqueur normale d'acide sulfurique correspond à 0 gr. 0047 de potasse (K^2O) ; donc $A \times 0,0047$ indique la richesse en potasse de 10 c. c. de liqueur alcaline.

3º On prépare de l'alcool neutre en prenant 500 c. c. d'alcool à 90º auxquels on ajoute 15 gouttes de solution de phtaléine et, au moyen d'une baguette de verre, on laisse tomber le nombre de gouttes de liqueur potassique nécessaire pour produire dans le liquide une teinte légèrement rosée.

On procède ensuite au dosage des corps gras employés à la falsification de la vaseline. A cet effet, on met 10 grammes de vaseline à essayer dans une capsule en porcelaine de 200 c. c. environ. On ajoute 10 c. c. de la solution alcaline titrée. On porte la capsule au bain-marie où on la laisse jusqu'à la fin des opérations. On agite exactement pendant huit minutes, au bout desquelles la saponification des corps gras est complète. On fait couler dans la capsule 50 c. c. d'alcool neutre. Sous l'influence de la potasse en excès, toute la masse liquide prend une teinte rose foncé. On laisse arriver jusqu'à l'ébullition et on ajoute goutte à goutte la liqueur normale d'acide sulfurique. Lorsqu'on approche du terme de la saturation, le liquide devient brusquement d'un blanc laiteux. Il se produit cependant sur les parois supérieures de la capsule des stries liquides formant des empreintes rosées qui indiquent que la neutralisation n'est pas complète. A ce moment, on ne doit ajouter qu'une goutte de liqueur à la fois, en ayant soin de laver toutes les parties teintées à l'aide de l'agitateur et du liquide contenu dans la capsule. On continue jusqu'à ce que le tout soit absolument incolore.

On lit sur la burette le nombre de divisions de la liqueur sulfurique employées. Soit B ce nombre. On prend la différence entre B et le nombre A qui avait été nécessaire pour saturer les 10 c. c. de liqueur alcaline. Cette différence $A - B$ multipliée par 0,0047 donne en K^2O la quantité de potasse absorbée par la matière grasse contenue dans les 10 grammes de vaseline sur lesquels on a opéré.

Soit $(A - B) \times 0,004 = n$; n représente la quantité de K^2O absorbée. Puisqu'il est admis que 10 grammes des corps gras, généralement employés à la fabrication des vaselines, absorbent 1 gr. 635 de potasse (K^2O), on a, par suite, pour la teneur en corps gras des 10 grammes de vaseline :

$$\frac{n \times 10}{1,635}$$

En multipliant le chiffre obtenu par 10, on aura le pourcentage de matières grasses ajoutées frauduleusement.

c) **Recherche des matières bitumineuses, résineuses ou de la cérésine** — On agite dans un verre à expérience 15 grammes de vaseline avec 10 c. c. d'acide azotique de densité 1,45, l'élévation de température qui se produit, avec les vaselines pures, ne doit pas dépasser 2 degrés ; avec des vaselines artificielles contenant de la cérébrine, des matières résineuses ou bitumineuses, l'élévation peut être de 30 degrés (P. ADAM).

ESSAI DU CHLOROFORME

Caractérisation. — D'après le Codex de 1908, le chloroforme anesthésique est du chloroforme pur additionné de 5 millièmes en poids d'alcool absolu. Liquide incolore, mobile, d'une odeur éthérée spéciale et d'une saveur légèrement sucrée. Il bout à 60°,8, sous la pression ordinaire et sa densité, à 15°, est de 1,498.

Le chloroforme est peu soluble dans l'eau, soluble en toutes proportions dans l'alcool, l'éther et la benzine ; il est insoluble dans la glycérine.

Si l'on soumet à l'ébullition un mélange de chloroforme et de potasse en solution alcoolique, le chloroforme est décomposé en formiate et chlorure alcalin. Le mélange, traité par l'azotate d'argent, donne un précipité blanc, cailleboté de chlorure d'argent et le formiate à l'ébullition réduit l'azotate d'argent.

On peut encore mettre l'acide formique en évidence en rajoutant un peu d'alcool au produit de la réaction de la potasse sur le chloroforme et faisant bouillir en présence d'acide sulfurique. On perçoit alors l'odeur spéciale du formiate d'éthyle, qui rappelle celle du rhum.

On peut encore caractériser le chloroforme par les réactions suivantes :

1° Quand on chauffe quelques gouttes de chloroforme avec de la potasse en solution alcoolique et une goutte d'aniline, il se dégage des vapeurs de phénylcarbylamine reconnaissables facilement à leur odeur repoussante (A. Gautier).

2° Si l'on chauffe légèrement un mélange de chloroforme et de phénol en présence d'un peu de potasse caustique, on obtient une coloration jaune ; si on remplace le phénol par de la résorcine, la couleur obtenue est rouge groseille.

3° Lorsqu'on chauffe, vers 50°, 0 gr. 30 à 0 gr. 40 de naphtol β avec 2 c. c. d'une solution aqueuse de potasse au tiers et qu'on ajoute un peu de chloroforme, le liquide qui en résulte présente une coloration bleu violacé, devenant verte, puis brune au contact de l'air.

4° On chauffe des traces de chlorhydrate d'ammoniaque et de perchlorure de fer avec une solution alcoolique de potasse en excès et quelques gouttes de chloroforme, on dilue avec de l'eau distillée et on acidule par l'acide chlorhydrique, on obtient une coloration bleu-vert (Hoffmann).

5° Le chloroforme enfin réduit à chaud la liqueur de Fehling.

Essai. — Le chloroforme peut contenir de nombreuses impuretés qui sont : l'*eau*, l'*aldéhyde* ou l'*acétone*, le *chlore*, l'*acide chlorhydrique*, l'*acide chloroxycarbonique* et divers *composés chlorés organiques*.

Comme premier criterium de pureté, le chloroforme, destiné à l'anesthésie, doit présenter les caractères suivants :

Il doit être neutre au tournesol. Quelques gouttes de chloroforme versées sur une feuille de papier à filtrer doivent se volatiliser rapidement sans laisser aucune trace sur le papier et en dégageant, jusqu'à la fin de l'évaporation, une odeur suave et agréable.

Si le produit est impur, il laisse une zone colorée à la périphérie de la tache fixée sur le papier, et il dégage une odeur piquante, suffocante ou désagréable.

Le chloroforme pur, agité avec son volume d'eau, donne

un mélange qui, par le repos, se sépare en deux couches liquides qui doivent être absolument limpides.

a) **Recherche de l'eau**. — On ajoute au chloroforme quelques gouttes d'huile de paraffine et l'on agite ; si le produit contient seulement des traces d'eau, le mélange est trouble. Un chloroforme absolument privé d'eau doit donner, avec l'huile de paraffine, une solution limpide (CRISMER). D'après le Codex de 1908, le chloroforme, exempt d'eau, ne doit pas se troubler quand on le refroidit à — 10°.

b) **Recherche de l'aldéhyde**. — Si un chloroforme chauffé à l'ébullition avec une solution concentrée de potasse se colore en brun : présence d'aldéhyde.

F. GAY recherche à la fois l'aldéhyde et l'acétone de la façon suivante : on met dans un tube à essai volumes égaux de chloroforme et de solution d'azotate d'argent au dixième, on porte à l'ébullition ; on obtient un précipité noir d'argent réduit si le chloroforme renferme de l'acétone ou de l'aldéhyde.

c) **Recherche du chlore**. — On dissout 0 gr. 10 d'iodure de potassium pur dans deux grammes d'eau distillée, on ajoute à la solution 20 à 30 gouttes de chloroforme et on agite. Le chloroforme se colore en rouge violacé en raison de l'iode mis en liberté par le chlore que contient le chloroforme.

d) **Recherche de l'acide chlorhydrique**. — On agite dans un tube à essai 2 c. c. de chloroforme avec 4 ou 5 c. c. d'eau distillée. La couche aqueuse supérieure décantée rougit le papier de tournesol et précipite en blanc par l'azotate d'argent, si le chloroforme est souillé d'acide chlorhydrique.

e) **Recherche de l'acide chloroxycarbonique et des**

autres composés chlorés organiques. — En général, lorsqu'un chloroforme contient des composés chlorés organiques étrangers, il se colore plus ou moins en brun lorsqu'on l'agite avec son volume d'acide sulfurique concentré.

G. Pouchet mentionne le procédé suivant pour mettre en évidence l'acide chloroxycarbonique dans le chloroforme : Lorsqu'on dissout de la bilirubine dans du chloroforme pur, on obtient une coloration d'un jaune brunâtre ; si, au contraire, le chloroforme renferme la moindre trace d'acide chloroxycarbonique la coloration brune fait place à une coloration verte d'autant plus intense que la proportion de l'acide chloroxycarbonique est plus considérable.

f) **Dosage de l'alcool.** — Il est généralement admis que l'alcool ajouté au chloroforme facilite la conservation du produit : aussi Béhal et François avaient-ils émis le vœu que le Codex recommande l'addition d'une quantité déterminée d'alcool absolu bon goût, 5 ou 10 c. c. pour 1.000 c. c. de chloroforme. La Pharmacopée de 1908 prescrit, pour le chloroforme anesthésique, une addition de 5 millièmes d'alcool absolu. Il est donc nécessaire de pouvoir doser l'alcool dans le chloroforme anesthésique. Nicloux a donné un procédé de dosage de l'alcool basé sur l'oxydation de ce liquide, en liqueur sulfurique, par le bichromate de potasse. Il se forme dans ces conditions de l'acide acétique. Béhal et François ont modifié légèrement cette méthode de dosage de façon à la rendre plus pratique.

Tout d'abord, ce dosage repose sur les principes suivants :

1° Le chloroforme, agité avec l'acide sulfurique, lui cède tout son alcool.

. 2° L'alcool est enlevé en majeure partie à l'état d'acide sulfovinique qui ne peut pas être titré directement par le bichromate.

3° L'acide sulfovinique, chauffé avec de l'eau, en présence

de l'acide sulfurique, se scinde quantitativement en acide sulfurique et en alcool qui passe à la distillation.

4° On peut doser très exactement cet alcool par la méthode suivante de Béhal et François que nous reproduisons complètement :

On introduit, dans un tube à boule bouché à l'émeri et muni à sa partie supérieure d'un robinet, 10 c. c. de chloroforme, puis 4 c. c. d'acide sulfurique pur, on agite vigoureusement et on décante après repos ; on recommence le même traitement une fois avec la même quantité d'acide, puis une seconde fois avec 2 c. c., ce qui fait que l'on a employé au total 10 c. c. d'acide sulfurique. La solution sulfurique est introduite dans un petit ballon et additionnée de 40 c. c. d'eau, puis on distille lentement (quinze à vingt minutes) de façon à recueillir 20 c. c. de liquide. On prend au moyen d'une pipette 5 c. c. de ce liquide rendu homogène et on procède au dosage de l'alcool.

On prépare d'abord une solution aqueuse renfermant 16 gr. 97 de bichromate de potasse par litre : 2 c. c. de la liqueur correspondent dans ces conditions à 10 millimètres cubes (0 c. c. 01) d'alcool absolu.

On introduit alors, dans un tube à essai de 25 c. c. de capacité, les 5 c. c. de la solution alcoolique distillée, 2 c. c. d'acide sulfurique et l'on place le tout dans un vase de Bohême contenant de l'eau que l'on maintient à l'ébullition ; on s'arrange de façon à ce que les liquides soient sensiblement au même niveau dans le vase et dans le tube. On ajoute alors, au moyen d'une burette divisée en dixièmes de centimètre cube et goutte à goutte, la solution de bichromate. Tant que celui-ci n'est pas en excès, la teinte vire rapidement au bleu, elle passe au vert dès que la limite est atteinte, puis au vert jaunâtre lorsque la limite est dépassée.

Une goutte ou deux suffisent à amener ce virage. En employant, comme nous venons de le dire, 5 c. c., chaque centimètre cube de chromate représente 1 p. 1.000 d'alcool en volume dans le liquide employé. Comme Nicloux l'a très bien montré, ce dosage n'est précis qu'autant que le titre de l'alcool n'est pas supérieur à 2 c. c. p. 1.000. Donc, si dans le dosage, la quantité de bichromate utilisé est supérieure à 2 c. c., on double par une addition d'eau convenable le volume du liquide restant et on recommence le titrage.

Supposons que nous ayons à examiner un chloroforme contenant 6 p. 1.000 d'alcool absolu en volume et qu'un premier dosage, effectué sur 5 c. c. prélevés sur les 20 c. c. du distillat, ait donné une dépense en bichromate de 2 c. c. 7. Ce chiffre étant supérieur à 2, on effectue un nouvel essai sur 5 c. c. du distillat, *après dilution de moitié*, soit une dépense en bichromate de 1 c. c. 5. D'où titre alcoolique du liquide distillé : 3 c. c. par litre et titre alcoolique du chloroforme : 6 c. c. par litre.

Le Codex de 1908 a adopté ce procédé de dosage de l'alcool avec quelques légères modifications dans la technique.

ESSAI DE L'ALCOOL

Caractérisation. — Liquide incolore, mobile, d'une odeur agréable, de saveur brûlante ; il bout à 78°,3, sa densité à 0° est de 0,809 et à 15° de 0,794. Enflammé, il brûle avec une flamme à peine éclairante.

L'alcool est soluble en toutes proportions dans l'eau, l'alcool, l'éther, le chloroforme ; il dissout facilement les matières résineuses et la plupart des alcaloïdes.

L'alcool absolu est très hygroscopique.

L'alcool est insoluble dans des solutions concentrées de carbonate de potasse.

On caractérise chimiquement l'alcool par la formation d'iodoforme ; pour cela, on ajoute à quelques centimètres cubes d'alcool quelques gouttes d'une solution saturée d'iode dans 25 c. c. d'eau tenant en dissolution 5 grammes d'iodure de potassium, puis un peu de potasse versée lentement pour faire disparaître l'excès d'iode ; il se forme un précipité jaune clair constitué par de l'iodoforme que l'on reconnaît à son odeur. On peut aussi agiter cette liqueur trouble avec de l'éther ; la liqueur éthérée décantée et soumise à l'évaporation spontanée abandonne l'iodoforme en cristaux qui, examinés au microscope, ont la forme de lamelles hexagonales.

L'iodoforme ainsi produit, chauffé avec une trace de phénate de soude et un peu d'alcool à 90°, donne de l'acide rosolique qui, dissous dans une plus grande quantité d'alcool, colore la dissolution en rouge (Lutsgarten).

Si on prend une solution de chlorure de cobalt à 5 p. 100, additionnée d'une solution de sulfocyanure de potassium, et qu'on fasse arriver à la surface du mélange un peu d'alcool éthylique, celui-ci se colore en bleu turquoise ; cette coloration est plus intense à la ligne de séparation des deux liquides (Morell et Grassini).

Si on agite de l'alcool avec un peu de chlorure de benzoyle, il se forme de l'éther benzoïque ; on ajoute un léger excès de potasse pour détruire le chlorure de benzoyle et on perçoit alors l'odeur de l'éther benzoïque produit.

Lorsqu'on dissout à chaud de l'acide molybdique dans de l'acide sulfurique concentré et qu'on ajoute à cette solution, à la température de 60°, un peu d'alcool, en ayant soin de superposer les deux liquides sans les mélanger, il se développe un anneau bleu très visible à la zone de contact (E. Merck).

Si on chauffe modérément 1 c. c. d'alcool avec 3 à 4 gouttes d'acide butyrique et 3 à 4 gouttes d'acide sulfurique concentré, il se forme du butyrate d'éthyle facile à reconnaître à l'odeur de fraises qu'il dégage.

Essai. — Tout d'abord, l'essai de l'alcool comprend la détermination de son *degré alcoolique*, la recherche de l'*eau* dans l'alcool prétendu absolu.

Dans les alcools industriels, on doit rechercher les principales impuretés qui sont : l'*aldéhyde éthylique*, les *alcools supérieurs* et le *furfurol*.

On a cherché à régénérer l'alcool dénaturé par le procédé habituel de dénaturation fixé par l'*Administration des Contributions indirectes*; cet alcool revivifié contient toujours de l'alcool méthylique qu'il faudra essayer de mettre en évidence dans les alcools industriels.

a) **Détermination du degré alcoolique**. — Pour déterminer le degré alcoolique d'un alcool, c'est-à-dire la proportion en volume d'alcool absolu qu'il renferme pour 100 parties, on emploie l'alcoomètre centésimal de Gay-Lussac. Le degré correspondant au point d'affleurement de cet aréomètre à poids constant, plongé à la température de 15° dans l'alcool à examiner, indique en centièmes et en volume la composition du liquide en alcool absolu.

Pour que les indications de cet alcoomètre soient exactes, il faut opérer exactement à la température de 15°, circonstance difficilement réalisable dans la pratique. Pour remédier à cet inconvénient, on prend le degré alcoolique du liquide, ou *force apparente*, à la température ambiante que l'on note d'une part très exactement ; on transforme ensuite la force apparente du liquide en *force réelle* au moyen des *Tables de Gay-Lussac* qui ramènent la teneur du mélange en alcool absolu à la température de 15°.

On peut effectuer la correction relative à la température sans avoir recours aux tables de Gay-Lussac, en se servant de la formule suivante due à FRANCŒUR :

$$x = d \pm 0{,}4\, t$$

dans laquelle x représente la force alcoolique réelle cherchée ; d, le nombre de degrés indiqué par l'alcoomètre ; t, la différence de température du liquide examiné à la température de 15°. On emploie le signe $+$ quand la température est inférieure à 15° et le signe $-$ quand elle est supérieure à cette température.

Le chiffre donné par la formule de FRANCŒUR n'est encore qu'approximatif. Il n'est à peu près exact que pour les degrés moyens de l'alcoomètre, il s'écarte plus pour les degrés extrêmes.

b) **Recherche de traces d'eau dans l'alcool absolu**. —

L'alcool absolu, additionné de carbonate de potasse sec ou
de chlorure de calcium desséché, rend ces sels humides s'il
contient des traces d'eau ; de plus, il colore en bleu le sulfate de cuivre anhydre.

c) **Recherche de l'aldéhyde éthylique.** — La recherche
de l'aldéhyde éthylique peut s'effectuer par les différents
procédés suivants :

1° Dans 50 à 60 c. c. d'alcool à essayer, on verse une solution concentrée de potasse ; on mélange les deux liquides
que l'on chauffe à 60° au bain-marie. Si l'alcool renferme de
l'aldéhyde et, en général, des produits de tête, la liqueur
prend dans l'espace de quelques minutes une teinte qui
varie du jaune paille au noir, suivant la quantité d'aldéhyde.
A froid, la réaction s'opère également, mais elle exige un
contact de vingt-quatre heures avec l'alcool pour être complète (BANG).

2° Cette autre réaction est basée sur la production d'une
coloration par l'action de l'aldéhyde sur les phénols en présence d'un acide : on emploie l'acide sulfurique pur exempt
de produits nitreux et, comme phénol, le pyrogallol. On
opère comme suit : Dans un verre à expérience, on verse
20 c. c. d'acide sulfurique et on ajoute 0 gr.05 de pyrogallol
et, au-dessus, on verse l'alcool à essayer en évitant que les
deux liquides se mélangent. Une zone colorée en violet apparaît à la surface de séparation des deux couches liquides, si
l'alcool renferme de l'aldéhyde ; l'intensité de la coloration
est proportionnelle à la quantité de l'impureté (GUIGNARD).

3° L'alcool renfermant de l'aldéhyde prend une coloration
jaune ou orange suivie d'une fluorescence verte en présence
d'une solution de chlorhydrate de métaphénylènediamine.
Pour réaliser cette réaction, il est indispensable d'opérer sur
un alcool au titre de 95° ; on en prélève 10 c.c. auxquels on
ajoute 1 c. c. d'une solution aqueuse de chlorhydrate de

métaphénylènediamine à 10 p. 100 fraîchement préparée ; on laisse au repos pendant une heure. Au bout de ce temps, on obtient une coloration jaune ou orange d'autant plus intense que l'alcool essayé renferme plus d'aldéhyde.

4° Le bisulfite d'aniline, mis en présence de composés aldéhydiques, se colore en rouge violacé ; c'est un excellent réactif à la condition qu'il soit convenablement préparé. Aussi Mohler a-t-il modifié la formule primitive donnée par Gayon.

La nouvelle formule est la suivante :

Eau distillée	1.000 c. c.
Bisulfite de soude.	100 —
Solution aqueuse de fuchsine au 1 1000° .	150 —
Acide sulfurique pur	15 —

Le bisulfite de soude doit être versé dans la solution de fuchsine ; le mélange est agité, on ajoute l'eau distillée, puis l'acide sulfurique pur. La solution de fuchsine doit être récemment préparée, sinon la décoloration par le bisulfite alcalin reste incomplète.

Ce réactif ne donne aucune coloration avec l'alcool pur ramené à 50° ; il conserve facilement sa sensibilité pendant plusieurs mois.

Pour rechercher l'aldéhyde dans un alcool, on prélève 10 c. c. de liquide que l'on met dans un tube à essai avec 4 c. c. du réactif et on bouche ; si l'alcool est souillé d'aldéhyde, on observe dès le début une coloration qui va en s'accentuant et devient maximum au bout de vingt minutes. Cette coloration est d'autant plus intense que la proportion d'aldéhyde est plus grande.

d) **Recherche des alcools supérieurs.** — On prend 50 à 60 c. c. d'alcool à essayer et on y verse, en l'agitant, de l'éther de pétrole jusqu'à ce que ce dernier cesse de s'y dissoudre instantanément ; l'alcool a dissous alors le cinquième de son volume de l'huile légère de pétrole, on étend le mélange de cinq à six fois son volume d'eau ordinaire ; l'eau alcoolisée ne dissout pas trace de pétrole, l'hydrocarbure par suite se sépare et surnage. On le décante dans un flacon bouché à l'émeri et on y ajoute quelques centimètres cubes d'acide sulfurique concentré ; on agite et on laisse reposer. Les moindres traces d'alcools supérieurs colorent en jaune l'acide sulfurique qui s'est rassemblé au fond du flacon, si l'alcool isobutylique domine ; en brun, si c'est l'alcool amylique. L'élévation de la température hâte la réaction (Bang).

En général, l'alcool souillé de produits homologues supérieurs, évaporé sur la main, donne une odeur particulière, amylique.

Lorsque la proportion des alcools supérieurs, et en particulier de l'alcool amylique, est assez considérable, si on distille une certaine proportion d'alcool et, qu'au résidu, on ajoute de l'eau, on voit se séparer des globules huileux d'alcool amylique. En outre, le résidu traité par son volume d'acide sulfurique concentré se colore en rouge.

e) **Recherche du furfurol.** — Pour rechercher le furfurol dans l'alcool, on étend le liquide avec de l'eau distillée de façon à ce que son titre alcoolique soit environ de 50° : on en prélève 10 c. c. auxquels on ajoute 10 gouttes d'huile d'aniline pure et incolore et 2 c. c. d'acide acétique chimiquement pur. Si l'alcool contient du furfurol, on obtient une coloration rouge groseille qui devient maxima au bout de vingt minutes, puis va en s'affaiblissant pour disparaître ensuite. On peut déceler par ce procédé des traces même très faibles de furfurol.

f) **Recherche de l'alcool méthylique.** — 1° Procédé

Trillat. — En étudiant les réactions colorées obtenues par l'oxydation de l'alcool éthylique et de l'alcool méthylique, A. Trillat a trouvé une méthode qui permet de déceler l'alcool méthylique et même de le doser par un procédé colorimétrique.

Si on oxyde, par le bichromate de potasse et l'acide sulfurique, de l'alcool pur éthylique, on obtient, entre autres produits, par distillation, de l'éthylal $CH^3—CH\begin{cases} C^2H^3O \\ C^2H^5O \end{cases}$; l'alcool méthylique donne dans les mêmes conditions du méthylal $CH^2\begin{cases} CH^3O \\ CH^3O \end{cases}$.

Pour essayer de différencier ces deux éthers, A. Trillat les a condensés avec de la diméthylaniline et il a obtenu deux dérivés dont l'un, résultant de l'alcool éthylique, oxydé, donne une coloration bleue qui disparaît rapidement sous l'influence de la chaleur, tandis que le dérivé de l'alcool méthylique, oxydé, donne, au contraire, une coloration bleue qui devient de plus en plus intense.

Telles sont les observations qui ont conduit A. Trillat à la méthode suivante pour la recherche et même le dosage de l'alcool méthylique.

On mesure un certain volume de l'alcool à essayer, correspondant à 10 c. c. d'alcool absolu. Dans certains cas, si l'alcool contient moins de 1 p. 100 d'alcool méthylique, il est préférable de le rectifier et d'opérer sur les premières parties distillées. Par addition d'eau, on amène le liquide à un volume de 150 c. c. Le mélange est mis dans un ballon de 500 c. c., à goulot peu élevé ; on y ajoute 70 c. c. d'acide sulfurique au 1 5ᵉ et, en une seule fois, 15 grammes de bichromate de potasse en poudre. Après agitation et vingt minutes de contact, on distille directement, sans employer d'appareil à fractionnement. Les 25 premiers centimètres cubes de liquide distillé sont rejetés ; on continue la distillation jusqu'à ce que l'on ait obtenu 100 nouveaux c. c. de liquide qui sont mis à part.

Cinquante centimètres cubes du liquide distillé sont additionnés de 1 c. c. de diméthylaniline soigneusement rectifiée, puis versés dans un flacon bouché à l'émeri de 75 c. c. de capacité. Ce flacon, hermétiquement bouché, est placé sur un bain-marie à une température d'environ 70° à 80°, pendant trois heures, en ayant soin de l'agiter deux à trois fois.

La condensation terminée, on rend le liquide franchement alcalin par addition de soude ; on distille la diméthylaniline dans un ballon de 100 c. c. Pour éviter les soubresauts on y ajoute quelques débris de verre ou de porcelaine. On arrête la distillation lorsque le volume distillé atteint environ 25 c. c.

On acidifie par l'acide acétique le liquide restant dans le ballon et on agite. Pour obtenir la réaction bleue, indice de la présence de l'alcool méthylique, on en verse quelques centimètres cubes dans un tube à essai, et on laisse tomber 4 à 5 gouttes d'eau contenant du bioxyde de plomb en suspension (1 gramme environ dans 100 c. c. d'eau). L'oxydation donne lieu à une coloration qui, après atténuation momentanée, apparaît à l'ébullition avec une belle nuance bleue analogue au bleu de la liqueur de FEHLING.

L'alcool éthylique, qui ne contient pas d'alcool méthylique, ne doit donner aucune coloration bleue, si l'opération a été bien conduite.

Pour évaluer les quantités d'alcool méthylique contenues dans l'alcool éthylique, on compare l'intensité des colorations avec des types préparés d'avance. Cette comparaison par voie colorimétrique peut se faire de plusieurs manières : TRILLAT opère simultanément avec de l'alcool à essayer et avec un type contenant 1 p. 100 d'alcool méthylique. Il faut

avoir soin de ramener à un même volume le résidu contenu
dans le ballon, après l'enlèvement de la diméthylaniline.
Les réactions colorées sont effectuées en même temps et la
comparaison avec le type indiqué, avec l'approximation
inhérente à tout procédé colorimétrique, la teneur en alcool
méthylique. On peut par cette méthode doser l'alcool méthylique dans des échantillons n'en contenant que 0.2 p. 100.
Cette méthode est d'une très grande simplicité ; l'attention
de l'analyste doit se porter sur la purification de la diméthylaniline et sur son éloignement absolu après la condensation.

2º PROCÉDÉ RICHE ET BARDY. — On introduit dans un
ballon 10 c. c. de l'alcool à essayer avec 15 grammes d'iode
et 2 grammes de phosphore rouge et l'on distille immédiatement en recueillant le produit dans 30 à 40 grammes d'eau.
L'iodure alcoolique qui s'est formé se précipite au fond du
ballon et il est séparé au moyen d'un entonnoir qu'on bouche
avec le doigt ; on le recueille dans un ballon contenant
6 c. c. d'aniline où il se forme de l'éthylaniline et de la
méthylaniline, si l'alcool contient de l'alcool méthylique ;
on verse alors de l'eau chaude dans le ballon pour dissoudre les cristaux formés, et l'on porte le liquide à l'ébullition
pendant quelques minutes jusqu'à ce qu'il soit parfaitement
clair ; à ce moment, on y ajoute une solution alcaline pour
mettre les bases formées en liberté, et on les fait monter à
la surface par addition d'eau ; on les oxyde en en versant
1 c. c. sur 10 grammes d'un mélange formé de 100 grammes
de sable quartzeux, 2 grammes de chlorure de sodium et
3 grammes d'azotate de cuivre ; on agite et on porte le tout
à la température de 70º que l'on maintient pendant huit à
dix heures ; en épuisant ensuite le produit de cette réaction
par l'alcool pur et filtrant, on observe une coloration rouge
brunâtre avec l'alcool pur, une coloration rouge violette s'il

contient 1 p. 100 d'alcool méthylique, et violet intense si la proportion de l'impureté est de 2 p. 100 et plus.

3° PROCÉDÉ MULLIKEN ET H. SCUDDER. — On enroule un fil de cuivre autour d'un crayon, de façon à former une spirale d'environ 2 centimètres de longueur; celle-ci est oxydée superficiellement en la chauffant à la partie supérieure de la flamme d'un bec Bunzen, où on la maintient pendant quelques instants à la température du rouge sombre; on la plonge aussitôt dans 3 c. c. d'alcool étendu de trois ou quatre fois son volume d'eau et placé dans un tube à essai. Cette opération oxyde une certaine quantité de l'alcool méthylique et produit de l'aldéhyde formique. Ce traitement peut être répété plusieurs fois de suite, en ayant soin, chaque fois, de refroidir le tube sous un courant d'eau. Cette méthode d'oxydation a l'avantage de n'ajouter aucun produit secondaire au liquide à analyser.

On ajoute à la solution alcoolique oxydée une goutte d'une solution aqueuse de résorcine à 0,5 p. 100, et le mélange est versé avec précaution dans un second tube à essai tenu incliné et contenant quelques centimètres cubes d'acide sulfurique. La présence de l'alcool méthylique est indiquée par une zone colorée en rose rouge à la ligne de démarcation des deux liquides. Cette coloration est très caractéristique et se trouve englobée dans un léger coagulum blanchâtre ou rosé, lequel après un repos assez long, augmente en intensité et finalement se sépare en flocons rouge pourpre.

Pour de très légères traces d'alcool méthylique, on ne doit pas employer une trop forte proportion de résorcine, car un excès de ce réactif tend à détruire la pureté de la coloration rose et peut rendre l'essai incertain. La proportion d'une goutte d'une solution à 0,5 p. 100 est la plus favorable, lorsque les solutions à essayer ne retiennent que 0,1 p. 100

d'alcool méthylique et, en réduisant encore la proportion de
résorcine d'un dixième, on peut facilement reconnaître,
0,01 p. 100 d'alcool ; dans ce cas, il faut attendre au moins
une heure pour que la coloration se produise.

4º Procédé Denigès. — Denigès a donné tout récemment
un procédé très sensible et rapide pour rechercher l'alcool
méthylique ; il repose : 1º sur la propriété qu'a le permanganate de potasse de ne donner que de l'aldéhyde éthylique
avec l'alcool éthylique et de l'aldéhyde formique avec l'alcool
méthylique ; 2º sur la possibilité de déceler, à l'aide du
bisulfite de rosaniline, des traces d'aldéhyde formique,
même en présence de fortes quantités d'autres aldéhydes,
notamment de l'aldéhyde éthylique, à condition d'opérer
en milieu acide.

On prend, dans un tube d'assez fort calibre, 0 c. c. 1 de
l'alcool à essayer qu'on additionne de 5 c. c. de solution de
permanganate de potasse à 1 p. 100 et de 0 c. c. 2 d'acide
sulfurique pur (il est important de ne pas dépasser 0 c. c. 2
pour éviter la formation d'aldéhyde formique aux dépens
de l'alcool éthylique) ; on mélange ; après un contact de 2 à
3 minutes, on ajoute 1 c. c. de solution d'acide oxalique à
8 p. 100 ; on agite ; lorsque le mélange a pris une teinte
madère, on ajoute 1 c. c. d'acide sulfurique ; on agite de
nouveau et, lorsque la décoloration est complète, on ajoute
5 c. c. de bisulfite de rosaniline ; on mélange et on laisse
reposer ; au bout de quelques minutes, apparaît une coloration violette d'autant plus intense qu'il y avait davantage
d'alcool méthylique dans l'alcool essayé ; cette coloration
atteint en 15 minutes son maximum d'intensité ; la teinte
est appréciable même pour un alcool ne renfermant que
1 p. 1.000 d'alcool méthylique.

En distillant 10 c. c. de l'alcool à essayer et recueillant
de 1 à 2 c. c. de distillat, on peut, en prenant 0 c. c. 1

du distillat et en opérant comme il vient d'être dit, reconnaître jusqu'à 1 à 2/10.000ᵉ d'alcool méthylique ; si l'on effectue la distillation dans un appareil plus perfectionné et si l'on fractionne les produits de la distillation, la limite de sensibilité peut être portée au 1/100.000ᵉ.

Avec l'alcool éthylique pur, il ne se produit pas de coloration sensible.

En opérant par comparaison avec des solutions contenant des quantités connues d'alcool méthylique, on peut exécuter des déterminations quantitatives suffisamment précises.

5° Procédé Hinkel. — Le principe de ce procédé est basé sur ce que la formaldéhyde et la morphine, traitées ensemble par l'acide sulfurique, donnent une coloration rouge violacé intense alors que l'acétaldéhyde ne donne qu'une teinte orange.

Voici comment on pratique cet essai très simple : on prélève 1 c. c. d'alcool à examiner auquel on ajoute 0 gr. 80 de persulfate d'ammoniaque et 3 c. c. d'acide sulfurique au 1/5ᵉ ; on étend le mélange à 20 c. c. avec de l'eau et on distille. Les deux premiers centimètres cubes distillés sont recueillis et additionnés de quelques gouttes d'une solution de chlorhydrate de morphine à 0 gr. 50 p. 100 et enfin d'acide sulfurique pur. S'il y a formation d'aldéhyde formique, provenant de l'alcool méthylique, il se forme un anneau rouge violacé intense à la limite de séparation des liquides. Cette réaction est très excessivement sensible.

Dans cet essai on peut remplacer le mélange oxydant formé de persulfate d'ammoniaque et d'acide sulfurique par cet autre mélange : 1 gr. 50 de bichromate de potasse et 1 gr. 50 d'acide sulfurique.

Le Codex de 1908 (voir ce volume, p. 16) procède à l'essai de l'alcool en distillant au bain-marie 100 c. c. environ d'alcool de façon à recueillir 70 c. c. de distillat. *Sur le produit distillé*, on recherche les impuretés, dites *de tête* (aldéhydes, alcool méthylique, acétone).

Sur le résidu de la distillation, on recherche les impuretés dites de *queue* (alcools homologues supérieurs, furfurol).

Dans une troisième série d'essais, effectués directement sur l'alcool lui-même, on recherche les composés *azotés* (ammoniaque, bases pyridiques).

ESSAI DE LA GLYCÉRINE

Caractérisation. — Liquide sirupeux, incolore, inodore, à saveur sucrée, qui, lorsqu'il est bien anhydre, peut cristalliser quand on l'abandonne pendant quelque temps à la température de 0°.

La glycérine est soluble en toutes proportions dans l'eau et l'alcool, mais insoluble dans l'éther, le sulfure de carbone, le chloroforme et la benzine. Sa densité à 15° est de 1,264.

La glycérine, chauffée avec du bisulfate de potasse, dégage des vapeurs âcres et piquantes d'acroléine. DENIGÈS complète cette caractérisation en décelant l'acroléine grâce à ses propriétés aldéhydiques qui permettent de la mettre en évidence de la façon suivante : quelques gouttes de glycérine sont chauffées assez fortement dans un tube à essai avec trois ou quatre fois leur volume de bisulfate de potasse pulvérisé ; lorsqu'il se dégage des vapeurs blanches, on plonge dans l'eau du tube une baguette de verre imbibée de réactif de NESSLER que les aldéhydes réduisent en développant une teinte brunâtre sur la baguette. On peut également tremper la baguette dans la solution bouillante suivante :

Solution de nitrate d'argent à 1 ou 2 p. 100. 2 c. c.
Ammoniaque . . . . 2 —
Lessive de soude . . . . 2 —

L'acroléine donne une coloration brune due à l'argent réduit.

Essai. — La glycérine peut renfermer, comme impuretés, de l'*acide sulfurique* ou des *sulfates*, des *chlorures*, de la *chaux*, du *plomb*, de l'*arsenic*, de l'*acroléine*, de l'*acide formique* et de l'*acide butyrique*.

Les falsifications consistent dans l'addition de *sirop de glucose*, de *matières gommeuses* ou de *sels minéraux*.

La solution aqueuse de glycérine doit être neutre au papier de tournesol.

a) **Recherche de l'acide sulfurique et des sulfates.** — Une solution aqueuse de glycérine au 1/5ᵉ, acidulée par l'acide azotique, se troublera par une solution de chlorure de baryum, si elle renferme de l'acide sulfurique ou des sulfates.

b) **Recherches des chlorures et de la chaux.** — La solution aqueuse de glycérine, contenant des chlorures ou de la chaux, précipitera par l'azotate d'argent ou par l'oxalate d'ammoniaque.

c) **Recherche du plomb.** — La glycérine, additionnée de 5 parties d'eau et d'un peu de solution d'hydrogène sulfuré, est mise dans une éprouvette longue et étroite que l'on place sur un papier blanc. La moindre trace de plomb donnera au mélange une teinte brune facile à percevoir en regardant dans le grand axe de l'éprouvette.

d) **Recherche de l'arsenic.** — On prend 2 c. c. de glycérine que l'on étend de 4 c. c. d'eau, on y introduit un petit fragment de zinc et une quantité d'acide chlorhydrique juste suffisante pour avoir un dégagement d'hydrogène. On

place sur le tube à dégagement un fragment de papier à
filtrer imbibé d'une solution de sublimé et l'on attend
dix minutes. Il se forme une tache jaune ou brune suivant
la proportion d'arsenic. La coloration est très nette pour
1 milligramme d'arsenic dans les 2 c. c. de glycérine
(A.-C. LANGMUIR).

Voir aussi le procédé du Codex (ce volume, p. 326) pour
la recherche de l'Arsenic par l'appareil de Marsh.

e) **Recherche de l'acroléine et de l'acide formique**. —
La glycérine, additionnée de son volume d'ammoniaque et
de quelques gouttes de solution d'azotate d'argent est abandonnée pendant un quart d'heure à la température du laboratoire ; elle se trouble et brunit si elle contient de l'acroléine ou de l'acide formique.

La *Pharmacopée allemande* effectue la recherche de ces
deux substances étrangères de la façon suivante : On chauffe
1 c. c. de glycérine, mélangée de 1 c. c. d'ammoniaque, jusqu'à ce que le liquide se soulève ; dans tous les cas, on ne
doit pas dépasser la température de 60°. On cesse de
chauffer et on ajoute 3 gouttes de solution de nitrate d'argent. Le mélange se colore ou donne un précipité brun
noir dans l'espace de cinq minutes, si le produit est souillé
d'acroléine ou d'acide formique.

Le Codex de 1908 (p. 326) mentionne, pour la recherche
de l'acide formique, de traiter à chaud la glycérine, étendue
de son volume d'eau par la soude et une solution aqueuse
d'azotate d'argent : une réduction de ce sel indique l'existence de l'acide formique. Or, P. LEMAIRE a fait observer
que la glycérine, même pure, est susceptible de réduire à
chaud le nitrate d'argent.

f) **Recherche de l'acide butyrique**. — On chauffe graduellement, au-dessous du point d'ébullition, 5 c. c. de

glycérine avec 3 c. c. d'acide sulfurique dilué ; on obtient une odeur rance ou désagréable dans le cas de la présence de l'acide butyrique. Cet essai peut aussi déceler l'acide formique qui, dans ces conditions, se dégage avec une odeur piquante et irritante.

Pour la recherche de l'acide butyrique, on peut avoir aussi recours au procédé suivant : on chauffe la glycérine à examiner avec de l'alcool et de l'acide sulfurique ; il se forme de l'éther butyrique reconnaissable à son odeur agréable de fruit.

g) **Recherche du sirop de glucose.** — La glycérine, adultérée par le sirop de glucose et étendue de cinq parties d'eau, réduira la liqueur de Fehling à l'ébullition. On peut encore retrouver cette falsification en agitant la glycérine avec du chloroforme ; le sucre se sépare et va au fond du vase à expérience dans lequel on opère, la glycérine pure, insoluble dans le chloroforme, vient flotter à la surface .

h) **Recherche des matières gommeuses.** — Si la glycérine est falsifiée par des matières gommeuses, elle ne se dissout pas complètemént dans un mélange de 3 parties d'alcool à 90° et de 1 partie d'éther pur.

i) **Recherche des sels minéraux.** — La glycérine ne doit laisser que des traces infinitésimales de cendres, quand on la calcine ; mais cette opération exige certaines précautions pour qu'il n'y ait pas de pertes toujours faciles lorsqu'il s'agit d'incinérer le résidu goudronneux qui résulte de l'évaporation de la glycérine ; la température élevée à laquelle il faut opérer favorise la volatilisation de certains sels. Pour obvier à cet inconvénient, C. FERRIER opère de la façon suivante :

On évapore 10 grammes de glycérine dans une capsule

de platine, en évitant les projections ; on fait flamber le
résidu goudronneux obtenu ; on brise la masse spongieuse
qui se forme ; on ajoute 5 à 6 c. c. d'eau ; après quelques
instants de contact, on enlève la solution limpide avec une
pipette à bec capillaire ; on procède à un deuxième lavage
analogue et on conserve les liquides réunis ; on sèche le
contenu de la capsule et on calcine à une température
nécessaire pour brûler tout le charbon ; dans le résidu,
dépouillé des sels solubles, la calcination est très rapide ;
après refroidissement des cendres, on ajoute les eaux de
lavage et on évapore à siccité ; on porte le résidu au rouge
sombre pendant une ou deux secondes.

Les sels minéraux, ajoutés frauduleusement, resteront
comme résidus. Pour être renseigné sur leur nature, il suffira de pratiquer l'analyse qualitative méthodique.

13.

ESSAI DU SUCRE DE LAIT

Caractérisation. — Le sucre de lait ou lactose est en cristaux rhombiques, durs, opaques, incolores ou légèrement jaunâtres, d'une saveur faiblement sucrée.

La lactose est insoluble dans l'alcool concentré, soluble dans 6 parties d'eau à 15° et dans 2 parties d'eau bouillante.

Si on sature à chaud d'acétate neutre de plomb une solution diluée de lactose et qu'on ajoute goutte à goutte de l'ammoniaque à la liqueur bouillante, on voit celle-ci virer d'abord au jaune, puis à l'orangé, finalement au rouge (réaction de Rubner).

La lactose ne réduit pas à chaud une solution aqueuse d'acétate de cuivre ; si, au préalable, on fait bouillir la solution de sucre de lait avec de l'acide chlorhydrique dilué, la liqueur neutralisée réduit le sel cuivrique.

Pour caractériser la lactose on en prend 2 grammes environ que l'on hydrolyse en la traitant à l'ébullition avec 50 c. c. d'eau et 2 c. c. d'acide chlorhydrique pur ; il se forme un mélange de glucose et de galactose. On neutralise la solution par la soude et on y ajoute 12 grammes d'acétate de soude et 8 grammes de chlorhydrate de phénylhydrazine, et on chauffe de nouveau pendant une heure au bain-marie. On filtre bouillant, la phénylglucosazone, insoluble à chaud, reste sur le filtre, tandis que la phénylgalactosazone passe dans le filtrat où elle cristallise par refroidissement. On la recueille sur un filtre, on la lave plusieurs

fois à l'eau froide et on la soumet à une seconde cristallisation dans l'eau bouillante. On sèche et on prend le point
de fusion. La phénylgalactosazone fond entre 188° et 191°.
Ce point de fusion caractérise la galactose et, par suite, la
lactose.

On peut encore caractériser d'une autre façon la lactose
par son osazone : pour cela, on met, dans un tube à essai,
10 c. c. d'une solution contenant pour 100 c. c. d'eau, 10 grammes d'acétate de soude et 20 c. c. d'acide acétique, et on
ajoute 1 c. c. de phénylhydrazine. On chauffe le tube au bain-
marie et on y ajoute la solution de lactose. On continue à
chauffer au bain-marie ; la lactosazone est soluble dans
l'eau bouillante; par refroidissement, elle se dépose en cristaux globuleux hérissés d'aiguilles (oursins), les cristaux
recueillis sont redissous dans un mélange d'eau et d'acétone bouillants. Le liquide acétonique filtré abandonne à
l'évaporation des cristaux qui desséchés fondent au bloc de
Maquenne (fusion instantanée de Bertrand) vers 213-215°.

Essai. — Le sucre de lait, soumis à l'incinération dans
une capsule de platine, ne doit pas laisser plus de 0,25 p. 100
de cendres.

La lactose impure donne souvent avec l'eau des solutions
acides par suite de la présence d'*acide lactique*. Comme
limite extrême d'acidité, 1 gramme de lactose, dissous dans
10 c. c. d'eau, donne une solution qui doit se colorer nettement en rouge par la phénolphtaléine, dès qu'on y ajoute
trois gouttes de solution normale de soude.

Le sucre de lait est quelquefois additionné de *sucre de
canne* ou de *glucose ;* dans ces conditions, le produit possède
un goût sucré plus perceptible. On peut rechercher simultanément la saccharose et la glucose ajoutées frauduleusement en se basant sur ce fait que ces deux sucres se dissolvent dans l'alcool à 65°, lequel ne dissout pas la lactose :

à cet effet, on prélève 1 gramme d'un échantillon moyen de sucre de lait pulvérisé que l'on met avec 10 grammes d'alcool à 65° et on agite fréquemment pendant une demi-heure ; on filtre et on évapore la solution alcoolique au bain-marie. Le résidu, pour un sucre de lait pur, ne doit pas dépasser 0 gr. 03.

La lactose pure et pulvérisée, additionnée d'acide sulfurique concentré, ne doit pas se colorer, même après un contact d'une heure ou deux, en présence de l'acide ; si le produit renferme de la glucose ou de la saccharose, il ne tarde pas à brunir ou à noircir.

On peut reconnaître le sucre de canne dans le sucre de lait par la réaction de Seliwanow : on prend 1 gramme de sucre de lait que l'on chauffe à l'ébullition pendant cinq minutes avec 0 gr. 10 de résorcine, 1 c. c. d'acide chlorhydrique officinal et 10 c. c. d'eau. On observe une coloration rouge, si le sucre de lait est additionné de sucre de canne.

Le sucre de lait ne doit renfermer que des traces de *chlorures* et de *sulfates*, aussi sa solution aqueuse au 1/10° ne doit-elle donner qu'un très léger trouble avec l'azotate d'argent et avec le chlorure de baryum.

ESSAI DE L'ÉTHER OFFICINAL

Caractérisation. — Liquide incolore, mobile, d'une odeur agréable et pénétrante, se volatilisant à la température ordinaire en produisant un froid considérable.

L'éther est soluble en toutes proportions dans l'alcool et le chloroforme, soluble dans 10 parties d'eau ; il dissout facilement les matières grasses, huileuses et concrètes. Il bout à 36°,5. Sa densité à 15° est de 0,720.

Essai. — L'éther officinal peut renfermer comme impuretés de l'*eau*, de l'*alcool*, de l'*aldéhyde acétique*, de l'*huile douce de vin* (mélange de polymères de l'éthylène et d'éthers sulfurique et sulfureux), de l'*acide sulfurique* et de l'*hexaoxyméthylène*.

Tout d'abord, l'éther doit répondre aux conditions suivantes :

Il doit se volatiliser rapidement à la température ordinaire sans laisser de résidu.

10 c. c. d'éther agités avec 1 c. c. d'une solution très diluée et très sensible de tournesol bleu ne doivent pas faire virer le réactif au rouge.

Quelques gouttes d'éther, versées sur un papier à filtrer, doivent se volatiliser sans dégager d'odeur désagréable.

L'éther pur, ajouté goutte à goutte dans de l'acide sulfurique pur, en ayant soin de refroidir le mélange, doit se dissoudre sans coloration.

a) **Recherche de l'eau.** — Si on agite avec du sulfate de cuivre anhydre et blanc de l'éther contenant des traces d'eau, le sel de cuivre reprend la coloration bleue du sulfate de cuivre hydraté. La présence de l'eau peut encore se reconnaître par ce fait que le carbonate de potasse, ajouté à l'éther aqueux, devient humide ou complètement déliquescent.

b) **Recherche de l'alcool.** — On ajoute à quelques c. c. d'éther un cristal de fuchsine ; on agite ; on ne doit pas obtenir de coloration, si l'éther est privé d'alcool.

Autre réaction : On ajoute à 10 c. c. d'éther 1 c. c. de lessive de potasse et 0 gr. 05 d'iode ; on chauffe au bain-marie, il se dépose, après évaporation de l'éther et après refroidissement, des cristaux jaunes d'iodoforme, si l'éther est alcoolisé.

c) **Recherche de l'aldéhyde acétique.** — Pour rechercher l'aldéhyde acétique, on neutralise l'éther par agitation avec du carbonate de potasse et on y fait passer ensuite un courant de gaz ammoniac bien sec ; dans le cas de la présence d'aldéhyde, il se forme sur les parois du flacon, dans lequel on opère, des cristaux d'aldéhydate d'ammoniaque.

On peut encore déceler l'aldéhyde avec la rosaniline bi-sulfitée ; on prépare ce réactif de la façon suivante :

Eau récemment saturée d'acide sulfureux.   220 c. c.
Solution de fuchsine au 1 1000° . . . . .   30 —
Acide sulfurique à 66°. . . . .   3 —

On mélange la solution de fuchsine à l'acide sulfureux et, après agitation, on ajoute l'acide sulfurique. Le réactif doit être incolore.

On prend 4 c. c. de réactif que l'on additionne de 5 c. c. l'alcool à 95° pur bien exempt d'aldéhyde et de 5 c. c. d'éther

à examiner. Si l'éther est pur, le mélange reste incolore
pendant quinze minutes; si le produit renferme plus de
1 10.000ᵘ d'aldéhyde, on obtient une coloration rouge-
violet d'autant plus intense qu'il contient plus d'aldéhyde
(FRANÇOIS).

Les produits aldéhydiques peuvent être aussi décelés en
traitant l'éther par de la potasse caustique granulée : l'éther
pur ne se colore pas dans ces conditions, même au bout
d'une heure; si, au contraire, il contient des composés aldéhydiques on a une coloration jaune ou même un dépôt jaunâtre (Pharmacopée helvétique).

d) **Recherche de l'huile douce de vin** (mélange de
polymères de l'éthylène et d'éthers sulfureux et sulfurique).
L'éther contenant de l'huile douce de vin, agité avec l'eau,
donne une liqueur trouble et huileuse.

e) **Recherche de l'acide sulfurique.** — 20 c. c. d'éther
sont saturés par un excès de carbonate de potasse, on évapore le mélange à l'air. Le résidu desséché au bain-marie
est repris par l'eau acidulée avec de l'acide azotique. La
solution acide précipite par le chlorure de baryum, si l'éther
contient de l'acide sulfurique.

f) **Recherche de l'hexaoxyméthylène.** — 10 c. c.
d'éther sont additionnés de 1 c. c. d'iodure de potassium
en solution aqueuse à 10 p. 100 dans un flacon plein et bien
fermé. Si le mélange, exposé à la lumière, se colore en
moins d'une heure, c'est que l'éther contient de l'hexaoxyméthylène.

ESSAI DU GLYCÉROPHOSPHATE
DE CHAUX

Caractérisation. — Poudre blanche, ténue, légère, soluble dans l'eau froide, moins soluble dans l'eau bouillante, soluble dans la glycérine. Le glycérophosphate de chaux cristallise avec une molécule d'eau.

La solution aqueuse de glycérophosphate de chaux, faite à froid, précipite par la chaleur, par addition d'alcool ou d'éther.

L'acide sulfurique et la lessive de soude donnent dans une solution de glycérophosphate de chaux un précipité blanc.

Le glycérophosphate ne précipite pas par les réactifs ordinaires des phosphates, comme la mixture magnésienne, l'acétate d'urane et le molybdate d'ammoniaque. Toutefois, le molybdate d'ammoniaque en solution azotique, chauffé avec une solution aqueuse de glycérophosphate de chaux, donne au bout de quelques instants un léger dépôt jaune de phosphomolybdate d'ammoniaque, en raison d'un commencement de décomposition par l'action de l'acide azotique à chaud ; cette réaction n'a pas lieu à froid.

L'acétate d'urane, ajouté à une solution de glycérophosphate de chaux, laisse cette solution limpide pendant les premiers instants, mais elle finit par se troubler et s'épaissir.

Le glycérophosphate de chaux précipite par l'acétate de plomb. Le précipité est presque insoluble dans l'acide acétique, soluble dans l'acide azotique et dans l'acétate d'ammoniaque.

Calciné avec précaution en présence de nitrate de potasse et de carbonate de potasse, le glycérophosphate de chaux donne un résidu qui, repris par l'eau acidulée avec de l'acide azotique, fournit un précipité jaune, caractérisant les phosphates, par ébullition avec le molybdate d'ammoniaque.

Essai. — Le glycérophosphate de chaux peut contenir, comme impuretés résultant de sa préparation, de la *glycérine*, du *phosphate tribasique de chaux*, de l'*acide phosphorique libre*, du *sulfate de chaux*, de l'*ammoniaque*. Il peut avoir été additionné frauduleusement d'acide citrique. Le sulfate de chaux provient en partie de la chaux employée dans la fabrication du produit et de l'usage d'une eau trop calcaire (ADRIAN et TRILLAT).

Pour rechercher la glycérine, on traite par de l'alcool absolu bouillant un échantillon de glycérophosphate de chaux. On filtre, on évapore la liqueur alcoolique. La glycérine reste comme résidu. On la caractérise en traitant ce dernier à chaud par du bisulfate de potasse. Il se dégage des vapeurs âcres d'acroléine, si le produit renferme de la glycérine.

Lorsqu'on traite par de l'alcool absolu froid du glycérophosphate de chaux, la solution alcoolique filtrée est acide, et après évaporation et redissolution du résidu dans l'eau, la solution aqueuse précipite directement par le molybdate d'ammoniaque, si le sel examiné contient de l'acide phosphorique.

Le glycérophosphate de chaux doit être entièrement soluble dans l'eau froide. Si on observe une partie insoluble, c'est que le produit renferme du phosphate ou de sulfate de chaux. Dès lors, le résidu, insoluble dans l'eau, dissous dans l'eau acidulée par l'acide azotique, précipitera en jaune par le molybdate d'ammoniaque (présence du phosphate) ou en blanc par le chlorure de baryum (présence de sulfate).

Certains échantillons de glycérophosphate commercial peuvent renfermer une petite quantité d'ammoniaque (Astruc) que l'on recherche en portant à l'ébullition une solution du sel additionnée de potasse ou de soude ; il se dégage des vapeurs qui bleuissent le papier tournesol.

Astruc a trouvé de l'acide citrique dans trois échantillons de glycérophosphate calcique d'origine étrangère. Cette addition paraît être ajoutée dans le but de faciliter la dissolution dans l'eau.

On peut déceler l'existence de cet acide en chauffant graduellement et avec précaution dans une petite capsule de porcelaine 0 gr. 10 environ du produit à examiner avec 10 à 15 gouttes de réactif de Pinerua (solution de 1 gramme de β-naphtol dans 50 c. c. d'acide sulfurique), on obtient, si le produit renferme de l'acide citrique, une coloration bleue intense se décolorant ou passant au jaune très clair, par addition d'eau.

D'après le Codex de 1908, 0 gr. 50 de glycérophosphate de chaux desséché à 150°, soumis à l'incinération, doit donner environ 0 gr. 300 de pyrophosphate de calcium.

L'essai du glycérophosphate de chaux doit être complété par le dosage de l'acide phosphorique combiné à l'état d'acide phosphoglycérique.

Titrage du glycérophosphate de chaux. — A. Astruc a donné un procédé simple et rapide et en même temps exact de dosage de l'acide phosphorique des glycérophosphates.

II. Imbert et A. Astruc ont montré que l'acide glycérophosphorique est monobasique vis-à-vis de l'hélianthine et bibasique vis-à-vis de la phtaléine. Il en résulte que les quantités d'alcalis pour le rendre neutre à ces réactifs sont représentées par les formules suivantes :

1° Par hélianthine :

$$PO\underset{\diagdown OC^3H^5(OH)^2}{\overset{\diagup OH}{\underset{}{-OH}}} + MOH = PO\underset{\diagdown OC^3H^5(OH)^2}{\overset{\diagup OM}{\underset{}{-OH}}} + H^2O$$

2° De l'hélianthine à la phtaléine :

$$PO\underset{\diagdown OC^3H^5(OH)^2}{\overset{\diagup OM}{\underset{}{-OH}}} + MOH = PO\underset{\diagdown OC^3H^5(OH)^2}{\overset{\diagup OM}{\underset{}{-OM}}} + H^2O$$

Inversement, si à une solution de glycérophosphate, neutre à la phtaléine, on ajoute suffisamment d'acide sulfurique pour neutraliser à l'hélianthine, la réaction est représentée par la formule :

$$2\left(PO\underset{\diagdown O.C^3H^5(OH)^2}{\overset{\diagup O}{\underset{}{-O}}}>Ca\right) + SO^4H^2 = SO^4Ca + \left[PO\underset{\diagdown OC^3H^5(OH)^2}{\overset{\diagup O-}{\underset{}{-OH}}}\right]^2 Ca$$

Telles sont les bases du procédé de titrage indiqué par A. ASTRUC.

Pour éviter les calculs on prépare les deux solutions titrées suivantes :

1° Solution de soude à 5 gr. 71 par litre ;

2° Solution d'acide sulfurique (SO^4H^2) à 7 grammes par litre.

On procède alors au titrage du glycérophosphate de chaux de la façon suivante :

On pèse 3 grammes du sel à analyser qu'on introduit dans un ballon de 100 c. c., on dissout dans l'eau distillée et on complète le volume de 100 c. c. On met 10 c. c. du liquide dans un vase à précipiter ; on ajoute 2 gouttes de solution alcoolique de phénolphtaléine. Si le liquide prend une teinte rouge, on neutralise exactement par l'addition d'acide goutte à goutte. Si le liquide est incolore, on amène une très légère coloration rose par l'addition ménagée de soude diluée. Il est, en effet, important de partir d'un liquide aussi neutre que possible. On verse ensuite quelques gouttes d'une solution aqueuse d'hélianthine A dans le vase à précipiter : le mélange est coloré en jaune, et, au moyen d'une burette graduée, on ajoute goutte à goutte la solution titrée acide jusqu'à teinte rosée du liquide. Soit n le nombre de centimètres cubes de solution acide employée, le glycérophosphate contient $n \times 10$ p. 100 de sel pur et anhydre.

Le résultat peut être vérifié par l'opération inverse dans la solution neutre à l'hélianthine. On ajoute goutte à goutte la liqueur titrée de soude : le liquide devient d'abord jaune paille par virage de l'hélianthine ; on continue l'addition d'alcali jusqu'à apparition d'une légère teinte rosée par virage de la phtaléine. On doit alors employer le même nombre de centimètres cubes de la solution alcaline (A. ASTRUC).

Le Codex de 1908 (voir ce volume, p. 111) prescrit, pour le dosage du glycérophosphate de chaux, la détermination pondérale de l'acide phosphorique à l'état de pyrophosphate de magnésie.

Or, la quantité d'acide phosphorique trouvée pour certains sels commerciaux, analysés suivant la méthode du Codex, est supérieure à celle qui est théoriquement exigée par le monoglycérophosphate de calcium, sel officinal. — D'après ASTRUC, cette particularité doit être attribuée à l'existence, dans certains sels, de composés plus riches en phosphore que le sel officinal. En effet, souvent le glycérophosphate commercial contient du diglycérophosphate calcique :

$$PO\begin{cases}O-CH^2\\O-CH^2\\O\end{cases}\!\!>CH.OH\Bigg)_2 Ca$$

lequel est *neutre* ; aux réactifs colorés, hélianthine A et phtaléine du phénol.

C'est ce qui explique, dit Astruc, pourquoi, dans certains échantillons commerciaux, les résultats obtenus par sa méthode acidimétrique donnent des résultats plus faibles que ceux fournis par la méthode pondérale, qui dose la totalité du phosphore existant dans le mélange des sels sous n'importe quel état.

Par suite, Astruc arrive à cette conclusion toute logique : c'est que le monoglycérophosphate de calcium étant le sel inscrit au Codex, le titrage acidimétrique, indiqué plus haut, peut seul indiquer la proportion de glycérophosphate officinal contenu dans un échantillon expertisé.

ESSAI DE L'HYDRATE DE CHLORAL

Caractérisation. — L'hydrate de chloral est en cristaux prismatiques incolores, le plus souvent réunis en masses épaisses et opaques d'une odeur spéciale, à saveur amère et caustique.

L'hydrate de chloral fond vers 58°, il est très soluble dans l'eau, l'alcool, l'éther, la glycérine, un peu moins soluble dans le chloroforme, la benzine ; mélangé avec du camphre, du phénol, du menthol ou du thymol, il donne un composé liquide.

Le chloral, chauffé avec de la potasse ou de la soude, donne du chloroforme et un formiate alcalin.

Lorsqu'on traite une solution aqueuse d'hydrate de chloral par l'hydrogène sulfuré et en y ajoutant ensuite de l'eau de chaux, on obtient, au bout d'une minute environ, une coloration rose (HIRSCHFELD).

Si l'on verse avec précaution, au-dessus de l'acide sulfurique étendu, une solution aqueuse d'un mélange de 0 gr. 12 de résorcine et de chloral, on obtient un anneau brun au point de contact ; par agitation, toute la masse se teint en brun. En superposant une couche d'ammoniaque concentrée sur la solution de résorcine et d'hydrate de chloral, la couche alcaline se teinte en jaune rouge (JAWOROWSKI).

Une solution aqueuse d'hydrate de chloral donne, avec le réactif de NESSLER, un précipité rouge brique passant rapidement au vert jaune sale (JAWOROWSKI).

En chauffant 2 c. c. d'hydrate de chloral à 3 p. 100 avec 0 gr. 30 de sulfocyanure de potassium jusqu'à l'ébullition et en additionnant le tout de 3 à 5 gouttes de solution normale de potasse, on obtient une coloration brune s'éclaircissant plus ou moins par le dépôt d'un précipité brun. Avec l'ammoniaque on n'obtient qu'une coloration brune. La même quantité d'hydrate de chloral, chauffée à l'ébullition avec 0 gr. 2 à 0 gr. 3 d'hyposulfite de soude, donne une solution teintée en rouge brique passant au brun rouge et s'éclaircissant par l'addition de quelques gouttes de solution de potasse (JAWOROWSKI).

Le chloral, traité par la potasse caustique et le thymol, prend une coloration violette.

Essai. — La solution aqueuse de chloral doit être neutre au papier tournesol; si la réaction est acide, elle est très vraisemblablement due à l'*acide chlorhydrique* et, dans ces conditions, la liqueur donne avec l'azotate d'argent un précipité blanc soluble dans l'ammoniaque et insoluble dans l'acide azotique.

Comme la solution aqueuse de chloral se décompose facilement avec formation d'une petite quantité d'acide chlorhydrique et de dichloraldéhyde, il est préférable de faire les essais de neutralité et de réaction à l'azotate d'argent avec une solution d'hydrate de chloral dans l'alcool (E. MERCK).

Quand on chauffe le chloral avec de l'acide sulfurique concentré, le mélange brunit s'il contient des *combinaisons organiques chlorées* autres que le chloral.

L'hydrate de chloral peut contenir, comme impuretés, de l'*alcoolate de chloral*. Pour caractériser ce dernier composé, on chauffe le chloral à examiner soit sur une large lame de platine, soit dans une capsule plate en porcelaine, les vapeurs qui se dégagent ne sont pas inflammables, si le chloral est pur ; mais s'il contient de l'alcoolate de chloral, les vapeurs brûlent avec une flamme jaune fuligineuse.

L'alcoolate de chloral peut encore être décelé de la façon suivante : on dissout 1 gramme de chloral dans 2 grammes d'eau chaude, on ajoute de la potasse en léger excès, on filtre et on ajoute à la liqueur claire une solution d'iode dans de l'iodure de potassium jusqu'à faible coloration jaune. On abandonne le mélange à lui-même pendant une heure au plus, il se dépose des cristaux jaunes d'iodoforme, si le produit examiné est souillé par l'alcoolate de chloral.

D'après HIRSCHSOHN, 1 gramme de chloral, mélangé d'alcoolate, traité par 1 c. c. d'acide azotique de densité 1,38, prend au bout de dix minutes de réaction à la température du laboratoire, une coloration jaune qui témoigne de la présence de l'alcoolate.

Titrage du chloral. — Pour titrer le chloral, on décompose *à froid* un poids donné de la substance par un volume de solution titrée de potasse. Il se forme du formiate de potasse et du chloroforme suivant la réaction :

$$CCl^3.CH(OH)^2 + KOH = CHCl^3 + CH.OOK + H^2O$$

Quand la réaction est terminée, on détermine l'excès d'alcali non employé, la différence entre le volume primitif de solution titrée et cet excès donne la quantité de potasse combinée au formiate et, par suite, la proportion de chloral correspondante.

Il est indispensable, pour que le dédoublement du chloroforme primitivement formé en KCl et CH.OOK en présence de l'excès de potasse ne se produise pas, d'opérer à froid et dans des conditions particulières de concentration des solutions, d'alcalinité, de température et de durée de contact. Toutes ces conditions ont été bien étudiées par J. Garnier qui a donné, dès lors, la technique précise du dosage à effectuer. Voici comment il convient d'opérer :

On prend 0 gr. 1655 de chloral que l'on dissout dans 10 c. c. d'eau distillée, on ajoute 12 c. c. 5 de potasse décinormale ; on laisse en contact pendant quinze à vingt minutes, à une température ne dépassant pas 15° ; on détermine ensuite l'excès de potasse avec une solution décinormale d'acide sulfurique en présence de phtaléine du phénol.

Chaque centimètre cube de potasse déci-normale correspond à 0 gr. 01655 de chloral, le nombre de centimètres cubes trouvé exprime donc directement la richesse p. 100 en chloral pur.

Voir aussi l'essai indiqué au Codex, p. 144.

ESSAI DE L'ACIDE LACTIQUE

Caractérisation. — L'acide lactique officinal est un liquide sirupeux, incolore, possédant une saveur acide franche. Sa densité est de 1,24 à la température de 15° ; il est soluble dans l'eau, l'alcool et l'éther. Bouilli avec quelques gouttes de solution de permanganate de potasse, il développe l'odeur de l'aldéhyde acétique.

L'acide lactique, chauffé avec de l'acide sulfurique concentré, donne de l'oxyde de carbone qui, enflammé, brûle avec une flamme bleue.

L'acide lactique fait virer au jaune serin une solution étendue de perchlorure de fer colorée en violet améthyste par le phénol (réactif d'UFFELMANN). Cette réaction est commune à tous les acides-alcools (A. BERG).

Essai. — La solution aqueuse d'acide lactique au dixième ne doit se troubler ni par le chlorure de baryum (absence d'*acide sulfurique*), ni par le nitrate d'argent (absence d'*acide chlorhydrique*), ni par l'oxalate d'ammoniaque (absence de *sels calcaires*).

La présence quelquefois signalée de *métaux* est décelée par l'hydrogène sulfuré qui colore ou précipite la solution aqueuse d'acide lactique.

Si un acide lactique renferme de l'*acide tartrique*, on obtient à froid un précipité par l'eau de chaux ; s'il y a addition d'*acide citrique*, le précipité avec l'eau de chaux se forme à chaud.

L'acide lactique peut contenir, par suite d'une préparation défectueuse, de l'*acide butyrique* que l'on recherche de la façon suivante : On chauffe dans un tube à essai 2 à 3 c. c. d'acide lactique, il se dégage une odeur rance qui se perçoit du reste lorsqu'en général le produit renferme des acides gras volatils.

L'addition de *glycérine* à l'acide lactique se reconnaît en traitant l'acide par de l'oxyde de zinc ; le mélange est desséché au bain-marie et, après refroidissement, le résidu est épuisé par de l'alcool absolu. La solution alcoolique filtrée, évaporée au bain-marie, abandonne la glycérine sous forme d'un liquide huileux dégageant des vapeurs âcres et irritantes lorsqu'on le chauffe avec un peu de bisulfate de potasse.

On ajoute quelquefois aussi à l'acide lactique du *sucre* et de la *gomme* : ces dernières substances sont insolubles dans l'éther qui dissout l'acide lactique.

Titrage de l'acide lactique. — Pour s'assurer de la valeur d'un acide lactique, il faut procéder à son titrage ; celui-ci peut s'effectuer par deux méthodes différentes :

1º Dans cette première méthode, on oxyde partiellement l'acide lactique par le permanganate de potasse en solution alcaline ; il se forme de l'acide oxalique que l'on titre ensuite par le caméléon. Pour cela, on dissout un gramme d'acide lactique dans 100 c. c. d'eau tenant en dissolution 3 grammes de potasse caustique et on ajoute graduellement, et en agitant continuellement, une solution de permanganate de potasse à 5 p. 100, jusqu'à ce que le liquide ne reste plus coloré en vert, mais présente une couleur noir bleu ; on fait bouillir ; pendant l'ébullition, la coloration noir bleu ne doit pas disparaître. On décolore ensuite en ajoutant goutte à goutte de l'eau oxygénée ou une solution d'acide sulfureux ; on filtre, on acidifie par l'acide sulfurique dilué et on titre, par le permanganate de potasse titré, l'acide oxalique formé suivant la formule :

$$C^3H^6O^3 + 5\,O = C^2H^2O^4 + 2\,H^2O + CO^2$$

A cet effet, la solution acide filtrée est chauffée vers 60° et on ajoute goutte à goutte, à l'aide d'une burette graduée, une solution décinormale de permanganate de potasse (renfermant par conséquent 3,16 de sel par litre) jusqu'à légère coloration rose persistante. Le nombre de centimètres cubes de permanganate de potasse employé, multiplié par 0 gr. 0045, donne la proportion d'acide oxalique anhydre contenue dans la solution acide et, en même temps, la quantité d'acide lactique pur renfermée dans la prise d'essai, puisque l'acide oxalique anhydre possède le même équivalent que l'acide lactique.

2° Le dosage de l'acide lactique par les procédés ordinaires de l'acidimétrie ne donne pas des résultats exact, car il est vraisemblable qu'une partie de l'acide lactique se trouve à l'état de lactide.

D'après F. ULZER et H. SEIDEL, si on effectue le titrage à la phtaléine du phénol avec un excès de potasse et *à chaud*, et, si on ajoute ensuite un acide titré jusqu'à disparition de la teinte rouge, on arrive à des résultats qui concordent avec ceux que l'on obtient par le dosage de l'acide oxalique provenant de l'oxydation de l'acide lactique au moyen du permanganate de potasse en liqueur alcaline. Voici comment il convient d'opérer :

On dissout 1 gramme d'acide lactique à essayer dans 25 c. c. d'eau que l'on additionne de 20 c. c. de solution normale de potasse et on porte à l'ébullition. Après refroidissement, on ajoute 5 gouttes de phtaléine du phénol et on verse goutte à goutte, au moyen d'une burette graduée, une solution normale d'acide sulfurique jusqu'à disparition de la teinte rouge.

Soit N le nombre de centimètres cubes d'acide sulfurique utilisé pour ramener la neutralité de la liqueur; $20 - N$ représente le nombre de centimètres cubes de potasse employé à la saturation de l'acide lactique. Cette différence $20 - N$, multipliée par 0,090, représente la quantité d'acide pur contenue dans la prise d'échantillon.

Le Codex de 1908 (voir ce volume, p. 370) effectue le dosage de l'acide lactique en traitant un poids donné d'acide lactique officinal par un excès de soude titrée et chauffant à l'ébullition pendant 15 minutes pour hydrolyser l'éther interne de l'acide lactique, l'acide lactyllactique $C^6H^{10}O^5$. On titre ensuite la soude restée libre.

Or, il peut arriver que, dans cet essai, le calcul du dosage conduise, comme résultat, à une teneur supérieure, pour l'acide examiné, à 100 p. 100 d'acide lactique pur. Ce fait tient à ce que l'acide lactyllactique, qui représente deux molécules d'acide lactique à un poids moléculaire, qui est à celui de l'acide lactique comme 81 est à 90 (E. MERCK).

L'acide lactique officinal doit renfermer de 87 à 89 p. 100 d'acide pur.

14.

ESSAI DU LACTATE DE FER

Caractérisation. — Poudre cristalline blanc verdâtre, soluble dans l'eau, insoluble dans l'alcool.

Le lactate de fer calciné charbonne en dégageant des fumées à odeur de caramel et laissant un résidu rouge d'oxyde de fer. Sa solution aqueuse possède une réaction acide et la potasse en précipite de l'hydrate ferreux blanc verdâtre qui, abandonné à l'air, se transforme en hydrate ferrique de couleur ocreuse. Cette même solution précipite en bleu par le ferricyanure de potassium (bleu de Turnbull).

La solution aqueuse de lactate de fer, chauffée à l'ébullition avec un peu de bioxyde de plomb, dégage des vapeurs d'aldéhyde faciles à reconnaître à leur odeur et si, dans le tube où s'effectue cette réaction, on plonge un agitateur imprégné du réactif de Nessler, celui-ci se colore en brun par l'aldéhyde formé (Denigès).

Le réactif d'Uffelmann (solution diluée de perchlorure de fer colorée en violet améthyste par un peu de phénol), additionné d'une solution aqueuse de lactate ferreux, vire au jaune.

Essai. — Le lactate ferreux peut être souillé par du *lactate ferrique*, par des *butyrates*, des *sulfates* et des *chlorures*.

Il peut être adultéré par des *tartrates*, des *citrates*, du *sucre* ou de la *gomme*. Le lactate de fer doit se dissoudre dans l'eau froide en donnant une solution verdâtre et non jaunâtre ; celle-ci, traitée par le ferrocyanure de potassium, ne doit donner qu'un précipité faible bleuâtre (absence de sel ferrique). Le lactate de fer, préparé avec de l'acide lactique impur contenant de l'acide butyrique et trituré avec de l'acide sulfurique, laisse percevoir facilement l'odeur rance de l'acide butyrique.

La solution aqueuse de lactate de fer, acidulée par l'acide azotique, précipitera par le chlorure de baryum ou par l'azotate d'argent, suivant que le produit renferme des sulfates ou des chlorures.

Pour rechercher les tartrates et les citrates, on dissout un gramme de lactate de fer dans 50 grammes d'eau distillée froide et à la solution on ajoute 3 à 4 gouttes d'acétate de plomb. Il en résulte un trouble très net, si le lactate contient des tartrates, des citrates et aussi des sulfates ou des chlorures.

Quand on triture du lactate de fer avec de l'acide sulfurique concentré, on obtient au bout de quelques minutes une coloration brune, si le produit renferme de la gomme ou du sucre ; de plus, si on fait bouillir la solution de lactate de fer avec de l'acide sulfurique dilué et si on traite la liqueur, sursaturée par la soude, avec de la liqueur de FEHLING, on obtient à froid un coagulum dans le cas de la gomme ou une réduction à chaud de l'oxyde cuivrique, si le produit contient du sucre.

Titrage du lactate ferreux. — On chauffe d'abord doucement 1 gramme de lactate de fer dans un creuset taré, on élève peu à peu la température jusqu'au rouge ; on laisse refroidir et on humecte le résidu de quelques gouttes d'acide azotique. On évapore l'excès d'acide à une douce chaleur et, quand la masse est bien sèche, on calcine au rouge jusqu'à poids constant. Le résidu est constitué par l'oxyde ferrique et sa proportion doit être au moins de 27 p. 100 du poids du lactate de fer.

ESSAI DE L'ACIDE TARTRIQUE

Caractérisation. — Gros cristaux incolores, résistants, à saveur acide et agréable, solubles dans l'eau et l'alcool, un peu solubles dans l'éther officinal.

L'acide tartrique, chauffé sur une lame de platine, brûle avec une odeur de caramel. Une solution aqueuse d'acide tartrique, acidulée par l'acide acétique et traitée par l'acétate de potasse, donne un précipité cristallin de crème de tartre qui apparaît immédiatement, surtout si on y ajoute un mélange d'alcool et d'éther.

La solution d'acide tartrique ne précipite pas par le sulfate de chaux, à moins de saturer au préalable l'acidité par l'ammoniaque, mais elle précipite directement par l'eau de chaux.

L'acide tartrique en solution même excessivement diluée, traité par une solution sulfurique de résorcine, donne une coloration rouge violacé. On prépare tout d'abord le réactif en dissolvant 2 grammes de résorcine pure dans 100 c. c. d'eau et ajoutant un 1/2 c. c. d'acide sulfurique. Cette solution se conserve indéfiniment. Pour effectuer la réaction on ajoute à 2 c. c. d'acide sulfurique pur 2 ou 3 gouttes du réactif et 1 ou 2 gouttes de la solution d'acide tartrique à caractériser et on chauffe peu à peu. A partir de 115°, il se produit une coloration rouge violacé qui va en s'accentuant jusqu'à 130-140° et qui est d'une grande intensité avec de faibles quantités d'acide tartrique (réaction de Mohler, modifiée par G. Denigès).

E. Pinerua a donné une autre réaction également très sensible pour identifier l'acide tartrique : on dissout 0 gr. 02 de β-naphtol dans 1 c. c. d'acide sulfurique pur et si on chauffe graduellement et avec précaution, dans une petite capsule de porcelaine, environ 0 gr. 05 de l'acide à caractériser avec 10 à 15 gouttes du réactif, on obtient une coloration bleue qui, sous l'action graduelle de la chaleur, vire très nettement au vert. Si, à l'essai refroidi, on ajoute quinze à vingt fois son volume d'eau, la coloration verte passe au rouge jaune persistant.

Essai. — L'acide tartrique commercial peut renfermer, comme impuretés résultant de sa fabrication, de l'*acide sulfurique*, des *sels de chaux*, de *plomb* ou de *cuivre*. L'acide tartrique pulvérisé peut être falsifié par addition de *crème de tartre*. On a même signalé une sophistication par l'*alun* (J. Étiévant).

a) **Recherche de l'acide sulfurique.** — La solution aqueuse d'acide tartrique, acidulée par l'acide azotique, précipitera par le chlorure de baryum, si le produit renferme de l'acide sulfurique.

b) **Recherche des sels de chaux.** — Pour reconnaître les sels de chaux, on dissout un échantillon d'acide tartrique dans de l'eau distillée, on sature par l'ammoniaque : la liqueur se troublera par addition d'oxalate d'ammoniaque.

c) **Recherche des sels de plomb et de cuivre.** — L'acide tartrique est dissous dans de l'eau distillée et on le sature en partie par l'ammoniaque. Le liquide donnera, en présence de l'hydrogène sulfuré, un précipité noir ou une simple coloration brune, s'il n'y a que de faibles proportions de sels plombiques.

La présence du cuivre sera décelée en sursaturant par un excès d'ammoniaque la solution aqueuse d'acide tartrique, on obtiendra une coloration bleue plus ou moins intense. Le ferrocyanure de potassium donne, dans la solution alcalinisée, une coloration brun marron de ferrocyanure de cuivre.

d) **Recherche de la crème de tartre.** — L'acide tartrique pulvérisé est quelquefois frauduleusement additionné de crème de tartre ; dans ces conditions, l'acide tartrique, traité par l'eau distillée, laisse un résidu qui se dissout dans l'ammoniaque. La solution ammoniacale est évaporée et le résidu calciné fournit des cendres constituées par du carbonate de potasse que l'on caractérise de la façon suivante : la solution aqueuse est alcaline, elle fait effervescence avec les acides et précipite par le chlorure de platine.

e) **Recherche de l'alun.** — J. Étiévant a signalé dans l'acide tartrique granulé l'addition frauduleuse d'alun. Pour reconnaître une semblable sophistication, il suffit de dissoudre l'acide tartrique dans l'alcool, l'alun reste insoluble. On reprend le résidu par l'eau, la solution aqueuse précipite par l'azotate de baryte en solution nitrique et donne avec l'ammoniaque un précipité gélatineux d'alumine soluble dans la potasse.

Il faut ajouter que la solution aqueuse d'acide tartrique falsifié avec l'alun se colore en rouge ou en rose par quelques gouttes de sulfocyanure d'ammonium, par suite de la présence constante du fer dans l'alun commercial.

ESSAI DE L'ACIDE CITRIQUE

Caractérisation. — Gros cristaux incolores, inodores, à saveur acide assez agréable, solubles dans l'eau et l'alcool, peu solubles dans l'éther.

Une solution aqueuse d'acide citrique, additionnée d'eau de chaux jusqu'à réaction alcaline, donne à l'ébullition seulement un précipité de citrate de calcium qui se dissout à froid, si l'ébullition n'a pas été trop prolongée. La solution d'acide citrique, neutralisée par l'ammoniaque, n'est pas précipitée à froid par le chlorure de calcium, mais si on chauffe doucement il se précipite du citrate de calcium. Par refroidissement, la liqueur redevient limpide.

Quand on chauffe une solution d'acide citrique avec un peu d'hypobromite de soude jusqu'à décoloration de ce dernier, puis si on ajoute goutte à goutte de l'acide acétique jusqu'à coloration très faiblement rougeâtre, on obtient, par refroidissement, un précipité blanc qui, s'il est abondant, se résout en gouttelettes de bromoforme (G. Denigès).

G. Denigès a donné une autre réaction très sensible de l'acide citrique qui est la suivante : on met dans un tube à essai 5 c. c. de solution aqueuse d'acide citrique à 1 ou 2 p. 100 et on ajoute 1 c. c. de sulfate mercurique ainsi composé :

Oxyde mercurique (jaune ou rouge).   5 grammes.
Acide sulfurique concentré . . . . .   20 c. c.
Eau distillée . . . . 100 —

On porte à l'ébullition et, retirant du feu, on ajoute 5 à 6 gouttes d'une solution à 2 p. 100 de permanganate de potasse. Le mélange se décolore et aussitôt après il se forme un trouble, puis un précipité blanc. Dans cette réaction, comme dans la précédente, G. Deniges transforme l'acide citrique en produits cétoniques qui sont caractérisés ensuite soit par la formation d'iodoforme ou d'une combinaison mercurielle qui se manifeste par un précipité blanc.

E. Pinerua a donné, comme pour l'acide tartrique, une réaction qui permet de reconnaître l'acide citrique : si on chauffe graduellement et avec précaution dans une petite capsule de porcelaine environ 0 gr. 05 d'acide citrique avec 10 à 15 gouttes de réactif β naphtol sulfurique (voir p. 250), on obtient une couleur bleue intense qui ne vire pas au vert si on continue l'action de la chaleur, comme il arrive lorsqu'il s'agit de l'acide tartrique, et la solution devient incolore avec quinze ou vingt fois son volume d'eau.

Essai. — Comme impuretés provenant de la fabrication, l'acide citrique peut renfermer de l'*acide sulfurique*, des *sels calcaires*, de *plomb* ou de *cuivre*. La principale falsification dont il est l'objet consiste dans l'addition, en proportions plus ou moins grandes, d'*acide tartrique*.

a) **Recherche de l'acide sulfurique.** — La solution aqueuse d'acide citrique donnera, s'il contient de l'acide sulfurique, un précipité blanc par l'azotate de baryum en solution azotique.

b) **Recherche des sels calcaires.** — L'acide citrique doit se dissoudre sans résidu dans l'alcool à 90°. Sa solution dans l'eau, exactement neutralisée par l'ammoniaque, précipite en blanc par l'oxalate d'ammoniaque, lorsqu'il renferme des sels calcaires.

E. GÉRARD.   15

c) **Recherche des sels de plomb et de cuivre**. — La recherche des sels de plomb et de cuivre dans l'acide citrique s'effectue de la même manière que pour l'acide tartrique (voir p. 250).

d) **Recherche de l'acide tartrique**. — On peut déceler la présence de l'acide tartrique dans l'acide citrique par les réactions suivantes :

1° Une solution alcoolique d'acide citrique mélangée d'acide tartrique, additionnée d'une solution au même titre, c'est-à-dire 30 p. 100, d'acétate de potasse, donne un précipité cristallin de crème de tartre.

2° L'acide citrique en solution même diluée, traité par le réactif sulforésorcinique de DENIGÈS (voir page 249), donne une coloration rouge violacé, s'il contient des quantités même très minimes d'acide tartrique.

3° Un gramme d'acide citrique pulvérisé est additionné de 1 c. c. environ d'une solution de molybdate d'ammoniaque à 20 p. 100 et de 2 à 3 gouttes d'eau oxygénée pure. On chauffe pendant trois minutes au bain-marie en agitant. Avec l'acide citrique pur, le liquide reste jaune ; si le produit renferme seulement deux millièmes d'acide tartrique, le liquide prend une teinte bleue manifeste et devient bleu foncé par le repos.

Pour des quantités plus grandes d'acide tartrique, on obtient, dès que l'on plonge le tube dans l'eau bouillante, des colorations d'un bleu très foncé (L. CRISMER).

ESSAI DU CACODYLATE DE SOUDE

Caractérisation. — Le cacodylate de soude se présente en cristaux prismatiques ou en lamelles nacrées ; il est déliquescent, très soluble dans l'eau et dans l'alcool.

Il existe surtout dans le commerce du cacodylate de soude renfermant 3 molécules d'eau de cristallisation ; le sel officinal de notre Pharmacopée doit être desséché à 100° et anhydre.

On chauffe, dans un creuset, un mélange de nitrate de potasse 4 parties, carbonate de potasse 3 parties et carbonate de soude 3 parties et, lorsque la masse est en fusion, on y projette quelques centigrammes de cacodylate de soude, on perçoit aussitôt une odeur cacodylique ; en dissolvant le mélange dans l'eau acidulée par l'acide sulfurique, on obtient une solution qui, soumise à l'action d'un courant d'hydrogène sulfuré, donne lieu à la formation d'un précipité de sulfure d'arsenic. Si on abandonne pendant vingt-quatre heures, dans un flacon bouché, la liqueur chargée d'hydrogène sulfuré, en débouchant le flacon, on peut encore percevoir l'odeur cacodylique (BARTHE et PÉRY). Cette réaction, destinée à montrer combien la molécule d'acide cacodylique est difficilement détruite, peut aussi servir à caractériser le cacodylate de soude.

Essai. — La solution de cacodylate de soude, acidulée

par l'acide azotique, ne doit précipiter ni par le chlorure de baryum, ni par l'azotate d'argent.

Quand le cacodylate de soude ou diméthylarséniate disodique contient du méthylarséniate disodique, la solution précipite par l'azotate d'argent et aussi par le bichlorure de mercure.

La solution aqueuse de cacodylate de soude, additionnée d'eau de baryte ou d'eau de chaux jusqu'à légère alcalinité, ne doit donner aucun précipité (absence d'*oxalates*, d'*arsénites* ou d'*arséniates*).

Titrage du cacodylate de soude. — H. Imbert et A. Astruc ont montré que le cacodylate de soude est théoriquement neutre à la phtaléine du phénol et que, d'autre part, l'acide cacodylique est neutre à l'hélianthine ; par suite la quantité d'un acide monobasique, tel que l'acide chlorhydrique, qu'il faut ajouter au sel sodique pour le rendre neutre à l'hélianthine, doit être exactement d'une molécule d'acide pour une molécule de sel. Toutefois, le cacodylate de soude commercial est rarement neutre à la phtaléine : presque tous les échantillons de ce sel présentent tantôt une certaine acidité, tantôt une certaine alcalinité. Il faut tenir compte de cette observation dans le titrage ; pour cela, à la solution de cacodylate de soude qui doit servir au dosage, on ajoute 1 ou 2 gouttes de solution alcoolique de phénolphtaléine, puis goutte à goutte une solution étendue de soude jusqu'à très légère coloration rosée si le cacodylate est acide, ou lorsque le cacodylate est alcalin, de l'acide sulfurique très dilué ajouté goutte à goutte jusqu'à disparition de la couleur rouge. On part, dès lors, d'un cacodylate de soude à peu près neutre.

Le titrage, tel que l'ont indiqué H. Imbert et A. Astruc, se pratique de la façon suivante :

On dissout 1 gr. 60 de cacodylate de soude dans 100 c. c.

d'eau distillée, pour avoir une solution au dixième du poids moléculaire par litre. 10 c. c. de ce liquide sont prélevés et neutralisés à la phénolphtaléine. La liqueur, additionnée de quelques gouttes d'hélianthine, est alors titrée au moyen d'une solution d'acide chlorhydrique à 3 gr. 65 p. 1.000 ou sulfurique à 4 gr. 9 p. 1.000 (solutions acides décinormales). On ajoute cette solution avec une burette graduée jusqu'au virage au rose. Si n est le nombre de centimètres cubes de solution acide ainsi employée, le sel analysé contient $n \times 10$ p. 100 de cacodylate de soude pur.

Le Codex de 1908 opère directement le titrage du cacodylate de soude, mis en solution aqueuse, en présence de l'hélianthine sans tenir compte de la réaction que présente primitivement le sel.

ESSAI DU SULFONAL

Caractérisation. — Le sulfonal ou diéthylsulfone-dimé-
thylméthane est en cristaux prismatiques incolores, inodores, fusibles à 125°5. Sa solubilité dans l'eau froide est de
1 p. 100 et dans l'eau bouillante de 1 p. 15 ; il est soluble
dans l'alcool, un peu moins dans l'éther.

Le sulfonal n'est attaqué ni par l'acide sulfurique concentré et bouillant, ni par le brome, ni par les lessives
alcalines à l'ébullition.

Le sulfonal, chauffé avec deux fois son volume de cyanure
de potassium, donne des vapeurs qui possèdent l'odeur
pénétrante alliacée des mercaptans et qui jaunissent le
papier à l'acétate de plomb.

On peut employer, comme composé réducteur, le pyrogallol à la place du cyanure de potassium et alors le sulfonal
est chauffé à 280° avec une petite quantité de cette substance ; on obtient un liquide brun et l'on perçoit nettement l'odeur de mercaptan. On arrive au même résultat en
chauffant le sulfonal avec du charbon (SCHWARTZ), avec du
chlorure de zinc (STROBEL), de l'acétate de soude, de l'amal-
game de sodium.

Essai. — Le sulfonal doit être volatil sans résidu ; sa
solution aqueuse bouillante doit être neutre au tournesol ;
elle précipite par le chlorure de baryum et l'azotate d'argent.
si le produit est souillé par des *sulfates* et des *chlorures*.

La solution aqueuse de sulfonal, saturée à la température de 15°, additionnée d'une solution au 1/100° de permanganate de potasse doit rester colorée en rose pendant une heure au moins. Si le sulfonal renferme des *substances organiques* facilement oxydables, on observe une réduction rapide du permanganate de potasse.

Le sulfonal peut aussi contenir, comme impureté, du *mercaptol* (combinaison d'acétone et de mercaptan) ; dans ces conditions, en chauffant 1 gramme de sulfonal avec 10 grammes d'eau, la vapeur d'eau qui se dégage possède une odeur alliacée facilement reconnaissable.

ESSAI DU TRIONAL

Caractérisation. — Le trional ou diéthysulfone-éthyl-méthylméthane se présente en cristaux lamellaires légers, incolores et inodores. Il est soluble dans environ 300 parties d'eau à la température de 15°, facilement soluble dans l'alcool et dans l'éther. Ses solutions sont neutres. Il fond à 76°5.

Le trional, chauffé avec deux fois son volume de cyanure de potassium, donne des vapeurs qui possèdent l'odeur pénétrante alliacée du mercaptan et qui jaunissent le papier à l'acétate de plomb. Le trional, mélangé avec la poudre de charbon de bois et chauffé avec précaution dans un tube à essai, répand l'odeur du mercaptan. Ces deux réactions d'identité s'appliquent également au sulfonal.

Essai. — Le trional, chauffé sur une lame de platine, doit se volatiliser sans aucun résidu.

La solution aqueuse bouillante doit être neutre au papier tournesol ; après refroidissement et filtration, elle ne doit troubler ni par l'azotate de baryum, ni par l'argent (absence de *sulfates* et de *chlorures*).

Le trional peut être mélangé de *sulfonal* ou souillé de *mercaptol* (combinaisons d'acétone et de mercaptan).

Pour rechercher le sulfonal dans le trional, on se base sur ce fait qu'un gramme de trional pur doit se dissoudre dans 4 gr. 25 de paraldéhyde pure cristallisée à 0°, c'est-à-dire que la solubilité du trional est de 23,50 p. 100 à la température de 15°, tandis que le sulfonal est beaucoup moins soluble: il se dissout de quarante fois son poids de paraldéhyde, c'est-à-dire à raison de 2,50 p. 100.

Pour faire la recherche du sulfonal, on pèse exactement un gramme de trional à essayer ; après l'avoir trituré dans un mortier, on l'introduit dans un flacon bouché à l'émeri et on y ajoute 4 gr. 25 de paraldéhyde cristallisée à 0°. On agite le mélange en maintenant la température de 15°, tout en prenant la précaution de ne pas élever la température au contact de la main ; au bout de deux ou trois minutes, on doit obtenir une solution limpide si le trional est pur ou s'il contient moins de 3 p. 100 de sulfonal.

S'il est additionné de 3,50 p. 100 de sulfonal, la solution devient louche. A 4 p. 100, elle devient opaline ; à 5 p. 100, elle est trouble. A partir de 6 p. 100, les cristaux de sulfonal restent en suspension, puis se déposent.

Si on augmente la température, le sulfonal se dissout, mais se précipite ensuite à 15° (P. ROPITEAU).

Lorsque le trional renferme du mercaptol, en le chauffant à l'ébullition avec de l'eau, la vapeur d'eau qui se dégage présente une odeur alliacée facilement reconnaissable.

D'après GABUTTI, on peut rechercher le sulfonal dans le trional et le tétronal grâce à la différence de solubilité de ces différents composés dans l'éther. En effet, le sulfonal se dissout dans 133 parties d'éther, le trional dans 15 parties 37 et le tétronal dans 9 parties 83. Par suite 10 grammes d'éther à la température de 15° doivent dissoudre complètement 0 gr. 60 de trional et 1 gramme de tétronal, tandis que, dans les mêmes conditions, ils ne dissolvent que 0 gr. 07 environ de sulfonal.

En conséquence, lorsqu'on traite du trional par l'éther, le résidu non dissous, soigneusement lavé à l'éther peut être caractérisé comme sulfonal par son point de fusion (125°5) plus élevé que celui du trional.

15.

On peut encore, pour la recherche du sulfonal dans le trional et le tétronal, recourir à l'examen microscopique des cristaux qui se forment en faisant évaporer une solution éthérée sur une lame porte-objet. Le sulfonal se présente toujours en groupements cristallins ressemblant à des feuilles de fougère, tandis que le trional cristallise en tablettes carrées, et le tétronal en groupements fibro-rayonnés, presque ronds, assez semblables à l'oxalate d'urée.

ESSAI DU PHÉNOL

Caractérisation. — Le phénol pur est en cristaux aiguillés incolores, à odeur vive, à saveur brûlante, fusibles à 41-42°, solubles dans l'eau, l'alcool, l'éther, le chloroforme et la glycérine.

Le phénol coagule les matières albuminoïdes; il attaque et blanchit la peau.

Le perchlorure de fer colore en bleu violacé une solution très diluée de phénol; cette coloration ne se produit pas en présence des acides minéraux et en présence de plus de 2,53 p. 100 d'alcool.

Le phénol en solution ammoniacale, additionné d'une solution aqueuse de chlorure de chaux à 1 p. 20, prend une coloration verte passant au bleu quand on chauffe la solution (LEX).

On obtient la même réaction en remplaçant le chlorure de chaux par de l'eau bromée (COTTON).

Chauffé avec de l'acide sulfurique concentré contenant 5 p. 100 d'azotite de soude, le phénol colore le mélange en bleu. L'addition d'eau amène un précipité brun (LIBERMANN).

0 gr. 50 de phénol mélangé avec le même poids d'azotate de potasse et 1 c. c. d'acide sulfurique au tiers donne une coloration violette.

L'eau de brome donne dans les solutions de phénol un précipité blanc de tribromophénol.

Si on ajoute à une solution aqueuse de phénol quelques gouttes d'acide chlorhydrique et une goutte d'acide azotique et si on chauffe, on obtient une coloration pourpre cramoisi.

L'acide phénique donne avec l'essence de menthe, au bout d'un certain temps, une coloration bleu verdâtre qui disparaît à chaud et reparaît à froid.

Le phénol est neutre à l'hélianthine et à la phtaléine du phénol.

Essai. — Le phénol est souvent souillé par la présence de son homologue supérieur, le *crésylol* : il peut contenir des proportions d'eau variables.

Pour rechercher le crésylol, on prend une partie de phénol que l'on liquéfie par addition de 1 10ᶜ de son poids d'eau. On ajoute une partie de glycérine, le liquide limpide obtenu se trouble par addition d'eau, si le phénol contient du crésylol.

L'*eau* ajoutée au phénol se reconnaîtra à ce que des volumes égaux de phénol et de chloroforme donneront un mélange trouble. Pour évaluer la proportion d'eau que renferme le phénol, il faut procéder à son titrage.

Titrage du phénol. — Quand on fait agir l'iode sur une solution alcaline de phénol, six atomes d'iode sont absorbés par une molécule de phénol. J. MESSINGER et J. VORTMANN ont fondé sur cette réaction un procédé de dosage volumétrique du phénol dont voici la technique :

On dissout 2 ou 3 grammes du phénol à examiner dans une quantité de lessive de soude telle qu'il y ait au moins trois équivalents de soude (NaOH) pour un équivalent de phénol. On dilue à 500 c. c. et l'on prélève 10 c. c. de cette solution, que l'on verse dans un petit ballon. On chauffe à 60° et on fait tomber de la solution décinormale d'iode dans le liquide, jusqu'à ce que celui-ci soit coloré fortement en jaune. Par agitation, il se produit un précipité rouge. On laisse refroidir, on acidule avec de l'acide sulfurique dilué, on étend à 500 c. c., on filtre un volume déterminé, 100 c. c. par exemple, et on titre l'excès d'iode avec une solution d'hyposulfite de soude décinormale.

La quantité d'iode absorbée par le phénol, multipliée par 0.123518, donne la proportion de phénol renfermée dans l'essai.

On peut encore doser le phénol en se basant sur une réaction indiquée par TILLELEY : action de l'amidure de sodium sur un alcool ou un phénol

$$NaAzH^2 + C^6H^5OH = NaO.C^6H^5 + AzH^3$$

S.-B. SCHRYVER emploie pour cette réaction l'appareil représenté ci-contre.

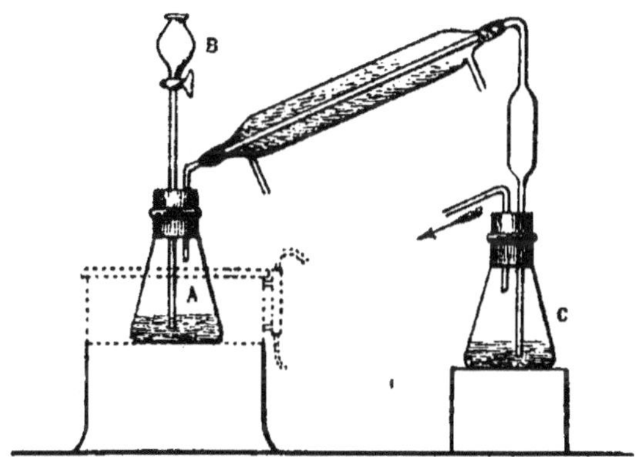

Dosage du phénol commercial.

Environ 1 gramme d'amidure de sodium finement pulvérisé est placé dans la fiole A avec 50 à 60 grammes de benzine. Ce mélange est chauffé pendant une dizaine de minutes au bain-marie, tout en faisant traverser l'appareil par un courant d'air exempt d'acide carbonique. Cette première opération a pour but d'entraîner l'excès d'ammoniaque que contient toujours l'amidure. Cela fait, on place dans la seconde fiole C 20 c. c. d'acide sulfurique normal. Puis, le phénol à titrer est pesé : on le dissout dans six fois son poids de benzine et on l'introduit dans la fiole A au moyen d'une boule à brome B ; on ne le laisse s'écouler que goutte à goutte ; on rince ensuite avec un peu de benzine et on continue à faire passer l'air jusqu'à absorption complète de l'ammoniaque. La quantité d'acide normal, restant libre après l'expérience, est déterminée par un titrage ; la différence indique celle combinée avec l'ammoniaque.

Cette méthode est très exacte ; le point principal à observer est d'employer, comme dissolvant, de la benzine exempte de thiophène ; celle-ci d'ailleurs peut être remplacée par du toluène ou du xylène.

L'amidure de sodium s'obtient très facilement en faisant passer un courant de gaz ammoniac sec sur du sodium.

Détermination du titre des solutions aqueuses de phénol. — La détermination de ce titre peut se faire facilement par le procédé suivant qui n'est applicable que pour les solutions aqueuses de phénol cristallisé *ne renfermant pas d'autres substances oxydables* : la solution est rendue alcaline avec du bicarbonate de soude, on ajoute un excès de permanganate de potasse en solution décinormale. On fait bouillir pendant cinq minutes et on acidifie avec de l'acide sulfurique. Le mélange est chauffé à 60°, puis titré avec une solution décinormale d'acide oxalique.

29 c. c. 7 de solution de permanganate de potasse correspondent à 0 gr. 01 de phénol d'après l'équation :

$$C^6H^5OH + 7O^2 = 6CO^2 + 3H^2O \quad \text{(J. Torcher)}$$

ESSAI DU β-NAPTHOL

Caractérisation. — Le β-naphtol est en écailles brillantes, nacrées, incolores ou en poudre cristalline d'une odeur faible de phénol et d'une saveur brûlante. Il est soluble dans l'alcool, l'éther, le chloroforme, la glycérine, très peu soluble dans l'eau froide, plus soluble dans l'eau bouillante. Il fond à 123°; chauffé, il se sublime facilement; les vapeurs d'eau et d'alcool l'entraînent aisément.

Une solution aqueuse, saturée à froid de β-naphtol, mélangée avec de l'ammoniaque, prend une fluorescence violette.

L'eau de chlore ou l'eau de brome, ajoutée à de l'eau naphtolée, détermine un trouble blanc qui disparaît par un excès d'ammoniaque pour faire place à une coloration d'abord verte, puis brune.

Si on ajoute 0 gr. 10 de β-naphtol à environ 5 c. c. d'une solution aqueuse de potasse au quart et 1 c. c. environ de chloroforme et si on chauffe doucement, la liqueur aqueuse acquiert une teinte bleue qui, au bout d'un moment, passe au gris et au brun.

Le perchlorure de fer officinal, ajouté à une solution aqueuse saturée de β-naphtol, détermine une coloration verdâtre et, après quelques instants, il se sépare des flocons blanchâtres.

Distinction des naphtols α et β. — Les naphtols α

et β possèdent, à peu de choses près, les mêmes propriétés physiques et chimiques ; aussi est-il important de savoir les distinguer par des réactions spéciales qui sont les suivantes :

1° Si l'on dissout 0 gr. 10 de vaniline dans 2 c. c. d'acide sulfurique concentré et si l'on ajoute 0 gr. 10 de naphtol α, on voit se produire, en agitant et au bout d'une à deux minutes, une coloration bleu-rouge très stable. En effectuant cette réaction avec le β-naphtol, on obtient, dans les mêmes conditions, une coloration vert émeraude qui passe plus tard au jaune-rouge (WELMANS).

2° On prend 10 c. c. de solution saturée de naphtol α, on y ajoute 10 c. c. d'acide azotique, 10 c. c. d'alcool et 7 à 8 gouttes de nitrate acide de mercure ; il se produit immédiatement une coloration jaune orangé persistante, tandis qu'avec le naphtol β, cette coloration jaune-orangé passe au rouge cerise (YVON).

3° Lorsqu'on chauffe le naphtol α avec 25 parties d'hydrate de chloral au bain-marie pendant dix minutes, la liqueur se colore en rouge rubis ; si on opère avec le naphtol β, la coloration du liquide est bleu foncé.

4° L'eau saturée de naphtol β n'est pas colorée par addition d'une solution filtrée de chlorure de chaux ; au contraire, l'eau saturée de naphtol α prend en présence de ce chlorure décolorant, une coloration violette.

Recherche du naphtol α dans le naphtol β. — Il peut être utile de rechercher le naphtol α dans le naphtol β, non pas qu'une semblable falsification soit possible, puisque le premier est d'un prix plus élevé que le second, mais leur mélange peut résulter d'une erreur ou d'une méprise. Les réactions suivantes pourront résoudre la question :

1° On fait avec le mélange supposé une solution aqueuse saturée à froid que l'on étend de son volume d'eau et on y ajoute deux gouttes d'hypobromite de soude préparé en

mélangeant 30 c. c. de lessive de soude à 36° B. avec 10 c. c.
d'eau, ajoutant ensuite 5 c. c. de brome et agitant le tout
ensemble. Si le produit examiné renferme du naphtol α, on
obtient une coloration violette ou violet rose. On peut, par
ce moyen, reconnaître une partie de naphtol α dans 100 parties de naphtol β (E. Léger).

2° On fait un mélange de :

Bichromate de potasse . . . .   1 partie
Acide azotique   1   —
Eau   100   —

et on ajoute à une solution saturée du mélange à examiner
quelques gouttes du réactif. Si le β-naphtol renferme le
dérivé α, on obtient une coloration ou un précipité noir
(Aymonier).

3° Quand on dissout du naphtol α dans la soude caustique,
on obtient une coloration violette intense par addition d'une
solution d'iode dissous dans l'iodure de potassium. Le naphtol
β, traité dans les mêmes conditions, ne donne aucune coloration et la moindre trace de naphtol α qui s'y trouve mélangé
amène une teinte violette plus ou moins prononcée.

Essai du naphtol β. — Le β-naphtol doit être complètement volatil et ne laisser aucun résidu ; mis en contact avec
du papier tournesol bleu ou rouge, légèrement humide, il
ne doit amener aucun virage.

Le naphtol β pur se dissout dans une solution de soude
en donnant une solution à peine teintée ; plus tard cette
solution brunit à l'air.

Le Codex de 1908 ajoute que le naphtol β doit se dissoudre complètement dans 50 fois son poids d'ammoniaque
officinale, en produisant une solution presque incolore.

Le β-naphtol peut quelquefois contenir de la *naphtaline*;

dans ces conditions, il n'est pas complètement soluble dans l'ammoniaque et la partie insoluble se dissout dans l'éther et dans le chloroforme. De plus, ce résidu brûle avec une flamme fuligineuse sans laisser de résidu.

ESSAI DE L'ARISTOL

Caractérisation. — L'aristol, ou diiododithymol, est une poudre jaune ou légèrement rougeâtre ne possédant ni odeur, ni saveur ; elle est insoluble dans l'eau et dans la glycérine, mais se dissout facilement et sans résidu dans l'éther ; elle est soluble dans le chloroforme et les huiles grasses, peu soluble dans l'alcool et l'acide acétique.

L'aristol, chauffé dans un tube à essai, dégage des vapeurs violettes d'iode.

Une solution de 0 gr. 05 d'aristol dans 10 c. c. d'acide acétique, additionnée d'un égal volume d'acide sulfurique concentré, se colore en violet intense lorsqu'on chauffe légèrement : cette réaction caractérise le thymol (REUTER).

Essai. — L'aristol peut contenir de la *soude* libre, de l'*iodure de sodium*, de l'*iode* libre et enfin de l'*humidité*.

a) **Recherche de la soude libre.** — Lorsque l'aristol renferme de la soude libre, l'eau de lavage du produit a une réaction alcaline.

b) **Recherche de l'iodure de sodium.** — L'aristol contenant de l'iodure de sodium, traité par l'acide azotique fumant, colore l'empois d'amidon en bleu.

c) **Recherche de l'iode libre.** — Une solution d'iodure

de potassium à 1 p. 100 enlève à l'aristol l'iode libre qui colore alors l'empois d'amidon en bleu ou en violet.

d) **Recherche de l'humidité.** — Un aristol contenant un excès d'eau, maintenu pendant une heure à la température de 90°, perd plus de 1 p. 100 d'humidité.

Titrage de l'aristol. — L'aristol doit contenir 46,18 p. 100 d'iode. Il est nécessaire, pour s'assurer de la valeur du produit, de déterminer cette quantité d'iode, celle-ci variant suivant les conditions de la préparation.

On réalise facilement la pratique de ce titrage par la méthode cyanimétrique de G. DENIGÈS (*Précis de chimie analytique*, Denigès, 3ᵉ édition, p. 641).

ESSAI DU GAIACOL SYNTHÉTIQUE

Caractérisation. — Depuis quelques années, le gaïacol synthétique remplace, en thérapeutique, les gaïacols liquides retirés de créosotes plus ou moins pures ; ces gaïacols ne contiennent pas plus de 50 p. 100 de gaïacol chimiquement défini.

Le gaïacol synthétique se présente en cristaux prismatiques blancs, très durs, à saveur légèrement sucrée ; déposé sur la langue, il fond, puis provoque une sensation d'astriction intense.

Le gaïacol cristallisé fond à 32° et bout à 205° ; à 0°, sa densité est de 1,153 ; à 15°, elle est de 1,143 ; il est peu soluble dans l'eau, très soluble dans l'alcool, l'éther, la benzine, le chloroforme et même dans l'éther de pétrole. La glycérine *anhydre* le dissout en grandes proportions, mais il est peu ou point soluble dans la glycérine officinale ; celle-ci le dissout à chaud et le laisse précipiter à l'état huileux par refroidissement (BÉHAL et CHOAY).

Le gaïacol se dissout dans les solutions de potasse et de soude.

Lorsqu'on mélange dans une capsule de porcelaine une goutte de solution de formol au millième avec une goutte de solution aqueuse de gaïacol et qu'on ajoute goutte à goutte, au moyen d'une pipette, 1 c. c. d'acide sulfurique concentré, il se produit une coloration violette qui gagne peu à peu toute la masse (D. VITALI).

0 gr. 50 de gaïacol, dissous dans 10 c. c. d'alcool à 90°,

donnent avec une goutte de perchlorure de fer officinal dilué au vingtième une belle coloration bleue ; cette coloration se détruit rapidement. L'addition d'un excès de perchlorure de fer la fait virer au vert, coloration qui passe rapidement à l'acajou.

Le gaïacol, dissous dans le chloroforme et traité par un fragment de potasse caustique, donne à l'ébullition une coloration rouge violacé.

Essai. — G. DRAGENDORF a donné les réactions suivantes pour différencier le gaïacol cristallisé du gaïacol synthétique :

RÉACTIFS EMPLOYÉS	RÉACTIONS DONNÉES par le GAÏACOL CRISTALLISÉ	RÉACTIONS DONNÉES par le GAÏACOL LIQUIDE
Acide sulfurique.	Solution incolore.	Solution jaunâtre.
Acide sulfurique et un peu d'acide azotique. . . .	Solution rouge, brune par refroidissement.	Solution brun foncé passant au rouge brun par addition d'acide azotique en plus grande quantité.
Acide sulfurique et une trace d'azotite de potasse.	Stries violettes et vertes.	Même réaction.
Acide sulfurique et perchlorure de fer	Stries vertes, bleues et violettes.	Même réaction.
Réactif de Frohde.	Stries vertes et violettes au début, devenant d'un bleu verdâtre.	Zones d'abord violettes et vertes, puis coloration d'un beau violet.
Un peu d'acide chlorhydrique et de permanganate de potassium (en solution aqueuse). . . .	Rouge cerise, puis brun.	Brun.

La valeur d'un gaïacol est déterminée exactement par un dosage de la pyrocatéchine fournie après déméthylation du gaïacol.

BÉHAL et CHOAY ont décrit un procédé basé sur ce principe, mais, malgré son exactitude, il ne peut être pratiqué facilement.

ADRIAN a donné une méthode qui, si elle n'est pas rigoureusement exacte, permet de déterminer la proportion de gaïacol pur que renferme un échantillon commercial.

L'auteur se sert de l'acide nitreux comme réactif et utilise la coloration orangée qu'il donne avec une solution très étendue de gaïacol, les autres parties, constituant les créosotes officinales, ne donnent pas la même coloration. Le mode opératoire est le suivant :

5 à 6 grammes de gaïacol à essayer sont placés dans un flacon d'environ 200 c. c. et agités avec une certaine quantité d'eau; on filtre. On étend ce liquide de deux ou trois fois son volume et on mesure un centimètre cube qu'on laisse couler dans le fond d'un tube à essai, on le remplit d'eau jusqu'aux deux tiers de sa hauteur et on agite afin de mélanger les deux liquides.

D'autre part, on fait une solution de 10 grammes de nitrite de soude dans 100 grammes d'eau et on ajoute, au moyen d'un compte-gouttes, deux gouttes de la solution dans le tube à essai. Il ne se produit aucune coloration, mais, par une nouvelle addition d'une goutte d'acide azotique, on voit le liquide se colorer lentement. Si on obtient une coloration rouge-orangé, c'est que l'échantillon est constitué par du gaïacol pur.

Tout gaïacol contenant moins de 50 p. 100 de produit pur donnera une coloration jaunâtre. Par ce simple essai, on a déjà une première indication sur la valeur du produit.

On peut évaluer approximativement la teneur en gaïacol au moyen de types de comparaison. C'est ce qu'a fait ADRIAN qui a pu dresser le tableau suivant correspondant à la richesse en gaïacol et classé d'après les colorations obtenues :

Gaïacol 90 p. 100   Rouge orangé clair.
   —   80   —   Rouge orangé (moins intense) clair.
   —   75   —   Un peu plus intense que le précédent.
   —   60   —   Un peu plus jaune, commence à troubler.
   —   55   —   Rouge jaunâtre, trouble.
   —   28   —   Rouge plus jaunâtre, trouble.

Le pharmacien pourra par cette méthode se rendre compte rapidement de la valeur du gaïacol.

ESSAI DE LA CRÉOSOTE
DU GOUDRON DE BOIS

Caractérisation. — La créosote est un mélange complexe
et variable de phénols et d'éthers de phénols. On doit
employer la créosote de bois de hêtre ou de bois de chêne.
C'est un liquide oléagineux, très réfringent, incolore mais se
colorant en jaune à la lumière. Son odeur est forte et particulière, mais non désagréable. Elle a une densité d'au moins
1,080 à 15° et un point d'ébullition de 200° à 210°. La créosote de goudron de bois est un peu soluble dans l'eau en
donnant une solution trouble ; elle est soluble en toutes
proportions dans l'alcool, l'éther, la benzine, le chloroforme,
le sulfure de carbone et les huiles grasses ; elle se dissout
dans la potasse ou la soude en excès.

Lorsqu'on mélange, dans une capsule en porcelaine, une
goutte de solution de formol au millième avec une goutte de
solution aqueuse de créosote et qu'on ajoute goutte à goutte,
au moyen d'une pipette, 1 c. c. d'acide sulfurique concentré,
il se produit une coloration violette avec une nuance rouge
carmin ; puis on observe un fort trouble et il se sépare
bientôt des flocons rouge carmin. Si on remplace le formol
par de l'aldéhyde acétique, on obtient une coloration rouge
cramoisi (D. VITALI).

Si on agite de la créosote avec de l'eau de façon à avoir
une solution saturée et si on filtre, le liquide aqueux lim-

pide donne, avec une trace de perchlorure de fer, une liqueur trouble qui prend une coloration gris vert ou bleu fugace. puis brune et enfin il se précipite des flocons brunâtres.

La solution aqueuse de créosote donne avec l'eau de brome un précipité rouge brun.

Essai. — La créosote ne doit pas rougir le papier de tournesol humecté d'eau.

La créosote, agitée avec deux fois et demie son volume de lessive de soude, doit donner une solution qui reste limpide. même après addition de 50 parties d'eau ; si on observe un trouble et une séparation de globules huileux, c'est que la créosote est souillée de *différents carbures*.

La créosote peut être additionnée frauduleusement d'une certaine proportion de *phénol* ordinaire ; dans ces conditions, la créosote, agitée avec un certain volume de collodion. donne lieu à la séparation d'une gelée. De plus, agitée avec 10 volumes d'ammoniaque à 10 p. 100, la créosote diminue considérablement de volume ; tandis que si elle est pure, deux volumes doivent donner lieu à une séparation d'au moins un volume et demi.

La créosote peut dissoudre jusqu'à 9 p. 100 d'*eau* qu'on lui ajoute frauduleusement. Pour déceler cette addition, on chauffe dans un tube à essai 10 c. c. de créosote avec environ 2 grammes de chlorure de calcium cristallisé, jusqu'à fusion du sel. On agite et on laisse refroidir. Si la créosote contient de l'eau, le chlorure de calcium reste liquide, sinon, aussitôt refroidi, il redevient à l'état solide (E. MERKLEN).

A voir le procédé donné par le Codex (ce volume, p. 183' pour la recherche de la créosote de houille ajoutée à la créosote de bois.

Pour déterminer d'une façon précise la valeur d'une créosote, il est indispensable de doser les principaux éléments qui la constituent ; car, quelquefois, le commerce livre des créosotes en partie dépouillées de leur gaïacol, considéré comme le principe actif des créosotes, et dont la valeur marchande est beaucoup plus considérable.

Béhal et Choay ont institué une méthode d'analyse de la créosote qui donne d'excellents résultats, mais qui peut être difficilement mise en pratique par les pharmaciens. Cette méthode est basée sur les principes suivants :

1° L'acide bromhydrique ramène, à la température de 100°, les éthers monométhyliques de diphénols à l'état de diphénols ; 2° les monophénols sont entraînables à la vapeur d'eau, tandis que les diphénols ne le sont pas ; 3° la pyrocatéchine est très peu soluble dans le benzène froid qui dissout, au contraire, aisément les homologues.

Pour réaliser expérimentalement ce procédé d'analyse, nous renvoyons le lecteur au mémoire original paru dans les *Comptes rendus de l'Académie des sciences* de 1893, page 97.

Les chiffres ci-dessous donnent, d'après Béhal et Choay, d'une part, la composition moyenne des créosotes de hêtre et de chêne distillant entre 200° et 210° ; d'autre part, celle de la créosote de hêtre recueillie de 200° à 220°.

CRÉOSOTE DE HÊTRE : 200 A 210°		CRÉOSOTE DE CHÊNE : 200 A 210°	
Monophénols	40	Monophénols	55
Gaïacol	25	Gaïacol	14
Créosol et homologues	35	Créosol et homologues	31
	100		100

(D = 1.085 pour le hêtre ; D = 1.068 pour le chêne)

CRÉOSOTE DE HÊTRE : 200 A 220°

Monophénols	40
Gaïacol	20
Créosol et homologues	40
	100

Quant aux proportions relatives des monophénols, elles

sont à peu près les mêmes, soit qu'il s'agisse d'une créosote de hêtre ou de chêne.

100 parties de monophénol renferment :

Phénol ordinaire	13
Ortho-crésylol	26
Méta et para-crésylol	29
Ortho-éthyl-phénol	9
Métaxylénol 1, 2, 3	5
Métaxylénol 1, 3, 5	2,5
Phénols divers	15,5
	100,0

Fonzes-Diacon a donné un procédé qui permet de déterminer approximativement la teneur d'une créosote en gaïacol. Il est basé sur la coloration que prend une solution de gaïacol ou de créosote lorsqu'on la traite par le sulfate de cuivre et le cyanure de potassium ; on obtient une échelle de coloration variant du jaune orangé au jaune vert. On opère de la façon suivante : on dissout 10 gouttes de créosote à essayer dans un litre d'eau distillée ; on ajoute à 10 c. c. de cette solution, 2 c. c. d'une solution de sulfate de cuivre à 0,50 p. 1.000 et 1 c. c. de solution de cyanure de potassium à 4 p. 1.000.

La différence de coloration entre les divers échantillons est très nette, et, par comparaison avec des solutions types on peut reconnaître le titre d'une créosote avec une précision suffisante pour la pratique pharmaceutique.

L.-F. Kebler préconise le procédé suivant pour doser le gaïacol dans une créosote :

5 c. c. de créosote sont mélangés avec 50 c. c. d'une solution alcoolique à 20 p. 100 d'hydrate de potasse, et les composés cristallins de gaïacol et de crésol, obtenus après un repos de dix à trente minutes, sont pressés entre plusieurs doubles de papier à filtrer, jusqu'à dessiccation complète.

La masse ainsi obtenue est mélangée avec 5 c. c. d'une solution à 10 p. 100 d'acide sulfurique, puis chauffée, jusqu'à ce que le gaïacol et le crésol viennent nager à la surface. On ajoute ensuite de l'eau jusqu'à ce que la couche huileuse tombe au fond du vase à réaction ; on décante la couche aqueuse, puis on ajoute 4 c. c. d'ammoniaque. Le gaïacol, dans ces conditions, se transforme immédiatement en un composé solide et cristallin et, après quelques instants, le crésol donne un composé semi-cristallin. Si l'on traite ce mélange par la benzine, le dernier composé se dissout et le composé ammoniacal du gaïacol, resté insoluble, peut être séparé par décantation ou filtration, puis lavé. Finalement, on le traite avec l'acide sulfurique à 10 p. 100 et on extrait le gaïacol, mis en liberté, avec la benzine ; on évapore dans une capsule tarée, puis on pèse.

16.

ESSAI DE L'ACIDE SALICYLIQUE

Caractérisation. — L'acide salicylique se présente en aiguilles blanches ou en poudre blanche cristalline, inodore, à saveur sucrée, puis âcre. Il est peu soluble dans l'eau, beaucoup plus soluble dans l'eau bouillante, facilement soluble dans l'alcool, l'éther, le chloroforme et la glycérine. Il fond à 157°.

L'acide salicylique, dissous dans l'eau, se colore en bleu violacé par quelques gouttes de perchlorure de fer ; si on étend la solution de beaucoup d'eau, la coloration passe au rouge violet : les acides et les bases décolorent cette solution.

La solution aqueuse d'acide salicylique possède une réaction acide.

L'acide salicylique en poudre, traité d'abord par 1 c. c. d'acide sulfurique concentré et ensuite par 1 c. c. d'alcool méthylique ajouté goutte à goutte, se transforme, en chauffant légèrement ; en éther méthylsalicylique ou essence de wintergreen, facilement reconnaissable à son odeur.

L'acide salicylique se dissout à froid, sans coloration, dans l'acide sulfurique concentré ; et, si on ajoute un peu de nitrate de soude, on obtient une coloration rouge.

Une solution d'acide salicylique, neutralisée exactement par la potasse, se colore en vert par une solution de sulfate de cuivre.

Essai. — L'acide salicylique peut renfermer, comme impuretés, du *phénol*, des *matières organiques* étrangères, du *chlorure de sodium*, des *matières colorantes* ou du *fer*. Il peut aussi être mélangé à son isomère, l'acide *paraoxybenzoïque*.

L'acide salicylique pur chauffé fortement doit se volatiliser sans laisser de résidu et sans charbonner.

a) **Recherche du phénol.** — On dissout 0 gr. 20 d'acide salicylique dans un excès de solution de carbonate de soude, on agite la liqueur avec 4 ou 5 c. c. d'éther, on laisse reposer, on décante l'éther que l'on abandonne à l'évaporation spontanée ; s'il y a un résidu, il est constitué par le phénol, et alors ce dernier, redissous dans l'eau chaude et additionné d'ammoniaque et de quelques gouttes d'hypochlorite de soude, donne une coloration bleue.

b) **Recherche des matières organiques étrangères.** — L'acide salicylique, renfermant des matières organiques étrangères, se colore rapidement lorsqu'on le dissout dans l'acide sulfurique concentré, et de plus 10 c. c. de solution aqueuse saturée d'acide salicylique additionnée de 3 gouttes de solution de permanganate de potasse au 1 200ᵉ se décolorent en moins de 15 secondes.

c) **Recherche du chlorure de sodium.** — L'acide salicylique contenant du chlorure de sodium par suite d'une purification incomplète, dissous dans l'alcool et légèrement acidifié par l'acide azotique, précipite par l'azotate d'argent.

d) **Recherche des matières colorantes et du fer.** — La solution alcoolique d'acide salicylique, abandonnée dans une capsule à l'évaporation spontanée, donne sur les bords du récipient un anneau coloré en jaune ou en brun, s'il renferme des matières colorantes ou du fer.

e) **Recherche de l'acide paraoxybenzoïque**. — La recherche de l'isomère de l'acide salicylique est d'autant plus important que l'acide paraoxybenzoïque ne possède aucun pouvoir antiseptique. Pour effectuer cette recherche, on traite l'acide à examiner par du chloroforme bouillant qui dissout l'acide salicylique et non l'acide paraoxybenzoïque. On reprend le résidu par l'eau et on ajoute quelques gouttes de perchlorure de fer à la solution ; on obtient un précipité jaune.

ESSAI DU SALICYLATE DE LITHINE

Caractérisation. — Poudre blanche, cristalline, inodore, à saveur piquante et sucrée, soluble dans l'eau et l'alcool.

L'acide chlorhydrique produit, dans sa solution aqueuse, un précipité d'acide salicylique soluble dans l'éther.

Le perchlorure de fer colore en violet la solution aqueuse de salicylate de lithine.

Lorsqu'on ajoute à 1 gramme de salicylate de lithine 1 c. c. d'acide sulfurique concentré et, goutte à goutte, 1 c. c. d'alcool méthylique, on perçoit, en faisant bouillir le mélange, l'odeur d'essence de wintergreen.

Le sel sec, chauffé, dégage une odeur de phénol et laisse comme résidu un mélange de charbon et de carbonate de lithine qui fait effervescence avec les acides et colore la flamme en rouge carmin.

Essai. — Le salicylate de lithine peut renfermer du *carbonate de lithine*, de l'*acide salicylique* libre, des *sulfates*, des *chlorures* et diverses *matières organiques*. Il peut être sophistiqué par addition de proportions variables de *salicylate de soude*.

a) **Recherche du carbonate de lithine**. — La solution aqueuse de salicylate de lithine fait effervescence avec les acides, si le produit renferme du carbonate de lithine.

b) **Recherche de l'acide salicylique libre**. — Le salicylate de lithine, souillé par l'acide salicylique libre, a une coloration légèrement rosée et sa solution aqueuse présente une réaction acide.

c) **Recherche des chlorures et des sulfates**. — On incinère, à une température pas trop élevée, 1 ou 2 grammes de salicylate de lithine, on reprend le résidu avec de l'eau acidulée par de l'acide azotique ; la liqueur filtrée ne doit pas se troubler pas addition de quelques gouttes de solution de chlorure de baryum (absence de sulfates), ou de quelques gouttes de nitrate d'argent (absence de chlorures).

d) **Recherche des matières organiques**. — Lorsque le salicylate de lithine contient des substances organiques étrangères, il se colore en moins d'un quart d'heure quand on l'agite avec quinze fois son poids d'acide sulfurique concentré.

e) **Recherche du salicylate de soude**. — On calcine 2 grammes de salicylate de lithine suspect, et le résidu est repris par l'acide chlorhydrique, on filtre, on évapore à siccité la liqueur filtrée. Le résidu de l'évaporation est constitué par un mélange de chlorure de lithium et de chlorure de sodium ; on épuise par l'éther qui dissout le chlorure de lithium et laisse le chlorure de sodium.

Titrage du salicylate de lithine. — On mélange 0 gr. 50 du sel dans une capsule de platine ou de porcelaine avec 2 grammes de sulfate d'ammoniaque pur et sec. On chauffe graduellement, en ayant soin d'éviter les projections, et on porte finalement au rouge ; le résidu est du sulfate de lithine : 1 gramme de salicylate de lithine pur et sec doit donner 0,38224 de sulfate de lithine. Le poids de sulfate, multiplié par 2,6161, donne la proportion de salicylate.

Le Codex de 1908 (voir ce volume, p. 382), prescrit, pour le titrage du salicylate de lithine, la transformation du salicylate de lithine en incinérant, tout d'abord, ce sel et reprenant les cendres obtenues par l'acide sulfurique : 1 gramme de salicylate de lithine doit donner environ 0 gr. 381 de sulfate de lithium.

ESSAI DU SALICYLATE BASIQUE
DE BISMUTH

Caractérisation. — Poudre blanche, inodore, insipide, insoluble dans l'eau et dans l'alcool.

Humecté avec du perchlorure de fer dilué, se colore en violet. Agité avec de l'éther et de l'acide chlorhydrique dilué, la liqueur éthérée, décantée et évaporée donne des cristaux d'acide salicylique que l'on caractérise par ses réactions propres. D'autre part, on incinère environ 1 gramme de salicylate de bismuth, on reprend les cendres par de l'acide azotique, on étend d'eau et on fait passer dans la liqueur bouillante un courant d'hydrogène sulfuré : on obtient un précipité noir de sulfure de bismuth insoluble dans le sulfhydrate d'ammoniaque.

Essai. — Les principales impuretés que l'on peut rencontrer dans le salicylate basique de bismuth sont : des *azotates*, de l'*acide salicylique libre*, des *sels terreux*, du *cuivre*.

Pour la recherche de l'*acide azotique*, existant à l'état de sous-nitrate de bismuth que le salicylate de bismuth renferme souvent, le Codex indique de rechercher cette impureté au moyen de la diphénylamine, en solution sulfurique, qui donne une coloration bleue. CARON et RAQUET font remarquer d'abord que cette réaction n'est pas spécifique de l'acide nitrique, puisqu'elle appartient à beaucoup de substances oxydantes, mais qu'ensuite l'acide salicylique gêne la recherche du sous-nitrate par le sulfate de diphénylamine. Ces auteurs conseillent, pour augmenter la sensibilité de la réaction, de procéder de la façon suivante : on dissout à chaud un peu de salicylate à essayer dans quelques centimètres cubes d'acide chlorhydrique au dixième ; on laisse refroidir et on filtre l'acide salicylique qui cristallise en grande partie. On ajoute 1 c. c. environ du liquide filtré à 2 c. c. d'une solution de sulfate de diphénylamine dans l'acide sulfurique au dixième et on verse 3 volumes d'acide sulfurique pur : il se développe un anneau bleu très net, et, par agitation, la liqueur prend une coloration bleue, même lorsque le produit ne contient que des traces de sous-nitrate.

On met en évidence l'*acide salicylique* libre dans le salicylate de bismuth par le procédé de P. Harrisson. A cet effet, on agite 1 gramme du salicylate avec 10 c. c. d'éther méthylique de $D = 0,720$; on filtre ; on évapore au bain-marie avec précaution et en s'arrêtant dès que la dernière trace de dissolvant est évaporée, afin d'éviter la volatilisation de l'acide salicylique libre ; au résidu, on ajoute 1 2 c. c. d'eau et 1 goutte de perchlorure de fer dilué à 1 p. 1000, on obtient un résidu cristallin à l'évaporation ; lorsque le salicylate de bismuth contient 0,1 p. 100 d'acide salicylique, on perçoit à peine le résidu, mais la réaction au chlorure ferrique est très nette.

On incinère 1 gramme de salicylate de bismuth en ayant soin de mouiller les cendres par quelques gouttes d'acide azotique. On doit obtenir un résidu d'oxyde de bismuth dont le poids sera voisin de 0 gr. 61 (Codex). Ces cendres sont reprises par de l'acide azotique, la solution acide ne doit précipiter ni par l'azotate de baryte, ni par l'azotate d'argent. Une autre partie de la solution acide, sursaturée par un grand excès d'ammoniaque, ne doit pas se colorer en bleu (*absence de cuivre*).

Pour rechercher les *sels terreux*, on incinère comme précédemment 1 gramme de salicylate de bismuth, on reprend les cendres par de l'acide chlorhydrique à chaud et dans la liqueur acide on précipite la totalité du bismuth par l'hydrogène sulfuré. On filtre. La liqueur filtrée est évaporée à siccité. Si on a un résidu il est constitué par des sels terreux : du reste une analyse méthodique de ce résidu salin décèlera d'une façon absolue sa nature.

ESSAI DU SALICYLATE DE MÉTHYLE

Caractérisation. — Liquide incolore, d'une odeur pénétrante et agréable, de densité 1,18 à 16°, bouillant à 224°,
à peu près insoluble dans l'eau, facilement soluble dans
l'alcool et l'éther.

Une solution aqueuse de salicylate de méthyle et renfer·
mant, à cause de son peu de solubilité, des traces seulement
de ce composé se colore en violet par le perchlorure de fer
étendu ; cette réaction est commune à l'acide salicylique ;
toutefois, la coloration violette produite par l'éther méthylsalicylique disparaît par addition d'éther, de chloroforme,
d'alcool amylique, d'éther acétique, de sulfure de carbone,
d'éther de pétrole, de benzine, de toluène ou de xylène ; la
coloration que donne l'acide salicylique libre reste stable
en présence de ces différents dissolvant (A. SCHNEEGANS et
E. GEROCK).

Si l'on place, dans un flacon bouché, un volume d'éther
méthylsalicylique et 5 à 6 volumes d'une solution concentrée d'ammoniaque, l'éther disparaît au bout de quelque
temps ; la liqueur étant évaporée et le résidu distillé, on
obtient une masse jaune qui cristallise en aiguilles par dissolution dans l'eau bouillante. Ces cristaux sont constitués
par de la salicylamide qui, par l'action des acides, régénère
l'ammoniaque, sous forme de sel, et de l'acide salicylique
(ADRIAN).

Si on fait tomber de l'éther méthylsalicylique sur de la

chaux ou de la baryte anhydre, il se forme du carbonate de
de chaux ou de baryte et de l'anisol reconnaissable à son
odeur éthérée particulière (ADRIAN).

Essai. — Le salicylate de méthyle peut renfermer,
comme impuretés, de l'*acide salicylique* libre, de l'*alcool
méthylique* non éthérifié ; il peut être falsifié par addition
d'*alcool méthylique* ou *éthylique* ou encore d'*huile fixe*. Enfin,
il peut être remplacé par l'*essence de wintergreen* dont l'action physiologique est moindre que celle du salicylate de
méthyle synthétique.

Pour rechercher l'acide salicylique libre, on agite 1 gramme
d'éther méthylsalicylique avec 500 c. c. d'eau, on filtre sur
un filtre mouillé et, à 100 c. c. de filtrat, on ajoute 1 c. c.
de perchlorure de fer dilué ; si, par addition de 5 c. c. de
chloroforme, la coloration violette disparaît, c'est que l'éther
est pur ; si la coloration persiste, c'est que le produit contient de l'acide salicylique libre ; on peut ainsi reconnaître
des traces d'acide libre qui donnent une teinte violacée
encore visible, si on a soin de regarder le tube en le plaçant
au-dessus d'une feuille de papier blanc (A. SCHNEEGANS et
E. GEROCK).

La présence de l'alcool méthylique ou éthylique abaisse
le point d'ébullition et la densité du salicylate de méthyle,
et si on lave le produit à l'eau distillée, on enlève ces alcools
à l'éther qui, ainsi purifié, présente les constantes physiques
précédemment données.

Si le salicylate de méthyle est falsifié par une huile fixe,
la densité est également abaissée et il reste, après distilla-
lation à 220°, un résidu qui, chauffé fortement, dégage des
vapeurs âcres d'acroléine (ADRIAN).

Pour différencier l'éther méthylsalicylique de l'essence de
wintergreen, on met dans un tube à essai 5 c. c. de salicylate
de méthyle et, au-dessus, on verse un même volume d'acide

sulfurique concentré pur : on ne constate pas d'élévation de
température et l'éther se colore faiblement en jaune. Si on
répète cette expérience exactement dans les mêmes conditions avec l'essence de wintergreen, on voit la température
s'élever d'une façon notable et le mélange se colorer immédiatement en rose, puis en rouge vineux qui, au bout d'un
certain temps, fonce de plus en plus jusqu'au rouge brun
(ADRIAN).

ESSAI DU SALOL

Caractérisation. — Poudre blanche, cristallisée, onctueuse, d'une odeur et d'une saveur légèrement aromatiques, insoluble dans l'eau et la glycérine, soluble dans l'éther, le chloroforme, la benzine, la vaseline liquide, les huiles fixes et volatiles. Le salol fond à 42°-43°.

Une solution alcoolique de salol, additionnée de quelques gouttes de perchlorure de fer dilué, prend une coloration violette.

Chauffé avec de la lessive de soude, le salol se décompose en donnant de l'acide salicylique et du phénol et si, au produit de la réaction refroidi, on ajoute de l'acide chlorhydrique, il se dépose de l'acide salicylique et on perçoit l'odeur du phénol.

La solution alcoolique de salol donne avec l'eau de brome un précipité blanc.

Si on projette une petite quantité de salol pulvérisé sur quelques gouttes d'un mélange à parties égales d'acide sulfurique et d'acide azotique placées sur un verre de montre, on obtient une coloration jaunâtre qui, par agitation avec une baguette de verre, passe au brun d'abord, puis au vert. Dès que cette coloration est produite, on transporte le contenu du verre de montre dans une soucoupe en porcelaine, on ajoute 50 c. c. d'eau et on agite ; le liquide prend une coloration rose, on peut ramener la teinte verte par addition d'ammoniaque.

Essai. — Les impuretés que le salol peut renfermer par suite d'une purification incomplète sont le *phosphate de soude*, le *chlorure de sodium* ou de l'*acide salicylique* libre.

Le salol, chauffé sur une lame de platine, doit se volatiliser sans aucun résidu.

La solution alcoolique de salol doit être neutre au papier tournesol.

Lorsqu'on agite du salol dans cinquante fois son poids d'eau distillée, la liqueur filtrée précipite à chaud par le molybdate d'ammoniaque en solution azotique (présence de phosphate de soude), ou par l'azotate d'argent (présence de chlorure de sodium). — Enfin, le salol, en suspension dans l'eau froide, donne avec le perchlorure de fer une coloration violette, si le produit est souillé d'acide salicylique libre.

Titrage du salol. — Procédé L. Barthe. — En principe, on saponifie, à la température du bain-marie, un poids donné de salol par un volume connu d'une solution alcaline titrée. — La réaction achevée, on ajoute un volume semblable de solution acide au même titre : le mélange est acide. — Le nombre de centimètres cubes de liqueur alcaline nécessaire pour produire la saturation mesure précisément l'acide salicylique produit dans la saponification et, par suite la proportion de salol pur contenue dans l'échantillon considéré. Mais, dans ce dosage, on ne peut employer la phénolphtaléine qui est incapable d'indiquer la saturation de l'acide en présence de l'acide phénique. Au contraire, l'alcoolé de rose trémière à 2 p. 100 convient parfaitement dans ce cas. En effet, si on mélange une solution aqueuse d'acide phénique à quelques gouttes de teinture de rose trémière, celle-ci conserve sa coloration rouge violacé ; une goutte de potasse décinormale ajoutée au mélange le fait immédiatement virer au vert. Dans ces conditions, le dosage du salol se trouve bien simplifié.

Voici comment se pratique le dosage :

La saponification du salol par les alcalis a lieu suivant l'équation :

$$C^6H^4{<}{\atop{COOC^6H^5}}^{OH} + KOH = C^6H^4{<}{\atop{COOK}}^{OH} + C^6H^5OH$$

On pèse exactement 0 gr. 214 de salol, c'est-à-dire un millième d'équivalent, que l'on met avec 100 c. c. de potasse décinormale, de préférence dans une petite bouteille à fermeture automatique servant habituellement à contenir la bière. On chauffe pendant une heure environ au bain-marie bouillant, en ayant soin que le fond de la bouteille ne repose pas directement sur le métal même. A ce moment, L. Barthe s'est assuré que la saponification est complète. Le récipient est retiré du bain-marie et mis à refroidir spontanément.

10 c. c. de la solution refroidie et limpide sont additionnés de 10 c. c. d'acide sulfurique décinormal et de quelques gouttes de teinture de rose trémière. Au mélange d'un rose vif, on ajoute la solution de potasse décinormale.

Avec du salol cristallisé pur, il faut employer exactement 1 c. c. de cette liqueur alcaline pour produire la coloration verte, indice de saturation. Lorsque le produit est impur, on emploiera une proportion de potasse titrée d'autant moindre que le salol est plus impur. Si on observe la saturation avec 0 c. c. 8, c'est que le produit ne renferme que 80 p. 100 de salol pur.

ESSAI DU BENZOATE DE LITHINE

Caractérisation. — Poudre blanche, légère ou quelquefois en petits cristaux brillants, très peu odorants. Le benzoate de lithine présente tout au moins une très faible odeur de benjoin.

Le benzoate de lithine est soluble dans 4 parties d'eau, à la température de 15°, et dans 12 parties d'alcool à la même température, ou bien dans 2 parties 1/2 d'eau bouillante et dans 10 parties d'alcool bouillant.

Sous l'action de la chaleur, ce sel fond, puis se carbonise en émettant des vapeurs inflammables possédant l'odeur de benjoin et finalement il reste comme résidu du carbonate de lithine mélangé de charbon. La solution aqueuse de ce résidu possède une réaction alcaline.

Si on porte, au moyen d'un fil de platine, une parcelle de ce résidu sec, humecté d'acide chlorhydrique, dans la flamme d'un bec Bunsen, celle-ci se colore en rouge carmin. La solution aqueuse de benzoate de lithine, additionnée de perchlorure de fer dilué, donne un précipité brun clair.

L'acide sulfurique ajouté à une solution concentrée de benzoate de lithine, met l'acide benzoïque en liberté et si on agite le mélange avec de l'éther, celui-ci dissout l'acide benzoïque ; après décantation et évaporation de la liqueur éthérée, on obtient des cristaux aiguillés d'acide benzoïque.

Essai. — Une solution aqueuse de benzoate de lithine à 3 p. 100 additionnée d'un léger excès d'acide chlorhydrique, donne un précipité d'acide benzoïque que l'on sépare par le filtre, qu'on lave à l'eau et qu'on dessèche. Cet acide benzoïque est soumis aux essais suivants : traité par l'acide sulfurique pur et concentré, l'acide isolé ne doit prendre qu'une coloration légèrement brune et si on projette le mélange dans l'eau, l'acide benzoïque doit se séparer sous forme d'un précipité blanc au milieu du liquide à peine coloré (absence de *matières organiques* facilement carbonisables).

La liqueur aqueuse primitive filtrée dans laquelle on a isolé l'acide benzoïque ne doit donner qu'une légère opalescence par le chlorure de baryum (absence de *sulfates*).

Le benzoate de lithine doit être exempt de sels de *potassium* et de *sodium* ; pour s'en assurer, on précipite à nouveau par un léger excès d'acide chlorhydrique une solution à 5 p. 100 de benzoate de lithine, on filtre pour séparer l'acide benzoïque et le filtrat est évaporé à sec au bain-marie. Le résidu doit être soluble dans cinq parties d'alcool absolu et l'addition d'un égal volume d'éther ne doit y donner aucun précipité.

Si on dissout 0 gr. 50 de benzoate de lithine dans un mélange de 10 parties d'eau et de 15 parties d'alcool et qu'on acidule par l'acide azotique, la solution ne donne qu'une légère opalescence par l'addition de quelques gouttes d'azotate d'argent ; si on obtient un précipité, c'est que le benzoate est souillé par des *chlorures*.

Pour rechercher l'*arsenic*, le *plomb* et le *fer*, on traite 5 c. c. de solution aqueuse de benzoate de lithine au 1,20ᵐ par un courant d'hydrogène sulfuré, il se forme un précipité dans le cas de la présence de ces métaux.

On décèle facilement la présence des sels *calciques* en traitant la solution aqueuse saturée de benzoate de lithine par l'oxalate d'ammoniaque qui ne doit donner aucun trouble.

D'après le Codex de 1908, 1 gramme de benzoate de lithine, incinéré et les cendres reprises par l'acide sulfurique, doit donner 0 gr. 37 de sulfate de lithine.

Titrage du benzoate de lithine. — PREMIER PROCÉDÉ. — On mélange dans une capsule de porcelaine de 0 gr. 50 du sel à analyser avec 2 grammes de sulfate d'ammoniaque pur et sec. On chauffe graduellement en ayant soin d'éviter les projections et on porte finalement au rouge : le résidu est du sulfate de lithine. Le poids du sulfate de lithine, multiplié par 2,3265, donne la proportion de benzoate pur (F. KEBLER).

DEUXIÈME PROCÉDÉ. — On incinère complètement 1 gramme de benzoate de lithine sec dans un creuset de porcelaine ; au résidu refroidi, on ajoute 20 c. c. d'eau et on neutralise le liquide avec une solution normale d'acide sulfurique en se servant du méthylorange comme indicateur. Si le sel est pur, il ne faut pas moins de 7 c. c. 8 d'acide sulfurique normal pour neutraliser le carbonate de lithine provenant de la calcination du benzoate de lithine. Si cette condition est remplie, le sel de lithine renferme au moins 99, 6 p. 100 de benzoate pur.

ESSAI DU BENZONAPHTOL

Caractérisation. — Petits cristaux microscopiques, blanchâtres, sans odeur ni saveur, fusibles à 110° ; à peu près insolubles dans l'eau, peu solubles dans l'alcool à 90° froid, plus solubles dans l'alcool bouillant. Son meilleur dissolvant est le chloroforme.

Le benzonaphtol présente les réactions suivantes :

1° Un peu de benzonaphtol dissous dans trois fois son poids d'acide sulfurique concentré donne, à froid, au bout de quelques temps une coloration jaune clair. L'échauffement accélère la dissolution et produit tout d'abord une coloration plus foncée ; puis, vers 200°, une coloration rouge violet foncé sale en même temps qu'une fluorescence verte. La fluorescence persiste encore après dilution. Par refroidissement, le mélange s'épaissit et donne de petites écailles cristallines qui se dissolvent par la chaleur. La solution sulfurique obtenue à chaud, étant fortement étendue d'eau, puis sursaturée par l'ammoniaque, donne une fluorescence très vive de couleur bleu verdâtre, rappelant la fluorescéine. Cette fluorescence se manifeste avec de très faibles traces de benzonaphtol et elle est absolument caractéristique (A. Christmanos).

2° On fait bouillir du benzonaphtol avec de la lessive de soude, on obtient ainsi une solution plus ou moins trouble, que l'on étend de beaucoup d'eau et que l'on sursature avec de l'acide chlorhydrique. Il se forme au bout de quelque temps, pendant le refroidissement, une coloration rose très visible : quelques gouttes d'acide azotique accélèrent l'apparition de la coloration et la rendent légèrement rouge cerise. S'il reste quelques parcelles de benzonaphtol non dissoutes, elles se colorent en rouge cerise intense (A. Chrismanos),

Essai. — Le benzonaphtol chauffé sur une lame de platine, fond tout d'abord, puis brûle en dégageant des vapeurs à odeur d'acide benzoïque et en ne laissant aucun résidu.

Le benzonaphtol commercial peut renfermer du naphtol β libre provenant d'une purification incomplète ou d'une addition frauduleuse. Un benzonaphtol bien sec, exempt de naphtol β libre, dissous dans le chloroforme avec une pastille de potasse caustique, ne doit pas se colorer en bleu après une simple ébullition. Il est indispensable de se servir de chloroforme non alcoolisé. Si la coloration bleue survenait après un certain temps, elle pourrait aussi être due à une décomposition produite pendant la réaction, car il ne faut pas oublier que le benzonaphtol se modifie facilement en présence des alcalis, surtout si l'on fait intervenir la chaleur (Yvon et Berlioz).

Le benzonaphtol mélangé de β-naphtol, dissous dans l'alcool et additionné d'un volume égal d'acide azotique, se colore en rouge cerise quand on fait tomber dans la solution quelques gouttes de nitrate acide de mercure (Yvon et Berlioz).

Enfin, le benzonaphtol ne doit pas renfermer d'acide benzoïque libre (voir l'essai du Codex, ce volume, p. 435).

ESSAI DU DERMATOL

Caractérisation. — Le dermatol ou gallate basique de bismuth est une poudre jaune, amorphe, inodore, sans saveur et inaltérable à l'air. Il est insoluble dans l'eau, l'alcool et l'éther ; soluble dans les alcalis, les acides minéraux.

Traité par l'acide chlorhydrique bouillant, on obtient une solution qui donne avec l'hydrogène sulfuré un précipité de sulfure de bismuth.

La solution chlorhydrique de dermatol, étendue d'eau, est agitée avec de l'éther. La liqueur éthérée, décantée et évaporée, donne un résidu constitué par de l'acide gallique, lequel redissous dans l'eau donne une solution qui possède les réactions d'identité suivantes :

1° Elle précipite le perchlorure de fer en bleu noir.

2° Additionnée d'une solution ammoniacale d'acide picrique, la solution d'acide gallique prend une coloration rouge, qui passe rapidement au vert.

3° Mélangée à une solution aqueuse de cyanure de potassium, elle donne une belle coloration rouge, qui disparaît lorsqu'on abandonne la liqueur au repos et se reproduit par agitation (Sidney Young).

Essai. — Le dermatol ne doit renfermer ni *acide gallique* libre, ni *oxyde de bismuth* en excès, ni *arsenic* ; on le falsifie quelquefois en y mélangeant des proportions variables de *sous-nitrate de bismuth*.

a) **Recherche de l'acide gallique libre.** — On traite 1 gramme de dermatol par l'éther. La liqueur éthérée, filtrée et évaporée, donne un résidu qui, dissous dans l'eau, précipite les sels ferriques en bleu noir, quand le dermatol contient de l'acide gallique libre.

b) **Recherche de l'oxyde de bismuth en excès.** — Le gallate basique de bismuth doit se dissoudre complètement dans la lessive de soude. S'il y a un résidu, il est constitué par de l'oxyde de bismuth.

c) **Recherche de l'arsenic.** — On chauffe 1 gramme de dermatol dans un creuset en porcelaine, le produit charbonne et se transforme finalement en oxyde de bismuth que l'on dissout dans l'acide sulfurique dilué. La liqueur sulfurique est introduite dans l'appareil de MARSH et on essaie d'obtenir un anneau d'arsenic que l'on caractérise par les procédés usuels employés en analyse.

Voir aussi le procédé indiqué par le Codex 1908 (p. 91) pour la recherche de l'arsenic.

d) **Recherche du sous-azotate de bismuth.** — On dissout une parcelle de diphénylamine dans 5 c. c. d'acide sulfurique concentré et, à cette solution, on ajoute environ 0 gr. 15 de dermatol dissous dans 3 c. c. d'acide sulfurique dilué. On obtient une coloration bleue, si le produit est additionné de sous-nitrate de bismuth.

Dosage de l'oxyde de bismuth. — Dans un creuset en porcelaine couvert, assez grand, on introduit 0 gr. 50 de sous-gallate de bismuth ; on chauffe le creuset à petit feu, à environ 6 à 8 centimètres au-dessus d'un bec Bunsen.

Quand le produit est devenu brun, on soulève le couvercle et on conduit graduellement la combustion de la matière en soulevant et reposant le couvercle à plusieurs reprises. En opérant ainsi, on évite toute perte de projections. Après combustion complète, on chauffe peu à peu jusqu'au rouge. On laisse refroidir et on pèse. Quand la combustion a été bien conduite, il n'est pas nécessaire de reprendre par l'acide azotique, comme le recommandent le Codex de 1908 et la Pharmacopée allemande.

Le sous-gallate de bismuth doit contenir 56,4 p. 100 d'oxyde bismuthique.

ESSAI DU TANNIN

Caractérisation. — Poudre amorphe blanche ou légèrement teintée de jaune, friable, d'une odeur faible particulière et d'une saveur astringente.

Le tannin est soluble dans l'eau, l'alcool et la glycérine, insoluble dans l'éther pur, dans l'alcool absolu, le chloroforme, la benzine et le sulfure de carbone.

La solution aqueuse de tannin est acide au papier tournesol, elle précipite par l'acide sulfurique, le chlorure de sodium, la gélatine, l'albumine, l'émétique et la plupart des sels métalliques. Le perchlorure de fer colore sa solution en bleu noir foncé.

Le tannin réduit la liqueur de FEHLING, les sels d'argent et les sels d'or.

La solution aqueuse de tannin, en présence de l'air, s'altère, elle absorbe de l'oxygène, perd de l'acide carbonique, la solution se colore et le tannin se transforme en acide gallique.

Lorsqu'on ajoute, à quelques centimètres cubes d'une solution du tannin à 1 p. 100, 1 c. c. d'une solution de cyanure de potassium à 3,20 p. 100, on obtient une coloration rouge jaunâtre qui disparaît par le repos et reparaît au bout de quelques instants d'agitation du mélange à l'air. La réapparition de la teinte peut être rapidement obtenue par l'addition d'une ou deux gouttes d'eau oxygénée, mais si on met un excès de ce réactif, il se forme un précipité blanc sale.

Essai. — La principale impureté du tannin est l'*acide gallique* qui, lorsqu'il se trouve en assez grande quantité, reste à l'état insoluble quand on traite une partie du tannin par son poids d'eau. L'acide gallique est, en effet, peu soluble dans l'eau et le résidu obtenu de cette façon, lavé avec un peu d'eau, puis redissous dans l'eau bouillante, réduit bien, comme le tannin, les sels d'or ou d'argent, mais ne précipite ni les solutions de gélatine, ni celles d'albumine.

Si la proportion d'acide gallique n'est pas trop élevée, on dissout le tannin dans l'eau et on plonge dans la solution un peu de peau de bœuf dépilée et on laisse en contact pendant un certain temps en agitant fréquemment ; lorsque le tannin est pur, celui-ci doit être complètement fixé par les matières protéiques de la peau et la solution ne doit plus précipiter par les sels ferriques ; si le produit est mélangé d'acide gallique, la solution est précipitée par les sels ferriques sans précipiter les dissolutions d'albumine.

Le tannin peut être falsifié par addition d'*amidon* ou de *dextrine* que l'on recherche de la façon suivante : on dissout 1 gramme de tannin dans un mélange de 5 c. c. d'eau et de 5 c. c. d'alcool, la solution est trouble, si le tannin est falsifié par l'amidon, ou par la dextrine. On filtre et le résidu laissé sur le filtre est traité par l'eau chaude. Après refroidissement, la liqueur aqueuse se colore ou en bleu (présence d'amidon), ou en rouge (présence de dextrine).

D'après le Codex de 1908, le tannin ne doit pas perdre plus de 12 p. 100 d'eau par dessiccation à 100°.

C. Glücksmann a donné une méthode d'essai du tannin basée sur la formation du produit bien connu de condensation de l'acide tannique avec l'aldéhyde formique en présence d'acide chlorhydrique (tannoforme). Or, certains composés, comme l'acide gallique, ne sont pas susceptibles d'être précipités par le formol et l'auteur propose de faire l'essai du tannin de la façon suivante :

2 grammes de tannin, dissous dans très peu d'eau, sont mélangés avec 30 c. c. d'acide chlorhydrique concentré et 15 c. c. d'aldéhyde formique ; on évapore le tout au bain-marie jusqu'à réduction à 15 c. c. On reprend le précipité par 250 c. c. d'eau et on filtre sur un creuset de Gooch taré, on dessèche à 95° et on pèse.

La réaction intervenue est la suivante :

$$2\ C^{14}H^{10}O^9 + HCOH = CH^2\ (C^{14}H^9O^9)^2 + HO^2{}_0$$

Par suite, 100 parties de tannin doivent donner théoriquement 101,8 parties de tannoforme ; mais les nombreux produits commerciaux, essayés par Glücksmann, donnent tout au plus un chiffre de tannoforme supérieur à 100 et il est d'avis que le chiffre 95 peut être exigé comme minimum.

ESSAI DE L'ACÉTANILIDE (antifébrine)

Caractérisation. — Lamelles blanches, micacées ou quelquefois en poudre cristalline, inodore, produisant sur la langue une légère sensation de brûlure.

L'acétanilide fond à 113°-114° ; elle est soluble dans 194 parties d'eau à 15°, dans 5 parties d'alcool à 95° et dans 18 parties d'eau bouillante. Elle est facilement soluble dans la benzine, l'éther et le chloroforme.

Les réactions suivantes permettent de la caractériser :

1° On dissout quelques centigrammes d'acétanilide dans 1 c. c. d'acide azotique pur du commerce, la solution obtenue est incolore à froid, elle devient à chaud graduellement verdâtre, puis jaune, enfin rouge avec formation d'aiguilles rouges. La solution rouge a l'odeur de la nitrobenzine.

2° 0 gr. 10 d'acétanilide, dissous dans 1 c. c. d'acide sulfurique concentré, sont additionnés de quelques gouttes d'une solution saturée de bichromate de potasse, il se forme une coloration vert sombre.

3° Quelques centigrammes d'antifébrine sont dissous à chaud dans 1 ou 2 c. c. d'acide chlorhydrique concentré ; on laisse refroidir et on ajoute un fragment de permanganate de potasse ; celui-ci devient vert, puis brun acajou.

4° Une solution d'acétanilide dans l'acide chlorhydrique, additionnée d'un excès d'eau de brome, donne un précipité blanc jaunâtre abondant qui, examiné au microscope, offre l'aspect de fines aiguilles enchevêtrées.

5° Si on chauffe environ 0 gr. 10 d'acétanilide avec quelques centimètres cubes d'une solution concentrée de potasse ou de soude, on perçoit nettement l'odeur de l'aniline et si on ajoute 1/2 c. c. de chloroforme, en chauffant de nouveau, on obtient l'odeur désagréable de la phénylcarbylamine.

6° On fait un mélange de 0 gr. 20 d'acétanilide et de 0 gr. 20 d'azotate de soude que l'on projette sur de l'acide sulfurique concentré, il se produit une belle coloration rouge.

7° Quand on fait bouillir 0 gr. 10 d'acétanilide pendant quelques minutes avec de l'acide chlorhydrique, il en résulte une solution limpide qui, lorsqu'on ajoute 3 c. c. d'une solution aqueuse à 5 p. 100 de phénol et ensuite 5 c. c. d'une solution saturée et filtrée de chlorure de chaux, devient rouge brunâtre, passant ensuite au bleu, après saturation par l'ammoniaque.

8° L'acétanilide, chauffée vers 270° avec son poids de chlorure de zinc, donne de la flavaniline, substance jaune à fluorescence verte.

Essai. — La solution aqueuse d'acétanilide doit être absolument neutre au papier tournesol.

Chauffée sur une lame de platine, elle se volatilise sans résidu et brûle avec une flamme jaune.

L'acétanilide, exempte de *matières organiques* carbonisables par l'acide sulfurique, ne se colore pas quand on la dissout dans cet acide.

Une solution aqueuse, saturée à froid, d'acétanilide ne doit pas se colorer en violet ou en rougeâtre par le perchlorure de fer (absence de sels d'*aniline*, d'*acétone* et d'*antipyrine*).

Une solution aqueuse d'acétanilide, traitée par l'eau de brome, donne un précipité blanc jaunâtre ; si elle a été remplacée par de la *phénacétine*, on n'obtient aucun précipité.

Dosage de l'acétanilide dans une préparation. — Le cas peut se présenter d'avoir à doser l'acétanilide dans une préparation pharmaceutique : poudre, élixir, etc. On réalise facilement cette détermination en suivant les indications de Turner et de Vanderkleed. Tout d'abord, il est nécessaire de séparer l'acétanilide de ces mélanges pour qu'on puisse le saponifier ; on emploie le chloroforme comme dissolvant. Les liqueurs chloroformiques, résultant de l'épuisement de la préparation pharmaceutique, sont évaporées. Le résidu est alors soumis au traitement qui sert au titrage de l'acétanilide. Pour cela, on prend environ 1 gramme de l'extrait chloroformique que l'on saponifie dans un ballon muni d'un réfrigérant à reflux, pendant deux heures environ, avec 3 grammes de soude, 20 c. c. d'alcool à 95° et 10 c. c. d'eau. On évapore l'alcool au bain-marie et on agite le résidu avec de l'éther pour enlever l'aniline formée. La solution éthérée est ensuite agitée deux fois avec de l'eau pour enlever les traces d'acétate de soude, dissoutes dans l'éther. On réunit ces eaux de lavage au résidu primitif constitué surtout par de l'acétate de soude et on met le tout dans un ballon d'un litre ; on acidule avec 25 c. c. d'acide phosphorique à 85° p. 100 et on distille dans un courant de vapeur d'eau. Il faut environ deux heures pour que tout l'acide acétique ait distillé et on recueille de 800 à 1.000 c. c. de liquide. On titre ce dernier avec la liqueur normale de soude en employant comme indicateur 1 c. c. de phénolphtaléine à 1 p. 100.

1 c. c. de liqueur normale de soude correspond à 0 gr. 13409 d'acétanilide.

Ce dosage n'est pas applicable dans le cas où l'acétanilide est mélangé à de la phénacétine ou à d'autres produits acétylés.

ESSAI DE LA PHÉNACÉTINE

Caractérisation. — La phénacétine ou paraacétaphénétidine se présente en cristaux pailletés incolores, sans odeur, ni saveur, à peu près insolubles dans l'eau froide, un peu plus solubles dans l'eau bouillante, peu solubles dans l'alcool froid et dans l'éther. Elle fond à 135°.

Le phénacétine se dissout sans se colorer dans l'acide sulfurique concentré ; elle se dissout à chaud dans l'acide azotique en donnant un liquide jaunâtre.

Lorsqu'on traite, après refroidissement, 1 c. c. environ d'une solution obtenue en chauffant pendant une minute 1 gramme de phénacétine dans 10 c. c. d'acide chlorhydrique dilué au quart, par 5 gouttes d'eau de chlore, on obtient une coloration rouge violet qui passe graduellement au rouge rubis.

Si on fait bouillir pendant une minute 0 gr. 10 de phénacétine avec 1 c. c. d'acide chlorhydrique et qu'on étende ensuite avec 10 c. c. d'eau, et qu'on filtre après refroidissement, le liquide, additionné de 3 gouttes d'acide chromique à 3 p. 100 prend une coloration rouge cerise, passant peu à peu au rouge rubis (RITSER).

Le réactif phospho-molybdique[1], ajouté à une solution

(1) Le *réactif phospho-molybdique* se prépare en dissolvant 20 grammes de phosphate disodique et 140 grammes de carbonate de sodium dans 500 centimètres cubes d'eau ; on ajoute

aqueuse de phénacétine donne un précipité jaune vif, insoluble à chaud. Ce réactif permet de différencier la phénacétine de l'acétanilide qui, dans les mêmes conditions, donne un précipité également jaune vif mais soluble à chaud (ET. BARRAL).

Le réactif de Mandelin[2], ajouté à une solution de phénacétine, donne à froid une coloration vert olive ; en chauffant, le liquide devient rouge brun, enfin noir. Pour l'acétanilide, on obtient, avec ce même réactif, une coloration rouge virant rapidement au brun verdâtre (ET. BARRAL).

Essai. — La phénacétine peut être souillée par de l'*acétanilide* ou par du *paraamidophénétol* (paraphénétidine).

La phénacétine doit brûler sans laisser de résidu ; elle doit donner avec l'acide sulfurique concentré une solution incolore.

Pour rechercher l'acétanilide, on fait à chaud une solution aqueuse de phénacétine, on laisse refroidir et on filtre. La solution se trouble lorsqu'on y ajoute de l'eau de brome jusqu'à coloration jaune, indice de la présence de l'acétanilide. On peut encore faire la réaction suivante : on chauffe 0 gr. 10 de phénacétine avec 2 c. c, de solution de soude caustique et quelques gouttes de chloroforme, on perçoit l'odeur repoussante de phénylcarbylamine, lorsque le produit renferme de l'acétanilide.

Si la phénacétine, fondue dans une capsule de porcelaine avec de l'hydrate de chloral, renferme du paraamidophénétol. il se forme aussitôt une coloration violette d'autant plus

---

70 grammes d'acide molybdique *récemment calciné*. Lorsque la dissolution est effectuée, on ajoute 200 grammes d'acide azotique. on complète, avec de l'eau distillée, le volume d'un litre, on laisse déposer pendant vingt-quatre heures et on filtre.

(WAVELET).

(1) Solution de 1 partie de vanadate d'ammoniaque dans 200 parties d'acide sulfurique.

intense que la proportion de l'impureté est plus élevée
(RENTAL).

On peut encore mettre en évidence le paraamidophénétol
de la façon suivante : On dissout 0 gr. 30 de phénacétine
dans 1 c. c. d'alcool et on ajoute 3 c. c. d'une solution très
étendue d'iode (2 gouttes de teinture d'iode dans 100 c. c.
d'eau) ; on obtient une coloration rose en faisant bouillir, si
le produit est souillé de paraamidophénétol.

**Dosage de la phénacétine dans les préparations
pharmaceutiques.** — Il peut être utile de doser la phénacétine dans certaines préparations pharmaceutiques (élixir,
poudre, etc.), on procède alors à cette opération de la façon
suivante : la préparation pharmaceutique est épuisée par le
chloroforme ; la solution chloroformique est évaporée et sur
le résidu d'évaporation qui doit être de 1 gramme environ
on dose l'acide acétique provenant de la saponification du
produit acétylé. Pour cela, le résidu est saponifié dans un
ballon muni d'un réfrigérant à reflux, pendant une heure et
demie à deux heures, avec 3 grammes de soude, 20 c. c.
d'alcool et 10 c. c. d'eau. On évapore l'alcool au bain-marie
et le résidu est agité avec de l'éther pour enlever l'aniline
formée. La solution éthérée est ensuite agitée deux fois avec
de l'eau pour enlever les traces d'acétate de soude, dissoutes
dans l'éther. On réunit ces eaux de lavage au résidu primitif
et on met le tout dans un ballon d'un litre : on acidifie avec
25 c. c. d'acide phosphorique à 85 p. 100 et on distille dans
un courant de vapeur d'eau. Il faut environ deux heures
pour que tout l'acide acétique ait distillé et on recueille
800 à 1 000 c. c. de liquide. On titre avec une liqueur normale de soude en employant comme indicateur 1 c. c. de
solution de phénolphtaléine à 1 p. 100.

1 c. c. de liqueur normale de soude équivaut à 0 gr. 17779
de phénacétine (L. TURNER et Ch. VANDERKLEED).

E. GÉRARD.   18

ESSAI DE L'ANTIPYRINE

Caractérisation. — Lamelles cristallines, incolores, inodores, à saveur un peu amère, très solubles dans l'eau et l'alcool, solubles dans l'éther.

L'antipyrine fond à 112°.

2 c. c. d'une solution aqueuse d'antipyrine à 1 p. 100, additionnés de 2 gouttes d'acide azotique fumant, se colorent en vert à froid et si on fait bouillir, la coloration passe au rouge par addition d'une troisième goutte d'acide.

Une solution aqueuse d'antipyrine au millième est colorée en rouge par une goutte de perchlorure de fer; cette coloration disparaît par addition d'acide sulfurique.

Si on dissout une partie d'antipyrine dans 100 parties d'acide acétique à 10 p. 100 et si on ajoute une solution de nitrite de soude au millième, on obtient une belle coloration verte.

Lorsqu'on ajoute de l'eau de brome à un mélange à parties égales de sulfate de quinine et d'antipyrine, on obtient par addition d'ammoniaque une coloration rose violacé qui vire à l'orange par l'acide chlorhydrique.

Une solution à 5 p. 100 d'antipyrine précipite en blanc par une solution de 2 p. 100 de sublimé. Le précipité disparaît par la chaleur et reparaît par le refroidissement.

On prépare un réactif composé de vanilline 1 gramme. alcool à 95° 100 grammes et 3 grammes d'acide chlorhydrique concentré. Ceci étant fait, on met dans une capsule à fond

plat un très petit cristal d'antipyrine, sur lequel on verse
2 c. c. environ du réactif vanillique et on évapore au bain-
marie, il se forme un anneau orangé foncé, puis un dépôt
de même couleur.

Le pyramidon ne donne pas cette réaction.

Essai. — La solution aqueuse d'antipyrine doit être neutre
au papier tournesol ; elle ne doit posséder aucune odeur, ne
doit pas précipiter par l'hydrogène sulfuré. L'antipyrine,
chauffée sur une lamelle de platine, doit se volatiliser sans
résidu.

L'antipyrine peut être frauduleusement additionnée d'*acé-
nilide* ou de *phénacétine* qui jouissent à peu près des mêmes
propriétés analgésiques. Pour reconnaître cette fraude, on
met, dans un tube à essai assez large, 2 à 4 c. c. de solution
aqueuse concentrée de potasse caustique ; on ajoute 0 gr. 30
à 0 gr 50 d'antipyrine à essayer. On bouche le tube avec un
bouchon de liège que traverse un tube recourbé dont l'extrémité libre s'engage dans un autre bouchon qui ferme un
autre tube à essai contenant une solution d'hypochlorite de
chaux. On chauffe. Dès que distillent les premières gouttes,
on cesse de chauffer et on regarde si ces gouttes produisent,
à la surface de l'hypochlorite, la coloration violette qui
caractérise l'aniline. Si cette coloration ne se produit pas,
on chauffe de nouveau. De nouvelles gouttes distillent. Si
l'antipyrine essayée contient de l'acétanilide, ces gouttes
doivent produire la coloration violette. Si l'antipyrine contient de la phénacétine sans acétanilide, les premières
gouttes ne produisent rien, mais les gouttes suivantes donnent un trouble rouge brique, et il se forme, à la surface du
liquide, un corps rouge amorphe, qui devient bientôt jaune
clair (RAIKOW et SCHTARBANOW).

Titrage de l'antipyrine. — Le titrage de l'antipyrine

s'effectue facilement par le procédé Bougault, basé sur ce fait que si l'on fait réagir l'iode en solution alcoolique sur l'antipyrine également dissoute dans l'alcool à 95°, en présence de sublimé dissous, lui aussi, dans l'alcool à 95°, il se forme de la monoiodantipyrine, en même temps que des combinaisons très complexes d'iodantipyrine avec les sels mercuriques. La réaction qui se passe est telle qu'à une molécule d'antipyrine employée correspond très exactement une absorption d'une molécule d'iode ; les proportions de sublimé pouvant varier dans d'assez grandes limites sans changer les résultats.

A 1 gramme d'antipyrine correspond donc une absorption de 1 gr. 315 d'iode.

Pour effectuer le titrage, on prépare tout d'abord les solutions suivantes :

1°	Iode chimiquement pur	1 gr. 315
	Alcool à 95°.	100 c. c.
2°	Bichlorure de mercure	2 gr. 50
	Alcool à 95°.	100 c. c.
3°	Antipyrine	1 gr.
	Alcool à 95°	100 c. c.

A 20 c. c. de la solution d'antipyrine, on ajoute 20 c. c. de la solution de bichlorure de mercure, puis, goutte à goutte, à l'aide d'une burette graduée, la solution d'iode jusqu'à apparition d'une belle coloration jaune persistante indiquant la présence d'un excès d'iode.

La réaction est instantanée et le dosage s'effectue aussi rapidement que le dosage de l'iode par l'hyposulfite de soude.

Les solutions d'iode et d'antipyrine indiquées plus haut se correspondent exactement et, par conséquent, si l'antipyrine à essayer est pure, il faudra employer 20 c. c. de la solution d'iode pour atteindre le terme de la réaction ; dans tous les cas, le nombre de centimètres cubes employés, multiplié par 5, donnera le nombre de grammes pour cent d'antipyrine pure contenue dans l'échantillon analysé.

Le Codex de 1908 (voir ce volume, p. 52), donne un procédé de dosage pondéral de l'antipyrine à l'état d'iodo-antipyrine par précipitation, à chaud et en milieu aqueux, de l'antipyrine additionnée d'acétate de soude, par une solution d'iodure de potassium ioduré.

18.

ESSAI DU PYRAMIDON

Caractérisation. — Poudre blanche cristalline, inodore, à peu près insipide, soluble dans 10 parties d'eau, dans l'alcool, très peu soluble dans l'éther.

La solution aqueuse de pyramidon donne avec le perchlorure de fer dilué une coloration violette, passant au rouge ocreux.

Le pyramidon, en dissolution dans l'eau, donne avec une très petite quantité de nitrite de potasse une coloration bleue ; l'antipyrine au contraire donne dans les mêmes conditions une coloration verte.

Le pyramidon réduit le chlorure d'or à la température ordinaire.

Quand on ajoute à une solution de pyramidon quelques gouttes d'une solution étendue de nitrate d'argent, il se produit une coloration bleue intense, qui passe au violet, avec précipité d'argent métallique ; si l'on ajoute de l'acide azotique en grand excès, le précipité se redissout, mais la coloration persiste pendant quelque temps.

Recherche de l'antipyrine. — Dans un tube à essai, on met 1 ou 2 centigrammes de pyramidon à essayer, on ajoute 4 à 5 c. c. d'eau froide pour dissoudre, puis deux gouttes d'acide sulfurique à 66°, et deux gouttes d'une solution saturée de nitrite de soude. On agite : si le pyramidon est exempt d'antipyrine, on obtient immédiatement une réaction bleu violet intense, qui, surtout en présence d'un excès de nitrite, disparaît rapidement en laissant une liqueur incolore. Dans le cas où le pyramidon est mélangé à de l'antipyrine, on perçoit d'abord la coloration bleu-violet qui disparaît peu à peu par agitation, surtout par une nouvelle addition d'un peu de nitrite de soude, pour faire place à une coloration bleu-vert très stable, dont l'intensité augmente avec la teneur en antipyrine de la matière essayée (P. Bourcet).

Dans le cas d'une faible addition d'antipyrine, cette coloration bleu-vert est facile à apprécier en tenant le tube debout sur du papier blanc et en examinant la surface du liquide sous un certain angle.

Pour la *recherche de l'antipyrine* pouvant être mélangée au pyramidon, le Codex de 1908 a adopté le procédé indiqué par G. Patein et basé sur ce fait que l'antipyrine donne avec l'aldéhyde formique une combinaison (diantipyrine-méthane), insoluble dans l'eau, alors que, dans les mêmes conditions, le pyramidon n'est aucunement modifié dans ses propriétés chimiques aussi bien que dans ses propriétés physiques.

G. Patein fait observer que le Codex, dans l'exposé de ce mode d'essai, a omis de mentionner l'addition d'eau que cet auteur avait recommandée avant l'alcalinisation par l'ammoniaque. Ce point est important, car si on n'a pas la précaution d'étendre suffisamment la solution chlorhydrique, il se forme une cristallisation de *chlorhydrate d'ammoniaque et de pyramidon* qui peut induire en erreur et faire conclure à la présence d'antipyrine dans tous les pyramidons. Du reste ces cristaux sont facilement solubles dans l'eau de lavage alors que la combinaison d'antipyrine et d'aldéhyde formique est à peu près absolument insoluble dans l'eau.

Titrage du pyramidon. — Le Codex de 1908 (voir ce volume, p. 200) donne un procédé de titrage du pyramidon basé sur ce que ce composé en solution aqueuse se conduit vis-à-vis de l'hélianthine comme une base monoacide. Mais il est utile d'appeler l'attention de l'analyste sur une erreur que commet le Codex relativement à ce titrage : il prescrit l'emploi d'une *solution normale d'acide sulfurique* ; or c'est une *solution déci-normale* de cet acide qui doit servir au dosage dans les conditions indiquées par la Pharmacopée.

P. Lemaire a donné un mode de dosage du pyramidon qui a l'avantage de donner directement, et pour ainsi dire sans calcul, la teneur en pyramidon de l'échantillon analysé. Voici comment on procède :

On dissout 0gr. 231 du pyramidon à essayer dans 10 c. c. d'eau distillée ; on verse la solution dans un vase à précipité ; on ajoute 3 ou 4 gouttes de teinture de cochenille (ou d'hélianthine) ; on mêle bien le tout ; on verse l'acide oxalique (ou sulfurique) déci-normal jusqu'à virage indiquant une réaction acide.

Si le pyramidon à essayer est pur, on doit employer 10 c. c. de liqueur acide déci-normale.

La quantité Q de pyramidon pur contenue dans 100 grammes de l'échantillon analysé est donnée par la formule :

$$Q = (n \times 10)$$

dans laquelle n représente en centimètres cubes le volume de liqueur titrée employée.

ESSAI DU VÉRONAL

Le véronal, ou diéthylmalonylurée, est une poudre blanche, cristalline, très peu soluble dans l'eau, soluble dans 12 parties d'eau bouillante ; elle est plus soluble dans les solutions alcalines diluées (potasse, soude, ammoniaque) ; elle est soluble dans l'alcool, l'éther et l'acétone, un peu moins dans le chloroforme. Le véronal fond à 188°.

Sa solution aqueuse à 1/20e est faiblement acide au tournesol. Fondu avec la potasse, il dégage de l'ammoniaque.

Le véronal, en solution aqueuse, donne avec le réactif de DENIGÈS au sulfate mercurique[1], un précipité blanc ; la réaction s'effectue mieux à chaud qu'à froid (P. LEMAIRE).

Si on triture du calomel avec le véronal, on obtient une couleur brunâtre due à la réduction du calomel et à la libération du mercure (P. LEMAIRE).

Lorsqu'on ajoute 1 ou 2 gouttes de teinture d'iode à une solution aqueuse de véronal à 1 p. 150, on observe une belle coloration verte, coloration qui se dégrade progressivement pour passer au jaune (R. GUYOT).

(1) Le réactif de Denigès se prépare avec :

Oxyde mercurique	50 grammes.	
Acide sulfurique	200 centimètres cubes	
Eau distillée	1000	—

On mélange l'acide et l'eau dans un matras, et, sans refroidir, on ajoute l'oxyde en agitant ; la liqueur refroidie est filtrée s'il y a lieu.

La solution aqueuse de véronal ne doit se troubler ni par le chlorure de baryum, ni par l'azotate d'argent. Chauffé d'abord lentement sur un couvercle de platine, puis incinéré, le véronal ne doit pas donner de résidu appréciable (MERCK).

ESSAI DE L'ADRÉNALINE

Caractérisation. — L'adrénaline pure se présente en poudre blanche cristalline, brunissant facilement à l'air quand elle est humide ; son aspect, prise en masse, rappelle un peu celui de la fécule (G. BERTRAND).

Très peu soluble dans l'eau et dans l'alcool ; elle est insoluble dans le chloroforme, l'éther, la benzine.

Elle est très lévogyre : son pouvoir rotatoire, pour une solution de sulfate d'adrénaline, est de :

$$\alpha_D = -53°5.$$

On utilise la solution *au millième de chlorhydrate d'adrénaline*.

Quand on agite fortement 3 à 4 gouttes d'une solution au 1/1000ᵉ d'adrénaline fraîchement préparée, additionnée de 6 à 8 c. c. d'eau distillée et de quelques gouttes d'une solution aqueuse de sublimé à 2 p. 1000, on observe, au bout de 1 à 3 minutes une coloration rouge diffuse qui se maintient pendant plusieurs heures et même plusieurs jours (COMESSATI).

La solution d'adrénaline, traitée à l'ébullition par son volume d'une solution aqueuse très diluée d'iodate de potasse et par quelques gouttes d'une solution diluée d'acide phosphorique, donne une belle coloration rouge rosé. Par addition d'ammoniaque, la coloration vire au rouge brun (FRÆNKEL et ALLERS).

Quelques gouttes de solution d'adrénaline mises avec quelques gouttes de soude à 10 p. 100 donnent une coloration brun rouge et, au bout de quelques secondes, on perçoit l'odeur de phosphamine. Cette odeur persiste quelques jours. Si l'on chauffe, l'odeur disparaît et reparaît par refroidissement (Gun et Harisson).

Le Codex 1908 (voir ce volume, p. 13) donne quelques autres réactions colorées.

ESSAI DE LA LANOLINE

Caractérisation. — Masse visqueuse, blanc jaunâtre, bien liée, à odeur de suint, insoluble dans l'eau, presque insoluble dans l'alcool, soluble dans le chloroforme, la benzine et le sulfure de carbone. — Elle fond à 40° sans devenir transparente.

La lanoline, chauffée à 100°, perd de l'eau, puis, à une plus haute température, elle se boursoufle et brûle avec une flamme fuligineuse.

La lanoline, constituée par un mélange d'éthers de la cholestérine animale et de l'isocholestérine, présente les réactions de ces deux alcools :

1° Si on fait fondre 0 gr. 10 de lanoline avec 2 grammes de chaux hydratée, on obtient une masse qui, reprise, après refroidissement, par 5 grammes d'eau distillée, est agitée avec 5 c. c. de chloroforme. La liqueur chloroformée décantée est versée dans un volume égal d'acide sulfurique ; au point de contact des deux couches, il se forme une coloration rouge, caractéristique de la cholestérine.

2° Lorsqu'on traite 0 gr. 25 de lanoline par 5 c. c. d'anhydride acétique et qu'on ajoute quelques gouttes d'acide sulfurique concentré, on obtient une coloration verte.

3° On dissout 0 gr. 05 de lanoline dans 10 c. c. de chloroforme et on verse lentement cette solution chloroformique au-dessus de 5 c. c. d'acide sulfurique concentré. A la surface de séparation, on voit apparaître immédiatement une coloration rouge très vive. — Si on vient à agiter les liquides, le chloroforme se colore en rouge et l'acide sulfurique, par le repos, se sépare avec une belle fluorescence verte.

Essai. — La lanoline est un mélange de 75 parties de graisse de laine et de 25 parties d'eau ; il est indispensable de déterminer sa teneur en eau, car elle peut en absorber des quantités supérieures à 25 p. 100.

Pour cela, on pèse exactement 10 grammes de lanoline dans une capsule que l'on maintient dans une étuve chauffée à 100°, jusqu'à ce que, par deux pesées successives, on s'assure qu'il n'y a plus de perte de poids. Cette perte ne doit pas dépasser 2 gr. 60.

La lanoline, chauffée avec cinq fois son poids d'eau distillée, fond et nage à la surface ; elle est limpide, à peu près inodore, à peine jaunâtre, mais non brunâtre. Par refroidissement, elle doit donner une masse homogène, si elle est pure ; elle est spongieuse, si elle est impure. La liqueur aqueuse, filtrée sur un papier à filtrer mouillé, doit présenter une réaction neutre, et additionnée de deux gouttes d'une solution aqueuse de permanganate de potasse au millième, elle doit rester teintée en rose.

Cette solution aqueuse ne doit pas laisser plus de 0 gr. 10 de résidu à l'évaporation.

La lanoline est quelquefois additionnée frauduleusement de *glycérine* ; dans ces conditions, la couche aqueuse provenant du traitement à chaud dans l'opération précédente contient la glycérine que l'on met en évidence en concentrant la liqueur aqueuse, et chauffant le résidu avec un peu de bisulfate de potasse ; il se produit un dégagement de vapeurs d'acroléine reconnaissables à leur odeur piquante et à leur action irritante sur les yeux.

La lanoline, soumise à l'ébullition avec de la lessive de soude, ne doit pas dégager de vapeurs ammoniacales.

La lanoline. exempte d'acide, répond à l'essai suivant : 2 grammes du produit sont dissous dans 10 c., c. d'éther pur, on ajoute 2 gouttes de solution alcoolique de phtaléine du phénol à 3 p. 100 ; 1 à 2 gouttes de solution normale de potasse ou de soude doivent suffire pour colorer le mélange en rouge.

ESSAI DE LA PEPSINE

Caractérisation. — Le Codex de 1884 mentionnait deux espèces de pepsine :

1° La pepsine extractive qui se présente sous forme d'une pâte épaisse, d'une poudre ou quelquefois en écailles jaunâtres ;

2° La pepsine amylacée, mélange de pepsine extractive et d'amidon ; c'est une poudre blanc grisâtre, à odeur animalisée et à saveur fade.

La pepsine extractive se dissout dans l'eau en donnant des solutions opalescentes ; elle est insoluble dans l'alcool et dans l'éther.

La pepsine amylacée est partiellement soluble dans l'eau.

Le Codex de 1908 prescrit, comme pepsine officinale, la pepsine extractive.

La pepsine en solution aqueuse est précipitée par un excès d'alcool, par une solution très concentrée de chlorure de sodium, par l'acétate de plomb et par le sublimé.

Ce qui caractérise la pepsine, c'est la propriété qu'elle possède de peptoniser les matières albuminoïdes : elle dissout l'albumine coagulée, lorsqu'elle est additionnée d'une quantité d'acide chlorhydrique telle que la solution en renferme environ 0,20 p. 100.

Essai. — L'essai de la pepsine consiste à déterminer la

quantité de fibrine, exprimée en grammes, que peut peptoniser 1 gramme du ferment.

Il faut, tout d'abord, préparer de la fibrine fraîche : pour cela, on bat du sang chaud de porc avec un balai d'osier. La fibrine s'attache aux branches du balai en filaments d'autant plus fins que le battage a été plus vif. On la lave à grande eau jusqu'à ce qu'elle soit entièrement décolorée, ce qui demande quatre à cinq heures. Au moment de l'employer, on doit l'essorer en la pressant dans un linge. Il faut de plus en séparer les poils qui l'accompagnent et les gros morceaux de fibrine qu'un battage incomplet aurait laissés au milieu des filaments.

La fibrine doit être essorée seulement au moment de l'employer ; si elle reste exposée à l'air libre, elle se dessèche rapidement et devient alors réfractaire à l'action de la pepsine.

Lorsqu'on a de fréquents essais à faire, on peut conserver la fibrine dans la glycérine. Dans ce cas, on doit, avant de l'employer, la laver à grande eau pour enlever toute trace du liquide conservateur, mais comme la fibrine ainsi conservée donne, après un court espace de temps, des digestions moins nettes, il est préférable d'employer la fibrine fraîche (VIGIER).

D'après le Codex de 1908, la pepsine extractive doit peptoniser cent fois son poids de fibrine essorée et, pour estimer cette valeur protéolytique, on peut la soumettre à l'un des essais suivants :

1° ESSAI DU CODEX. — On prend :

Pepsine.	0 gr. 10
Eau distillée	58 gr. 50
Acide chlorhydrique au 1/10°	1 gr. 50
Fibrine de porc desséchée à 40° et pulvérisée.	2 gr. 50

Dans un flacon à large ouverture, on met la fibrine, l'eau distillée et l'acide chlorhydrique au 1/10ᵉ et on place le flacon dans une étuve ou un bain-marie chauffé à 50° jusqu'à ce que le mélange ait atteint la même température. On ajoute alors la pepsine et on laisse digérer pendant six heures en ayant soin, au début, d'agiter fréquemment jusqu'à dissolution complète de la fibrine, et ensuite toutes les heures environ. On laisse refroidir et on filtre. 20 centimètres de la liqueur ainsi obtenue ne doivent pas, à la température ordinaire, se troubler par l'addition de 10 gouttes d'acide azotique officinal (acide azotique au 1/10ᵉ).

Le Codex ajoute que l'on peut, dans cet essai, remplacer la fibrine desséchée par 10 grammes de fibrine essorée, mais il faut alors réduire à 51 grammes la proportion d'eau distillée.

Dans l'essai du produit de la digestion par l'acide azotique, L. PORTES a fait remarquer avec beaucoup de justesse qu'il est utile de préciser les conditions dans lesquelles il faut effectuer cet essai. Le Codex dit de *laisser refroidir* le liquide placé à l'étuve et de faire la recherche de l'albumine coagulable à la *température ordinaire*. Or, cet auteur montre que si on examine les liquides d'une même digestion à des températures de 10°, de 15° et de 20°, on obtient à 10° un trouble nettement laiteux, à 15° un louche à peine sensible et à 20° la liqueur reste limpide. Il y a donc des différences sensibles entre les essais pratiqués à diverses températures puisqu'à 10° l'essai est mauvais, la pepsine est insuffisante, qu'à 15° elle est acceptable, et qu'à 20° elle est excellente.

Il est donc de toute importance que le Codex précise la température à laquelle il faut faire cet essai du produit de la digestion par l'acide azotique.

La pepsine extractive doit répondre à ce mode d'essai à la dose de 0 gr. 20 seulement.

2° ESSAI DE LA PHARMACOPÉE BELGE. — La *Pharmacopée belge* détermine la valeur de la pepsine en la faisant agir sur de l'albumine non coagulée. L'opération se conduit de la façon suivante :

Pepsine	0 gr. 25
Eau distillée	50 gr.
Acide chlorhydrique	0 gr. 60
Blanc d'œuf cru, battu pour rompre les cellules et passé à travers un linge fin	15 gr.

On agite et on maintient le mélange, pendant six heures, à la température de 45° en agitant de temps en temps. Au bout de ce temps, 10 grammes du liquide clair et chaud ne doivent pas se troubler par addition de 20 à 40 gouttes d'acide azotique, c'est-à-dire que la matière albuminoïde, précipitable par l'acide azotique, est complètement transformée en peptones non précipitables par cet acide.

3° ESSAI RAPIDE DU TITRE DES PEPSINES PAR LE PROCÉDÉ MARTZ. — Ce procédé repose sur l'emploi de l'albumine crue d'œuf, de préférence aux autres matières albuminoïdes. Voici comment on opère : on fait une solution de 2 grammes d'albumine d'œuf du commerce dans 100 c. c. d'eau distillée, on ajoute 0 gr. 80 d'acide chlorhydrique et on filtre. D'autre part, on dissout dans un litre d'eau distillée 1 gramme de la pepsine amylacée dont on cherche le titre. On place, dans un ballon *A*, 20 c. c. de la solution d'albumine et 20 c. c. de la solution de pepsine ; on prépare de même un ballon témoin *B* contenant 20 c. c. de solution albumineuse et 20 c. c. d'eau distillée. Les deux ballons sont maintenus cinq heures à la température de 40°. Au bout de ce temps, on remplit deux tubes d'ESBACH jusqu'au trait *U* avec les liquides des ballons *A* et *B*, on ajoute jusqu'au trait *R* de la solution d'acide azotique au 1/5°, on agite sans produire de mousse et on laisse reposer douze heures.

On lit alors sur les deux tubes les quantités d'albumine. Pour connaître le titre de la pepsine, il suffit de retrancher A de B et multiplier le résultat par 2. Pour une pepsine extractive, on dissout 0 gr. 5 ou 0gr. 25 dans 1 litre d'eau.

ESSAI DE LA PANCRÉATINE
OFFICINALE

Caractérisation. — La pancréatine officinale est une poudre amorphe, blanc jaunâtre, tirant un peu sur le gris, à peu près sans odeur et possédant une saveur légèrement animalisée.

Elle est à peu près complètement soluble dans l'eau ; elle est insoluble dans l'alcool et l'éther.

Ce qui caractérise la pancréatine, c'est la propriété qu'elle possède de peptoniser les matières albuminoïdes en milieu neutre ou faiblement alcalin, de saccharifier les matières amylacées et d'émulsionner les matières grasses.

Essai. — La pancréatine doit être à peu près inodore : sous l'influence de l'humidité, elle subit la fermentation putride, elle s'agglomère et dégage une odeur repoussante.

Elle doit peptoniser 12 fois 1.2 son poids de fibrine desséchée ou 50 fois son poids de fibrine essorée et saccharifier 100 fois son poids de fécule desséchée à 38°. On peut compléter son examen qualitatif par la détermination de son pouvoir émulsif, c'est-à-dire de la propriété qu'elle possède d'émulsionner les corps gras qu'elle dédouble.

1º Essai du Codex. — Le Codex de 1908 (voir ce volume p. 446) prescrit de réaliser l'essai relatif à l'action de la

19.

pancréatine vis-à-vis des matières protéiques en employant soit la fibrine desséchée, soit la fibrine essorée et son pouvoir saccharifiant vis-à-vis des matières amylacées (fécule de pomme de terre préalablement lavée et desséchée à 38°).

2° ESSAI QUALITATIF IMMÉDIAT PAR LA MÉTHODE DE P. BYLA. — a) EXAMEN DU POUVOIR PROTÉOLYTIQUE. — On met, dans un bocal de 125 c. c., 5 grammes de grénétine coupée en menus morceaux et 95 grammes d'eau distillée. Lorsque la substance est suffisamment ramollie et gonflée, on place le flacon au bain-marie dont on élève la température jusqu'à dissolution complète. On laisse refroidir si l'on tient à se convaincre de la facile gélification du soluté. Il ne reste qu'à fluidifier à nouveau la gelée à 45° au plus et à l'additionner directement de 0 gr. 20 de pancréatine du Codex (dont la puissance est représentée par 1 p. 50 de fibrine essorée). On maintient le bocal, durant quelques minutes, à la température de 45° pour aider à la dissolution et à la répartition intime du ferment, puis on abandonne aussitôt le mélange au refroidissement progressif en l'agitant de temps en temps jusqu'à la température minima de 15°. Dans le cas d'une pancréatine sèche et bien préparée, on observe que la coagulation du milieu ne se produit plus, la liqueur d'essai demeurant nettement filtrable. Le résultat est toujours justificatif du pouvoir protéolytique 1 p. 50 de l'échantillon. Si le ferment est affaibli, la liqueur demeure sirupeuse ou granuleuse, tandis qu'elle se gélifiera promptement avec un ferment de qualité plus inférieure ou nulle.

b) EXAMEN DU POUVOIR AMYLOLYTIQUE. — A 100 grammes d'empois à 6 p. 100 d'amidon refroidi à 50° au maximum, on ajoute 0 gr. 10 de pancréatine du Codex, ou 0 gr. 25 d'une pancréatine lactique, ou 5 gouttes de pancréatine fluide et on agite vivement. En quelques minutes, le mélange doit se liquéfier et s'écouler du vase renversé à l'état nettement filtrable, si le ferment est actif.

On peut opérer par doses fractionnelles et évaluer très approximativement le titre en observant les phases de liquéfaction de l'empois.

c) EXAMEN DU POUVOIR ÉMULSIF. — A 0 gr. 20 de pancréatine en poudre titrant 100, on lie au mortier 10 gouttes d'huile neutre, c'est-à-dire préalablement traitée par le carbonate sodique, et on ajoute en triturant, et peu à peu, une certaine quantité d'eau froide. L'émulsion se produit sans difficulté et sa surface ne présente pas le voile huileux. Dans ce cas, la stéapsine a favorisé l'émulsion d'une manière indirecte, en agissant sur les corps gras neutres qu'elle transforme en un mélange de glycérine et d'acide gras très divisés.

ESSAI DES PEPTONES

Caractérisation. — Poudre friable, spongieuse, d'un blanc jaunâtre, à saveur légèrement amère et aromatique, entièrement soluble dans l'eau froide, insoluble dans l'alcool à 95°, et dans l'éther.

La peptone sèche, traitée dans un tube à essai avec un peu de potasse, dégage des vapeurs ammoniacales.

La solution aqueuse de peptone précipite par le tannin, l'acide picrique, le sublimé, l'iodure double de potassium et de mercure (réactif de MAYER), le phosphomolybdate de soude en solution azotique (réactif de SONNENSCHEIN).

Une solution aqueuse diluée de peptone, additionnée d'une petite quantité de lessive de soude, se colore en violet pourpre, quand on y fait tomber quelques gouttes d'une solution de sulfate de cuivre à 2 p. 100 (réaction du biuret).

Essai. — Les peptones constituent le terme principal de la digestion pepsique par hydratation, avec dédoublement, des matières albuminoïdes ; mais elles renferment souvent des substances protéiques intermédiaires, comme des *syntonines* et des *albumoses* ou même des *matières albuminoïdes non décomposées* et encore coagulables par la chaleur ; elles doivent être exemptes de *matières grasses* ; elles ne doivent pas être *humides* ; elles peuvent enfin être falsifiées par de la *gélatine*, du *lactose*, ou des *substances minérales*.

Une solution aqueuse de peptone, renfermant des matières

albuminoïdes non transformées, se coagule par la chaleur, et précipite par l'acide azotique.

Si elles renferment des syntonines et des albumoses, le précipité formé par l'acide azotique se redissout par la chaleur ; la solution aqueuse précipite lorsqu'on la sature par du sulfate d'ammoniaque, ou lorsqu'on l'additionne successivement de ferrocyanure de potassium et d'acide acétique.

Pour rechercher la matière grasse, on triture un poids donné de peptone avec du sable sec, on épuise le mélange par de l'éther de pétrole. Le liquide éthéré, distillé et évaporé, donne la matière grasse que l'on peut peser, si on a eu soin de tarer, au préalable, la capsule dans laquelle on a effectué l'évaporation.

On peut apprécier le degré d'humidité des peptones, en desséchant un poids donné de la substance au bain-marie, pendant au moins seize heures. La différence de poids, après dessiccation, donne la proportion d'eau.

Les peptones humides s'altèrent facilement ; elles deviennent visqueuses, puis subissent rapidement la fermentation putride.

Pour mettre la gélatine en évidence, on fait une solution aqueuse concentrée de peptone, que l'on sature de sulfate d'ammoniaque, on chauffe à 100° puis on refroidit rapidement en agitant ; la gélatine se sépare en gelée qui adhère aux parois du vase dans lequel on opère.

L. HUGOUNENQ a signalé la falsification des peptones commerciales par addition de sucre de lait. La solution aqueuse de semblables produits réduit abondamment la liqueur de FEHLING, et présente la réaction de RUBNER qui permet d'identifier facilement la lactose : pour cela, on sature à chaud d'acétate neutre de plomb une solution aqueuse de la peptone suspecte et on ajoute, goutte à goutte de l'ammoniaque à la liqueur bouillante ; celle-ci vire d'abord au jaune, puis à l'orangé, finalement au rouge ; une solution de peptone pure ne présente pas ce caractère.

L. RUIZAND recherche la lactose de la façon suivante : on dissout 5 grammes de peptones dans 45 c. c. d'eau et 5 c. c. d'acide chlorhydrique ; on chauffe au bain-marie à 70° pendant deux heures et on neutralise par la soude. On a ainsi une solution contenant de la glucose et de la galactose, résultant de l'hydrolise de la lactose, liqueur dans laquelle on ajoute 12 grammes d'acétate de soude et 8 grammes de chlorhydrate de phénylhydrazine ; on chauffe de nouveau une heure au bain-marie. On filtre bouillant, la phénylglucosazone étant insoluble à chaud reste sur le filtre ; la phénylgalactosazone, au contraire, passe dans le filtratum d'où elle cristallise par refroidissement. On la recueille sur un filtre, on la lave plusieurs fois à l'eau froide, pour enlever l'excès d'acétate de soude et de phénylhydrazine, qui maintient en solution de la phénylglucosazone. On purifie la galactosazone par une seconde cristallisation dans l'eau bouillante, on sèche et on en prend le point de fusion qui est de 189° à 191°. Ce point de fusion et la solubilité dans l'eau bouillante caractérisent l'osazone de la galactose provenant du dédoublement de la lactose.

La peptone, soumise à l'incinération, ne doit pas donner plus de 2,5 à 3 p. 100 de cendres ; si la proportion trouvée est plus élevée, c'est que le produit a été additionné de composés minéraux et, le plus souvent, on emploie dans ces conditions le sel marin.

Dosage des albumoses et des peptones. — Lorsqu'on veut compléter l'examen des peptones commerciales, on y dose les albumoses et les peptones par le procédé de JEAN EFFRONT.

Cet auteur a constaté que la solubilité des matières albuminoïdes dans l'alcool varie suivant que le milieu est neutre ou acide ; une solution acide de syntonine, d'albumose et de peptone n'est pas précipitable par l'alcool ; lorsque la solution est neutre, les albumoses sont précipitées par l'alcool et les peptones restent en solution.

En se basant sur ces observations, EFFRONT a établi la méthode suivante pour l'analyse de la peptone brute, analyse qui consiste dans la détermination quantitative de la syntonine, des albumoses et des peptones : on prend 50 c. c. d'une solution de peptone brute à 5 p. 100 ; on les neutralise à l'aide de la soude décinormale et on laisse reposer pendant deux heures ; on filtre pour séparer le précipité de syntonine, on lave le filtre à l'eau, puis à l'alcool absolu : on sèche à 100° et on prend le poids de la syntonine ; il est aussi nécessaire de faire une détermination du poids des cendres du précipité et de les retrancher du poids total, parce que le précipité contient souvent une proportion assez élevée de matières minérales.

Le liquide neutre, débarrassé de la syntonine, peut servir à la détermination de la peptone ; mais, comme ce liquide est dilué par la soude décinormale et par des lavages successifs à l'eau et à l'alcool, il est préférable d'opérer sur un autre échantillon ; on prend 50 c. c. de la solution de peptone brute, qu'on neutralise avec la soude normale ; on amène avec de l'eau au volume de 55 c. c. et on filtre après un repos de deux heures ; on prend 44 c. c. du filtratum qui correspondent à 40 c. c. du liquide primitif ; on ajoute 8 c. c. d'acide chlorhydrique normal, puis 250 c. c. d'alcool à 95° ; au liquide alcoolique resté clair, on ajoute 8 c. c. de soude normale, on agite et on laisse reposer ; il se forme un précipité qui adhère aux parois du vase, desquelles on le détache au moyen d'une baguette de verre ; au bout de deux heures, on recueille le précipité sur un filtre taré, on le lave avec l'alcool à 75° et on le dessèche à 100° : le poids de la substance sèche représente le poids des albumoses.

Le liquide alcoolique filtré est évaporé au bain-marie ; le résidu, desséché à 100°, représente le poids de la peptone et des matières minérales ; pour obtenir le poids de la peptone, il suffit de soustraire du poids de ce résidu 0,468, qui représente la dose de chlorure de sodium contenu dans le produit analysé.

Dosage de l'albumine insoluble, de l'albumine soluble et coagulable, des albumoses et des peptones.

a) **Dosage de l'albumine insoluble.** — On dissout, à froid, 5 grammes de peptone dans 10 c. c. d'eau distillée ; on filtre sur filtre SCHLEICHER et SCHÜLL et on lave à l'eau distillée le dépôt obtenu d'albumine insoluble. Dans cette dernière, on dose l'azote par la méthode de KJELDAHL. La proportion d'azote trouvé, multipliée par 6,25, donne la quantité d'albumine insoluble.

b) **Dosage de l'albumine soluble et coagulable.** — La liqueur filtrée de dissolution de la peptone à examiner, provenant de l'opération précédente est faiblement acidifiée par l'acide acétique ; on porte à l'ébullition et on abandonne le mélange à lui-même pendant quelques minutes avant de procéder à la filtration sur filtre SCHLEICHER. Le précipité d'albumine, soigneusement lavé à l'eau chaude est destiné à un dosage d'azote par le KJELDAHL. La quantité d'azote trouvée, multipliée par 6,25, donne la proportion d'albumine soluble et coagulable.

c) **Dosage des albumoses.** — La liqueur filtrée, séparée de l'albumine coagulable est amenée à un volume déterminé par addition d'eau et on en prélève un volume tel qu'il représente 2 grammes de la peptone brute mise en œuvre. Ce liquide prélevé est saturé, à froid, par du sulfate de zinc

pur pulvérisé ; les albumoses se précipitent ; on les recueille
sur un filtre sans plis, on les lave avec une solution saturée
à froid de sulfate de zinc et on y dose l'azote comme précédemment. Le résultat trouvé, multiplié par 6,25, donne la
proportion des albumoses de 2 grammes de peptone brute.

d) **Dosage de la peptone.** — On peut apprécier d'une
façon approximative la proportion de peptone vraie en aci-
dulant par l'acide sulfurique les liqueurs précédentes, saturées de sulfate de zinc et les additionnant d'une solution de
phosphotungstate de soude de façon à précipiter complète-
tement la peptone. Le précipité formé est recueilli, lavé avec
de l'acide sulfurique au 1.10ᵉ, puis on y dose l'azote. Le
résultat, multiplié comme précédemment par 6,25, donne
très approximativement le poids de peptone de 2 grammes
d'échantillon.

ESSAI DE LA THÉOBROMINE

Caractérisation. — Poudre blanche formée d'aiguilles microscopiques à saveur amère, peu soluble dans l'eau froide, soluble dans 148,5 parties d'eau bouillante, peu soluble dans l'alcool, à peu près insoluble dans l'éther.

Les réactions suivantes peuvent facilement la caractériser :

1º Quand on évapore rapidement à l'ébullition une solution d'une partie de théobromine dans 100 parties d'eau de chlore, on obtient un résidu qui devient d'un beau pourpre violet, quand on l'expose, sous une cloche, aux vapeurs d'ammoniaque.

2º Dans un tube à essai, on dissout à chaud 0 gr. 10 de théobromine dans le mélange de 1 c. c. d'acide azotique et de 2 c. c. d'eau ; on ajoute 10 c. c. de solution d'azotate d'argent à 10 p. 100 ; il se produit un trouble. On chauffe jusqu'à obtenir un liquide limpide. Par refroidissement, il se dépose des cristaux incolores en aiguilles, remplissant presque complètement le tube (François).

3º Dans un petit matras, on dissout 0 gr. 10 de théobromine dans le mélange de 2 c. c. d'eau et de 1 c. c. d'acide chlorhydrique ; on ajoute 10 c. c. d'eau bromée saturée, exempte d'acide sulfurique. On pèse le matras et son contenu, on chauffe à l'ébullition pour chasser l'excès de brome et jusqu'à ce que le liquide soit devenu sensiblement incolore.

On rétablit le poids primitif avec de l'eau distillée. La liqueur refroidie teint la peau en rouge. 2 c. c. de cette liqueur additionnés d'une seule goutte de solution de sulfate ferreux à 5 p. 100, et de 2 à 3 gouttes d'ammoniaque, prennent une très belle et très intense coloration bleu indigo. Cette réaction est commune à la caféine (FRANÇOIS).

4° Dans un tube à essai, on dissout à chaud 0 gr. 10 de théobromine dans un mélange de 2 c. c. d'eau et de 1 c. c. d'acide chlorhydrique, on ajoute 10 c. c. de solution décinormale d'iode. Le liquide surnageant est décanté, soit les deux tiers environ, et on ajoute sur le précipité 10 c. c. de solution aqueuse d'iodure de potassium à 10 p. 100 et on chauffe vers 80° jusqu'à dissolution du précipité; par le refroidissement, il se dépose des cristaux noir verdâtre en aiguilles de 1 à 2 millimètres occupant la moitié du tube. Ces cristaux sont constitués par le tétraiodure de théobromine de JOERGENSEN (FRANÇOIS).

Autre réaction de la théobromine : dans un tube à essai, on introduit : théobromine 0 gr. 05 ; eau 3 c. c. ; lessive des savonniers, 6 c. c. On abandonne au repos pendant quelques instants : le liquide s'éclaircit ; on ajoute alors : ammoniaque, 1 c. c. ; solution d'azotate d'argent au dixième, 1 c. c. Par agitation le liquide se prend en une masse incolore, transparente, englobant de nombreuses bulles d'air. Le tube est placé ensuite dans l'eau bouillante. Quand la température a atteint 60°, la masse se fluidifie, et donne un liquide clair qui, par refroidissement, se solidifie en formant une gelée incolore transparente lorsqu'on a soin d'opérer à l'abri d'une lumière trop vive (G. GÉRARD).

La caféine, traitée dans les mêmes conditions, ne donne pas lieu à la formation de la gelée observée avec la théobromine, et qui serait due à un dépôt de théobromine argentique se présentant sous forme gélatineuse.

Essai. — La solution de théobromine dans l'eau bouillante doit présenter une réaction neutre.

La théobromine, chauffée sur une lame de platine, doit se volatiliser sans laisser de résidu fixe et sans charbonner.

Si l'on met de la théobromine en excès avec de l'alcool à 95°, dans une étuve chauffée à 21°, pendant quarante-huit heures, 10 c. c. du liquide filtré évaporés sous une cloche sur l'acide sulfurique, laissent un résidu de 0 gr. 0045. Si on a ajouté frauduleusement de la *caféine* au produit, le résidu est plus abondant, étant donné que la caféine est plus soluble dans l'alcool que la théobromine. Ainsi, avec une théobromine contenant 10 p. 100 de caféine, le résidu serait de 0 gr. 055 (FRANÇOIS).

On peut encore facilement reconnaître la présence de la caféine dans la théobromine en prenant 1 gramme du produit à essayer qu'on agite avec 10 c. c. de chloroforme ; on filtre et on laisse évaporer spontanément le chloroforme, la théobromine pure ne laisse pas plus de 1 centigramme de résidu. Une théobromine, contenant seulement 5 p. 100 de caféine, laisse 6 centigrammes de résidu (PETIT).

ESSAI DE LA CAFÉINE

Caractérisation. — Cristaux blancs, très légers, flexibles et soyeux, fusibles à 178°, solubles dans l'eau froide, l'alcool et l'éther, très solubles dans l'eau bouillante, peu solubles dans le chloroforme. La caféine, chauffée avec précaution, se sublime facilement.

La caféine, traitée par un cristal de chlorate de potasse et quelques gouttes d'acide chlorhydrique, donne, après évaporation du mélange à siccité, au bain-marie, un résidu jaunâtre qui, au contact des vapeurs ammoniacales, devient rouge pourpre : cette coloration est due à la formation de tétraméthylalloxantine. On peut effectuer cette réaction d'identité en substituant au cristal de chlorate de potasse l'acide azotique fumant ou l'eau de chlore : il suffit d'évaporer à siccité 0 gr. 10 de caféine additionnée de 5 à 6 gouttes d'acide azotique fumant ou de 1 à 2 c. c. d'eau de chlore pour avoir le résidu jaunâtre, qui passe au rouge-orangé par l'addition de quelques gouttes d'ammoniaque.

Cette réaction ressemble à celle de la murexide ; pour la différencier de celle-ci, il suffit d'ajouter de la potasse, le rouge pourpre produit par la caféine s'efface, tandis que celui de la murexide passe au bleu.

Une solution de ferricyanure de potassium, chauffée à l'ébullition avec la moitié de son volume d'acide azotique, puis étendue d'eau, donne, avec la caféine, un précipité bleu de Prusse.

Autre réaction colorée de la caféine ; on prépare tout d'abord le réactif phosphomolybdique de Welman en dissolvant à chaud 5 grammes de phosphomolybdate de soude dans 100 grammes d'eau et 20 c. c. d'acide azotique, laissant refroidir et filtrant. Puis, pour l'essai, on met, dans un tube d'essai, une petite quantité de caféine (1 ou 2 milligrammes) l'on fait bouillir pendant deux ou trois minutes avec une solution de potasse. Au liquide refroidi, on ajoute du réactif phospho-molybdique jusqu'à formation d'un précipité blanc, puis petit à petit une solution de potasse à 50 p. 100, jusqu'à redissolution du précipité ; on obtient ainsi une coloration bleue intense analogue à celle de la liqueur de Fehling, qui reste inaltéré pendant plusieurs heures ; après quoi, il se forme un dépôt bleu et le liquide se décolore (Armani et Barboni).

La caféine présente aussi la réaction suivante, qui est commune comme la théobromine :

Dans un petit matras, on dissout 0 gr. 10 de caféine dans un mélange de 2 c. c. d'eau et d'un centimètre cube d'acide chlorhydrique, on ajoute 10 c. c. d'eau bromée saturée exempte d'acide sulfurique. On pèse le matras et son contenu, on chauffe à l'ébullition pour chasser l'excès de brome et jusqu'à ce que le liquide soit devenu sensiblement incolore. On rétablit le poids primitif avec de l'eau distillée. La liqueur refroidie teint la peau en rouge ; 2 c. c. de cette liqueur, additionnés d'une seule goutte de solution de sulfate ferreux à 5 p. 100 et de 2 à 3 gouttes d'ammoniaque, prennent une très belle et très intense coloration bleu-indigo (François).

La solution aqueuse de caféine précipite par le tannin et le précipité est soluble dans un excès du réactif.

Essai. — La solution aqueuse de caféine doit être neutre

aux réactifs colorés. Desséchée à 100°, elle doit fondre à 234°
(Codex).

Chauffée sur une lame de platine, elle doit se volatiliser
sans laisser de résidu fixe. La caféine pure, en solution
aqueuse, ne doit pas se troubler par addition du réactif de
MAYER ; si elle est mélangée à d'autres *alcaloïdes*, on obtient
soit un trouble, soit un précipité.

La caféine doit se dissoudre sans se colorer dans l'acide
sulfurique et l'acide azotique concentré, si elle ne renferme
ni *alcaloïdes étrangers*, ni *sucre*, ni *salicine*.

ESSAI DE LA CODÉINE

Caractérisation. — La codéine se présente en gros cristaux incolores, à saveur amère contenant une molécule d'eau ; elle est soluble dans l'eau, l'alcool, le chloroforme, l'éther et la benzine ; elle se dissout également bien dans l'ammoniaque.

1 à 2 centigrammes de codéine, chauffés légèrement avec 5 c. c. d'acide sulfurique concentré, donnent une solution qui se colore en rouge cerise par l'addition d'une goutte d'acide azotique.

Le réactif de Froehde donne avec la codéine une coloration jaune passant au vert foncé, puis au brun.

Si on ajoute 2 à 3 gouttes de solution concentrée de saccharose à une solution de codéine dans l'acide sulfurique concentré, on obtient en chauffant modérément une liqueur d'une belle coloration pourpre tirant sur le violet.

Voir d'autres réactions indiquées par le Codex de 1908.

Essai. — La codéine contient quelquefois, comme impuretés, les différents alcaloïdes de l'opium, comme la *narcotine*, la *narcéine*, la *thébaïne* et la *morphine*.

L'essai à l'acide sulfurique permet de reconnaitre la narcotine, la narcéine et la thébaïne ; pour cela, on prend 0 gr. 07 de codéine qu'on dissout dans 10 c. c. d'acide sulfurique pur ; la coloration rose qui se manifeste tout d'abord disparaît rapidement et la solution devient incolore. Le

mélange des alcaloïdes, autres que de la codéine, donnera
des colorations diverses. Pour cet essai, il faut avoir soin
d'employer de l'acide sulfurique bien exempt d'acide nitrique
qui donnerait une coloration rouge violet : il faut, au préalable, essayer le réactif au moyen de la brucine qui ne doit
produire aucune coloration.

Pour rechercher la morphine dans la codéine, on verse
1 c. c. d'une solution aqueuse saturée de codéine et acidulée
avec un peu d'acide chlorhydrique dans 10 c. c. d'eau contenant 2 gouttes de ferricyanure de potassium et 1 goutte de
perchlorure de fer officinal : le mélange prend immédiatement une coloration bleue, si la codéine est additionnée de
morphine. Dans cet essai, la codéine pure ne doit donner
peu à peu qu'une coloration vert sale.

La codéine est souvent mélangée frauduleusement à du
sucre candi ou à des *des composés minéraux* dont la cristallisation se rapproche de celle de la codéine.

La codéine, mélangée de sucre candi, se dissoudra dans
l'acide sulfurique concentré en donnant une coloration
brune. De plus, sa solution aqueuse, acidulée par l'acide
sulfurique et soumise à l'ébullition pendant quelques
minutes, donnera, après refroidissement et neutralisation
par la potasse, une réduction à chaud de la liqueur de
Fehling.

L'addition des substances minérales se reconnaîtra en ce
que la codéine, brûlée sur une lame de platine, laissera un
résidu fixe.

ESSAI DU CHLORHYDRATE
DE COCAÏNE

Caractérisation. — Le chlorhydrate de cocaïne est en cristaux fins, aiguillés, très solubles dans l'eau, solubles dans l'alcool, le chloroforme et l'éther, insolubles dans l'éther anhydre. Déposé sur la langue, ce sel possède une saveur amère et produit ensuite une insensibilisation passagère.

Chauffée sur une lampe de platine, le chlorhydrate de cocaïne brûle avec une flamme fuligineuse sans laisser de résidu.

La solution aqueuse du sel de cocaïne, traitée par la potasse, précipite en blanc et le précipité est soluble par agitation avec l'éther. Elle précipite en jaune par le chlorure d'or.

Lorsqu'on évapore 0 gr. 10 de chlorhydrate de cocaïne en présence d'acide azotique fumant, on obtient un résidu qui, traité par une ou deux gouttes de solution alcoolique de potasse, dégage une odeur agréable due à la formation d'éther benzoïque (FERREIRA DA SILVA et BÉHAL).

Si on mélange quelques gouttes de solution aqueuse de chlorhydrate de cocaïne avec 2 ou 3 c. c. d'eau de chlore et, si on ajoute 2 à 3 gouttes de solution de chlorure de palladium à 5 p. 100, il se produit un précipité d'un beau rouge, insoluble dans l'alcool et l'éther, soluble dans l'hyposulfite de soude (GREITTHERR).

Une solution aqueuse diluée de sel de cocaïne, acidulée par l'acide chlorhydrique et additionnée de chromate de potasse, donne un précipité jaune orangé (Mezger).

Essai. — Le chlorhydrate de cocaïne est assez souvent souillé par les autres alcaloïdes de la coca, comme l'*isatropylcocaïne*, la *cinnamylcocaïne* ou par l'*ecgonine*, provenant du dédoublement de la cocaïne. On additionne quelquefois frauduleusement le chlorhydrate de cocaïne de chlorhydrate d'*eucaïne* à cause de son prix inférieur.

G.-L. Scheffer se base pour rechercher, dans le sel de cocaïne, les autres alcaloïdes de la coca sur ce fait que le chromate de cocaïne est plus soluble que les chromates de ces alcaloïdes étrangers. Le premier se dissout dans le rapport de 1 à 500 ; les seconds, dans le rapport de 1 à 5.000. Dès lors, pour vérifier la pureté du chlorhydrate de cocaïne, on dissout 0 gr. 05 de chlorhydrate dans 20 c. c. d'eau distillée, mélangée avec 5 c. c. d'une solution à 3 p. 100 d'acide chromique et on additionne le mélange de 5 c. c. d'une solution d'acide chlorhydrique à 10 p. 100. On doit opérer à la température de 15°. Si le chlorhydrate de cocaïne est pur, on obtient une solution parfaitement limpide ; dans le cas contraire, elle est plus ou moins trouble, suivant la proportion des autres alcaloïdes de la caco.

Pour rechercher l'isatropylcocaïne, on dissout 0 gr. 10 de chlorhydrate de cocaïne dans 85 c. c. d'eau et l'on ajoute 0 c. c. 2 d'ammoniaque de densité 0,96, on agite fortement à l'aide d'une baguette de verre aussitôt après le mélange d'ammoniaque ; on obtient, en quinze minutes, un précipité cristallin de cocaïne basique ; si le produit renferme une proportion d'isatropylcocaïne supérieure à 0,2 p. 100, le précipité cristallin est beaucoup moins abondant et pour une quantité de cet alcaloïde supérieure à 1 p. 100, il ne se forme pas de précipité (réaction de Mac Lagam, modifiée par Schelenz). Le Codex de 1908 a adopté cet essai qui a été un peu modifié dans sa technique.

Le chlorhydrate de cocaïne, traité à froid par l'acide sulfurique concentré, donne une solution colorée lorsque le sel est altéré par la présence d'ecgonine ou d'autres produits de décomposition.

Dans un tube à essai préalablement nettoyé à l'acide sulfurique pur et rincé à l'eau, on introduit 5 c. c. d'une solution aqueuse de chlorhydrate de cocaïne au 1/50e, on ajoute 3 gouttes d'acide sulfurique dilué de densité 1,10 et 1 goutte de solution de permanganate de potasse au 1/100e ; le mélange doit conserver sa coloration rouge violacé pendant une demi-heure au moins. Si on observe la décoloration du liquide et si celui-ci, chauffé avec 8 ou 10 nouvelles gouttes de permanganate de potasse, donne l'odeur d'essence d'amandes amères, c'est que le chlorhydrate de cocaïne examiné est mélangé de cinnamylcocaïne.

Pour reconnaître le chlorhydrate d'eucaïne, ajouté frauduleusement au sel de cocaïne, on dissout 0 gr. 10 du sel suspect dans 50 c. c. d'eau et on ajoute ensuite 2 c. c. d'ammoniaque ; si le sel de cocaïne est exempt d'eucaïne, le liquide reste limpide, même s'il se dépose des cristaux, tandis qu'il se produit un trouble laiteux dans le cas où le sel de cocaïne contiendrait du chlorhydrate d'eucaïne (Vulpius).

Recherche des succédanés de la cocaïne. — (Chlorhydrate d'eucaïne α, d'eucaïne β, novocaïne, stovaïne, etc.), nous renvoyons le lecteur à l'excellent travail de P. Lemaire, paru dans le *Bulletin de la Société de pharmacie de Bordeaux*, 1910, p. 524).

ESSAI DU CHLORHYDRATE
DE MORPHINE

Caractérisation. — Cristaux aiguillés, blancs, à saveur très amère, solubles dans l'eau et l'alcool.

Le chlorhydrate de morphine présente les réactions suivantes :

1° Ce sel, ajouté à une solution aqueuse d'acide iodique au 1/8°, met de l'iode en liberté lorsqu'on chauffe légèrement le mélange. Il suffit, après refroidissement, d'agiter le liquide avec un peu de sulfure de carbone pour que celui-ci, dissolvant l'iode libre, se colore en violet ;

2° Lorsqu'on chauffe au bain-marie le chlorhydrate de morphine avec quelques gouttes d'acide sulfurique concentré et un cristal de sulfate ferreux et si on verse le liquide obtenu dans quelques centimètres cubes d'ammoniaque, on voit apparaître à la zone de contact des deux liquides un anneau coloré passagèrement en violet, tandis que la solution ammoniacale est colorée en bleu (JORISSEN) ;

3° Le chlorhydrate de morphine, dissous dans l'acide sulfurique concentré et additionné d'un cristal d'arséniate de soude, donne une coloration passant du violet sale au vert de mer (TATTERSAL) ;

4° La solution de chlorhydrate de morphine, traitée par le perchlorure de fer et le ferricyanure de potassium, donne un précipité bleu de Prusse ;

20.

5° Lorsqu'on chauffe du chlorhydrate de morphine au bain-marie, pendant une ou deux minutes, avec un peu d'acide sulfurique concentré et qu'on y ajoute une goutte de réactif de FROEHDE-BUCKINGHAM (1 gramme de molybdate de soude par centimètre cube d'acide sulfurique concentré), il se produit une magnifique coloration verte qui persiste pendant quelque temps et disparaît ensuite. Si on effectue la réaction à froid, on obtient une coloration lilas ;

6° L'acide azotique, versé sur du chlorhydrate de morphine pulvérisé, donne une coloration rouge sang intense (HUSEMAN) ;

7° G. BRUYLANTS a combiné la réaction lilas de FROEHDE, la réaction verte de FROEHDE-BUCKINGHAM et la coloration de HUSEMAN pour la diagnose de la morphine. Pour cela, on dissout un peu de chlorhydrate de morphine, placé sur un verre de montre, dans une ou deux gouttes d'acide sulfurique, on en étale une partie sur une plaque de porcelaine et on ajoute autant de réactif de FROEHDE : on obtient la couleur lilas caractéristique. Puis on chauffe le verre de montre au bain-marie pendant une ou deux minutes, on reprend une nouvelle partie du mélange et, avec une nouvelle quantité de réactif, on produit la coloration verte. Lorsqu'on a constaté celle-ci, on introduit dans le liquide encore vert un cristal de nitrate de potasse et l'on voit immédiatement la teinte verte faire place à une coloration rouge, qui pâlit au bout de quelque temps et jaunit enfin ;

8° On fait une solution d'acétate d'urane contenant :

Acétate d'urane. . . . . 0 gr. 015
Acétate de soude . . . . 0 gr. 01
Eau . . . . 5 c. c.

et on ajoute 8 à 10 gouttes de solution aqueuse de chlorhydrate de morphine, 8 à 10 gouttes de solution d'acétate d'urane et on évapore au bain-marie, on observe des stries rouge clair ou rouge hyacinthe qui disparaissent par addition d'un acide minéral (LAMAL) ;

9° Lorsqu'on traite le chlorhydrate de morphine pulvérisé par un mélange de 2 à 3 gouttes de formaldéhyde et de 3 c. c. d'acide sulfurique concentré, il se forme une coloration rouge pourpre qui passe au violet et ensuite au bleu foncé (R. KOBERT).

Essai. — Le chlorhydrate de morphine peut renfermer un *excès d'eau* et de *l'acide chlorhydrique*. Il peut être souillé par d'autres alcaloïdes de l'opium et, en particulier, par de la *narcotine* et de la *codéine*, ou par de l'*apomorphine*. On a déjà signalé la sophistication du chlorhydrate de morphine par addition de *sucre* pulvérisé.

Le chlorhydrate de morphine doit brûler sans résidu et sa solution aqueuse doit être neutre au tournesol (absence d'acide chlorhydrique).

Si le chlorhydrate de morphine ne renferme pas un excès d'eau, il ne doit pas perdre plus de 14,38 p. 100 d'eau, après un séjour prolongé à l'étuve à 100°.

Recherche de la narcotine et de la codéine. — Pour rechercher la narcotine et la codéine, on fait une solution aqueuse de chlorhydrate de morphine à 1 p. 30, on précipite par l'ammoniaque et on agite le mélange avec de l'éther. La liqueur éthérée, décantée et évaporée, laisse un résidu constitué par les alcaloïdes étrangers (narcotine et codéine). On reconnaîtra la présence de la narcotine, en ce que la solution aqueuse de chlorhydrate de morphine, additionnée de potasse, donnera un précipité insoluble dans un excès de réactif et, de plus, la solution du sel de morphine, acidulée par l'acide acétique, précipitera par le tannin.

Recherche de l'apomorphine. — Une solution aqueuse

de chlorhydrate de morphine, alcalinisée par le bicarbonate de soude et agitée à l'air, se colore en vert, quand la substance renferme de l'apomorphine ; de plus, si on ajoute du chloroforme à la liqueur alcaline et si on agite, le chloroforme se sépare avec une coloration violette.

Recherche du sucre. — Le chlorhydrate de morphine pulvérisé, traité par l'acide sulfurique concentré, se colore en brun s'il contient du sucre. En outre, la solution aqueuse de l'alcaloïde, soumise à l'ébullition avec de l'acide chlorhydrique dilué et ensuite neutralisé par de la potasse, réduira la liqueur de FEHLING.

ESSAI DU SULFATE DE QUININE

Caractérisation. — Le sulfate de quinine officinal est le sulfate de quinine basique ; il se présente en aiguilles prismatiques assez épaisses, mais d'une saveur amère très prononcée.

Il s'effleurit à l'air et peut perdre ainsi 6 molécules d'eau sur les 8 qu'il renferme. Chauffé à $100°$, il devient anhydre.

Le Codex de 1908 n'admet, comme sel officinal, que le sulfate de quinine en lourds cristaux et rejette le sulfate de quinine en cristaux feutrés, légers et cotonneux (voir Codex 1908, p. 567).

Le sulfate de quinine est très peu soluble dans l'eau froide, plus soluble dans l'eau bouillante, un peu soluble dans l'alcool, soluble dans la glycérine. Il est insoluble dans l'éther et le chloroforme. L'eau additionnée d'acide sulfurique le dissout facilement en le transformant en sulfate neutre ; ses solutions dans l'acide sulfurique présentent une fluorescence bleue.

Une solution aqueuse de sulfate de quinine précipite en blanc par l'ammoniaque et le précipité est soluble dans l'éther.

Lorsqu'on ajoute à une solution aqueuse de sulfate de quinine le cinquième de son volume d'eau de chlore ou d'eau de brome et ensuite un excès d'ammoniaque, on obtient une belle coloration vert émeraude. C'est la réaction de la thalléioquinine. En saturant la liqueur verte obtenue par un acide minéral, la couleur passe au violet-rouge. Comme la réaction de la thalléioquinine n'est pas toujours facile à exécuter, S. Hyde l'a modifiée de la façon suivante :

On introduit 3 à 5 milligrammes de sulfate de quinine dans un tube à essai ; on ajoute environ 5 c. c. d'eau distillée, on acidule avec une goutte d'acide sulfurique dilué au quart qui dissout immédiatement le sulfate de quinine avec une fluorescence bleue. Puis on ajoute une solution filtrée d'hypochlorite de soude jusqu'à disparition de toute fluorescence et apparition d'une faible teinte jaune d'or. On ajoute alors quelques gouttes d'ammoniaque diluée au tiers ; il se produit immédiatement une coloration vert émeraude, plus belle que celle obtenue par l'eau bromée. Si on ajoute un léger excès d'acide sulfurique dilué à cette solution verte, il se produit une coloration rouge sang.

La solution aqueuse de sulfate de quinine traitée par l'eau de chlore, le ferricyanure de potassium et l'ammoniaque, prend une coloration rouge foncé.

Une solution de sulfate de quiquine dans l'eau bouillante présente les réactions des sulfates.

Essai. — Les principales impuretés du sulfate de quinine consistent dans le mélange des autres alcaloïdes du quinquina, tels que la *cinchonidine*, la *cinchonine*, et la *quinidine*.

Pour rechercher les alcaloïdes étrangers, on soumet le sulfate de quinine aux essais suivants :

1º **Essai du Codex**. — (Voir ce volume, p. 569.)

L'essai du Codex est basé sur deux faits différents :

1º Le sulfate de quinine basique est beaucoup moins soluble dans l'eau froide que les sels correspondants des autres alcaloïdes du quinquina et particulièrement que le sulfate de cinchonidine ;

2º La quinine fraîchement précipitée est beaucoup plus

soluble dans l'ammoniaque que les autres alcaloïdes précipités avec elle et particulièrement que la cinchonidine.

Cet essai n'indique pas si le sulfate de quinine est chimiquement pur, mais le professeur Jungfleisch a fait remarquer qu'en présence des exigences de la pratique indus-
trielle, on ne peut exiger du sulfate de quinine absolument
privé de sulfate de cinchonidine. L'essai du Codex a seulement pour but de fixer une limite au delà de laquelle le
sulfate de cinchonidine cesse d'être toléré et, tel qu'il est
indiqué, cet essai permet de reconnaître un sulfate de
quinine qui contient un peu plus de deux centièmes de
sulfate de cinchonidine.

2° Essai du Schæfer. — Dans un matras taré, on introduit 1 gramme de sulfate de quinine que l'on dissout à
l'ébullition, dans 35 grammes d'eau distillée. On ajoute
0 gr. 30 d'oxalate neutre de potasse dissous dans 5 c. c. d'eau
distillée et on amène le contenu du matras au poids de
41 gr. 30 par addition d'eau distillée. On place pendant une
demi-heure le matras au bain-marie à la température de 20°,
en agitant de temps en temps, on filtre à travers du coton
de verre et on ajoute à 10 c. c. de liquide filtré une goutte
de solution de soude caustique. Si le sulfate est pur, il ne
forme pas de trouble, même dans l'espace de quelques
minutes. Pour une teneur de 1 1/2 p. 100 de cinchonidine,
il se produit un trouble immédiat.

3° Essai de L. Barthe. — En agitant à la température de
15° à 20°, des poids différents de sulfate de quinine du commerce avec un même volume d'eau, L. Barthe a pu cons-
tater que les solutions saturées exigent pour le dosage de
l'acide total combiné à la quinine et, par suite, pour le dosage
de la quinine elle-même, d'autant plus de potasse décinormale qu'on a employé une plus grande quantité de sulfate

de quinine. De plus, la proportion de potasse consommée suit une progression constante par rapport aux poids de sulfate de quinine en expérience. En effet, on a composé séparément cinq mélanges de 1 gramme, 2 grammes, 3 grammes, 4 grammes, 5 grammes de sulfate de quinine dans 100 c. c. d'eau à 20°. Après agitation fréquente pendant une heure et filtration à 17° de tous ces mélanges, on a vu que les cinq solutions consomment : 4 c. c. 6, 5 c. c. 3, 6 c. c., 6 c. c. 7, 7 c. c. 4 de potasse décinormale. Le chiffre 0,7 qui représente la différence constante entre ces différents dosages, exprime, par gramme du sulfate essayé, les sulfates d'alcaloïdes, autres que la quinine. C'est le facteur qui mesure l'impureté ; en l'évaluant en sulfate de cinchonidine cristallisé dont le poids moléculaire est 397, on a :

$0,7 \times 100 \times 0,0397 = 2$ gr. 779 pour 100 grammes du sulfate de quinine essayé.

Partant de là, l'essai du sulfate de quinine se fait très simplement en laissant en contact, dans un bain d'eau à 20°, pendant une heure et en agitant fréquemment deux mélanges constitués, l'un par 1 gramme de sulfate de quinine et 100 c. c. d'eau, et l'autre par 5 grammes du même sel et 100 grammes d'eau, le sulfate ayant été finement pulvérisé et longuement broyé avec l'eau. La différence entre les chiffres de potasse décinormale consommée par chacune des solutions, multipliée par l'expression $\dfrac{100 \times 0,0397}{4}$ fait connaître l'impureté pour 100 grammes de sulfate de quinine essayé, impureté traduite en sulfate de cinchonidine.

Le sulfate de quinine est souvent falsifié et ses falsifications consistent dans l'addition de diverses *substances minérales*, de *fécule* ou d'*amidon*, de *sucre*, de *salicine* ou d'autres *matières organiques*. Enfin, le sulfate de quinine peut contenir une quantité d'*eau* supérieure aux 7 molécules qu'il doit renfermer.

Le sulfate de quinine, brûlé sur une lame de platine, laisse un résidu s'il contient des substances minérales fixes dont la nature sera déterminée en incinérant une plus grande quantité du sel et effectuant une analyse méthodique des substances minérales non combustibles.

Le sulfate de quinine, dissous dans l'alcool, laisse, à l'état insoluble, la fécule et l'amidon qui donneront une coloration bleue en présence de l'eau iodée.

Le sulfate de quinine, mélangé de sucre ordinaire, se colore en brun plus ou moins foncé par l'acide sulfurique concentré.

On peut, au besoin, séparer la matière sucrée en dissolvant un échantillon du sulfate de quinine suspect dans l'eau bouillante et précipitant la solution obtenue par le carbonate de potasse. On filtre et on évapore, le résidu est traité à chaud par de l'alcool à 80° qui enlève la matière sucrée sans dissoudre le sulfate de potasse. Par évaporation de la liqueur alcoolique, on obtient le sucre que l'on caractérise en intervertissant par l'acide chlorhydrique dilué et réduction ultérieure du réactif de FEHLING par la liqueur hydrolisée.

On décèle la présence de la salicine en traitant, dans une capsule de porcelaine, un peu de sulfate de quinine à examiner par de l'acide sulfurique concentré, on perçoit une belle coloration rouge si le produit est additionné de salicine.

Lorsque le sulfate de quinine renferme des matières organiques facilement carbonisables, il se colore en jaune ou en brun par l'action de l'acide sulfurique concentré.

Enfin, un gramme de sulfate de quinine, desséché complètement à 100°, doit laisser un résidu ne pesant pas moins de 0 gr. 85 ; dans le cas contraire, c'est que l'échantillon examiné renferme un excès d'eau.

L'examen du sulfate de quinine doit aussi porter sur la recherche des *substances minérales fixes*, de l'*amidon*, du *sucre* et de la *salicine*. Le sel de quinine ne doit laisser aucun résidu lorsqu'on le brûle sur une lame de platine chauffée (absence des substances minérales fixes).

Pour la recherche de l'amidon, du sucre et de la salicine, on pratique l'essai suivant : On chauffe à la température de 40° à 50° un mélange de 1 gramme de sulfate de quinine avec 10 grammes d'un mélange de 2 volumes de chloroforme et de 1 volume d'alcool absolu. Si le sel est pur et exempt des impuretés citées, la solution est limpide et ne se trouble pas par le refroidissement. Cet essai décèle également l'existence des sulfates et phosphates minéraux.

BIBLIOTHÈQUE NATIONALE R.F. IMPRIMÉS

TABLEAUX

Table de correction des richess[es]

DEGRÉ APPARENT	51	52	53	54	55	56	57	58	59	60	61
0	57.1	58	59	59.9	60.9	61.9	62.9	63.9	64.9	65.8	66.
1	56.7	57.6	58.6	59.6	60.6	61.6	62.5	63.5	64.5	65.5	66.
2	56.3	57.2	58.2	59.2	60.2	61.2	62.1	63.1	64.1	65.1	66.
3	55.8	56.8	57.8	58.8	59.8	60.8	61.7	62.7	63.7	64.7	65.
4	55.5	56.5	57.4	58.4	59.4	60.3	61.3	62.3	63.3	64.3	65.
5	55	56	57	58	59	60	60.9	61.9	62.9	63.9	64.
6	54.7	55.6	56.6	57.5	58.5	59.5	60.5	61.5	62.5	63.5	64.
7	54.2	55.2	56.2	57.1	58.1	59.1	60.1	61.1	62.1	63.1	64.
8	53.9	54.9	55.8	56.8	57.8	58.8	59.8	60.8	61.8	62.8	63.
9	53.5	54.5	55.4	56.4	57.4	58.4	59.4	60.4	61.4	62.4	63.
10	53	54	55	56	57	58	59	60	61	62	63
11	52.7	53.7	54.6	55.6	56.6	57.6	58.6	59.6	60.6	61.6	62.
12	52.2	53.2	54.2	55.2	56.2	57.2	58.2	59.2	60.2	61.2	62.
13	51.9	52.8	53.8	54.8	55.8	56.8	57.8	58.8	59.8	60.8	61.
14	51.4	52.4	53.4	54.4	55.4	56.4	57.4	58.4	59.4	60.4	61.
15	51	52	53	54	55	56	57	58	59	60	61
16	50.6	51.6	52.6	53.6	54.6	55.6	56.6	57.6	58.6	59.6	60.
17	50.2	51.2	52.2	53.2	54.2	55.2	56.2	57.2	58.2	59.2	60.
18	49.8	50.8	51.8	52.8	53.8	54.8	55.8	56.8	57.8	58.8	59.
19	49.4	50.4	51.4	52.4	53.4	54.4	55.4	56.4	57.4	58.4	59.
20	49	50	51	52	53	54	55	56	57	58	59
21	48.6	49.6	50.6	51.6	52.6	53.6	54.6	55.6	56.6	57.6	58.
22	48.1	49.1	50.1	51.1	52.2	53.2	54.2	55.2	56.2	57.2	58.
23	47.7	48.8	49.8	50.8	51.8	52.8	53.8	54.8	55.8	56.8	57.
24	47.3	48.4	49.4	50.4	51.4	52.4	53.4	54.4	55.4	56,4	57.
25	47	48	49	50	51	52	53	54	55	56	57
26	46.5	47.5	48.5	49.5	50.5	51.5	52.5	53.5	54.5	55.6	56.
27	46.1	47.1	48.1	49.1	50.2	51.2	52.2	53.2	54.2	55.2	56.
28	45.7	46.7	47.7	48.7	49.8	50.8	51.8	52.8	53.8	54.8	55.
29	45.3	46.3	47.3	48.4	49.4	50.4	51.4	52.4	53.4	54.4	55.
30	44.9	45.9	47	48	49	50	51	52	53	54	55

coooliques depuis 51° jusqu'à 100°.

62	63	64	65	66	67	68	69	70	71	72	73	74	75
67.8	68.8	69.8	70.8	71.7	72.7	73.7	74.7	75.7	76.6	77.6	78.6	79.6	80.6
67.5	68.5	69.4	70.4	71.3	72.3	73.3	74.3	75.3	76.2	77.2	78.2	79.2	80.2
67.1	68.1	69.1	70.1	71	71.9	72.9	73.9	74.9	75.9	76.9	77.9	78.9	79.9
66.6	67.6	68.6	69.6	70.6	71.6	72.6	73.6	74.5	75.5	76.5	77.5	78.5	79.5
66.3	67.3	68.3	69.3	70.2	71.2	72.2	73.2	74.1	75.1	76.1	77.1	78.1	79.1
65.9	66.9	67.9	68.9	69.8	70.8	71.8	72.8	73.8	74.8	75.7	76.7	77.7	78.7
65.5	66.5	67.5	68.5	69.5	70.5	71.5	72.5	73.4	74.4	75.3	76.3	77.3	78.3
65.1	66.1	67.1	68.1	69.1	70.1	71.1	72	73	74	75	76	77	78
64.8	65.8	66.8	67.7	68.7	69.7	70.6	71.6	72.6	73.6	74.6	75.6	76.6	77.6
64.4	65.4	66.4	67.3	68.3	69.3	70.3	71.3	72.3	73.3	74.2	75.2	76.2	77.2
64	65	66	67	67.9	68.9	69.9	70.9	71.9	72.9	73.9	74.9	75.9	76.9
63.6	64.6	65.6	66.6	67.6	68.6	69.6	70.6	71.6	72.6	73.5	74.5	75.5	76.5
63.2	64.2	65.2	66.2	67.2	68.2	69.2	70.2	71.2	72.2	73.1	74.1	75.1	76.1
62.8	63.8	64.8	65.8	66.8	67.8	68.8	69.8	70.8	71.8	72.8	73.8	74.8	75.8
62.4	63.4	64.4	65.4	66.4	67.4	68.4	69.4	70.4	71.4	72.4	73.4	74.4	75.4
62	63	64	65	66	67	68	69	70	71	72	73	74	75
61.6	62.6	63.6	64.6	65.6	66.6	67.6	68.6	69.6	70.6	71.6	72.6	73.6	74.6
61.2	62.2	63.2	64.2	65.2	66.2	67.2	68.2	69.2	70.2	71.2	72.2	73.2	74.2
60.8	61.8	62.8	63.8	64.8	65.8	66.8	67.8	68.8	69.8	70.8	71.8	72.8	73.8
60.4	61.4	62.5	63.5	64.5	65.5	66.5	67.5	68.5	69.5	70.5	71.5	72.5	73.5
60	61	62	63	64	65.1	66.1	67.1	68.1	69.1	70.1	71.1	72.1	73.1
59.6	60.7	61.7	62.7	63.7	64.7	65.7	66.7	67.7	68.7	69.7	70.7	71.7	72.7
59.2	60.3	61.3	62.3	63.3	64.3	65.3	66.3	67.3	68.3	69.3	70.3	71.3	72.3
58.8	59.8	60.9	61.9	62.9	63.9	64.9	65.9	66.9	67.9	68.9	70	71	72
58.4	59.4	60.5	61.5	62.3	63.5	64.5	65.5	66.5	67.5	68.5	69.6	70.6	71.6
58	59	60.1	61.1	62.1	63.1	64.1	65.1	66.1	67.1	68.1	69.2	70.2	71.2
57.6	58.6	59.6	60 7	61.7	62.7	63.7	64.7	65.7	66.7	67.7	68.8	69.8	70.8
57.2	58.3	59.3	60.3	61.3	62.3	63.3	64.3	65.3	66.3	67.3	68.4	69.4	70.4
56.8	57.8	58.8	59.9	60.9	61.9	62.9	63.9	64.9	66	67	68	69.1	70.1
56.4	57.4	58.5	59.5	60.5	61.5	62.5	63.5	64.5	65.6	66.6	67.3	68.7	69.7
56	57.1	58.1	59.1	60.1	61.1	62.1	63.1	64.1	65.2	66.2	67.7	68.3	69.3

Table de correction des richesses

TEMPÉRATURE. — DEGRÉS DU THERMOMÈTRE	DEGRÉ APPARENT	76	77	78	79	80	81	82	83	84	85	86
	0	81.6	82.6	83.6	84.5	85.5	86.4	87.4	88.3	89.2	90.2	91.2
	1	81.2	82.2	83.2	84.2	85.1	86.1	87	88	89	89.9	90.8
	2	80.9	81.9	82.9	83.8	84.7	85.7	86.6	87.6	88.6	89.6	90.5
	3	80.5	81.5	82.5	83.4	84.4	85.3	86.3	87.3	88.3	89.2	90.2
	4	80.1	81.1	82.1	83	84	85	86	87	88	88.9	89.9
	5	79.7	80.2	81.7	82.7	83.7	84.7	85.6	86.6	87.6	88.5	89.5
	6	79.3	80.3	81.3	82.3	83.3	84.3	85.3	86.3	87.3	88.2	89.2
	7	79	80	81	82	82.9	83.9	84.9	85.9	86.9	87.9	88.8
	8	78.6	79.6	80.6	81.6	82.6	83.6	84.6	85.6	86.5	87.5	88.5
	9	78.2	79.2	80.2	81.2	82.2	83.2	84.2	85.2	86.2	87.1	88.1
	10	77.9	78.9	79.9	80.9	81.9	82.8	83.8	84.8	85.8	86.8	87.8
	11	77.5	78.5	79.5	80.5	81.5	82.5	83.4	84.4	85.4	86.4	87.4
	12	77.1	78.1	79.1	80.1	81.1	82.1	83.1	84.1	85	86	87
	13	76.8	77.8	78.8	79.8	80.8	81.8	82.8	83.8	84.8	85.7	86.7
	14	76.4	77.4	78.4	79.4	80.4	81.4	82.4	83.4	84.4	85.4	85.4
	15	76	77	7 8	79	80	81	82	83	84	85	86
	16	75.6	76.6	77.6	78.6	79.6	80.6	81.6	82.6	83.6	84.6	85.6
	17	75.2	76.2	77.2	78.2	79.2	80.2	81.2	82.2	83.2	84.2	85.2
	18	74.9	75.9	76.9	77.9	78.9	79.9	80.9	81.9	82.9	83.9	84.9
	19	74.5	75.5	76.5	77.5	78.5	79.5	80.5	81.6	82.6	83.6	84.6
	20	74.1	75.1	76.1	77.1	78.1	79.1	80.1	81.2	82.2	83.2	84.2
	21	73.7	74.7	75.8	76.8	77.8	78.7	79.7	80.8	81.8	82.8	83.8
	22	73.3	74.3	75.4	76.4	77.4	78.4	79.4	80.4	81.4	82.4	83.4
	23	73	74	75	76	77	78	79	80.1	81.1	82.1	83.1
	24	72.6	73.6	74.6	75.6	76.6	77.6	78.6	79.7	80.7	81.7	82.7
	25	72.2	73.2	74.2	75.3	76.3	77.3	78.3	79.3	80.3	81.3	82.3
	26	71.8	72.8	73.8	74.8	75.9	76.9	77.9	78.9	79.9	80.9	81.9
	27	71.4	72.4	73.4	74.4	75.5	76.5	77.5	78.5	79.5	80.5	81.6
	28	71.1	72.1	73.1	74.1	75.1	76.1	77.1	78.2	79.2	80.2	81.3
	29	70.7	71.7	72.7	73.7	74.7	75.7	76.8	77.8	78.8	79.8	80.9
	30	70.3	71.3	72.3	73.3	74.3	75.3	76.4	77.4	78.4	79.4	80.5

cooliques depuis 51° jusqu'à 100°.

87	88	89	90	91	92	93	94	95	96	97	98	99	100
92.2	93.1	94	95	95.9	96.8	97.7	98.6	99.5	»	»	»	»	»
91.8	92.8	93.7	94 6	95 6	96.5	97.4	98.3	99.2	100	»	»	»	»
91.5	92.4	93.4	94.3	95.2	96.1	97	97.9	98.9	99.8	»	»	»	»
91.2	92.1	93	94	94.9	95.8	96.7	97.7	98.6	99.5	»	»	»	»
90.8	91.8	92.7	93.7	94.6	95.5	96.4	97.4	98.3	99.2	»	»	»	»
90.5	91.4	92.4	93.3	94.3	95.2	96.2	97.1	98	98.9	99.8	»	»	»
90.1	91	92	93	93.9	94.9	95.9	96.8	97.7	98.7	99.6	»	»	»
89.8	90.7	91.7	92.6	93.6	94.6	95.6	96.5	97.4	98.4	99.3	»	»	»
89.4	90.4	91.3	92.3	93.3	94.3	95.3	96.2	97.1	98.1	99	99.9	»	»
89.1	90	91	92	93	94	95	95.9	96.8	97.8	98.7	99.7	»	»
88.7	89.7	90.7	91.7	92.7	93.7	94.7	95.6	96.5	97.5	98.5	99.4	»	»
88.4	89.4	90.4	91.4	92.4	93.3	94.3	95.3	96.2	97.2	98.2	99.1	»	»
88	89	90	91	92	93	94	95	95.9	96.9	97.9	98.8	99.8	»
87.7	88.7	89.7	90.7	91.7	92.7	93.7	94.6	95.6	96.6	97.6	98.6	99.5	»
87.4	88.4	89.3	90.3	91.3	92.3	93.3	94.3	95.3	96.3	97.3	98.3	99.3	»
87	88	89	90	91	92	93	94	95	96	97	98	99	100
86.6	87.6	88.6	89.6	90.7	91.7	92.7	93.7	94.7	95.7	96.7	97.7	98.7	99.7
86.2	87.2	88.2	89.3	90.3	91.3	92.4	93.4	94.4	95.4	96.4	97.4	98.5	99.5
85.9	86.9	87.9	88.9	89.9	91	92	93	94	95.1	96.1	97.1	98.2	99.2
85.6	86.6	87.6	88.6	89.6	90.7	91.7	92.7	93 7	94.8	95.8	96.9	97.9	98.9
85.2	86.2	87.2	88.2	89.2	90.3	91.3	92.4	93.4	94.5	95.5	96.6	97.6	98.6
84.8	85.9	86 9	87.9	88.9	90	91	92	93.1	94.1	95.2	96.3	97.3	98.4
84.4	85.5	86.5	87.6	88.6	89.6	90.7	91.8	92.8	93.9	94.9	96	97	98.1
84.1	85.1	86.1	87.2	88.3	89.3	90.4	91.4	92.4	93.5	94.6	95.7	96.7	97.8
83.7	84.7	85.7	86.8	87.9	88.9	90	91.1	92.1	93.2	94.3	95.3	96.4	97.5
83.4	84.4	85.4	86.5	87.5	88.6	89.7	90.7	91.8	92.9	93.9	95	96.1	97.2
82.9	84	85	86.1	87.2	88.2	89.3	90.4	91.5	92.5	93.6	94.7	95.8	97
82.6	83.6	84.7	85.7	86.8	87.9	89	90	91.1	92.2	93.3	94.4	95.5	96.7
82.3	83.3	84.3	85.4	86.5	87.5	88.6	89.7	90.8	91.9	93	94.1	95.2	96.4
81.9	83	84	85	86.1	87.2	89.2	89.3	90.4	91.6	92.7	93.8	94.9	96.1
81.5	82.6	83.6	84.7	85.8	86.9	87.9	89	90.1	91.2	92.4	93.5	94.6	95.8

TABLE ALPHABÉTIQUE

T

V

ÉVREUX, IMPRIMERIE CH. HÉRISSEY, PAUL HÉRISSEY, SUCCr

www.ingramcontent.com/pod-product-compliance
Lightning Source LLC
LaVergne TN
LVHW021213170726
843501LV00003B/492